H. LOHSE-BUSCH   M. RIEDEL   T. GRAF-BAUMANN (HRSG.)

Das therapeutische Angebot für bewegungsgestörte Kinder

W0232404

Springer

Berlin
Heidelberg
New York
Barcelona
Hongkong
London
Mailand
Paris
Singapur
Tokio

H. Lohse-Busch M. Riedel
T. Graf-Baumann (Hrsg.)

Das therapeutische Angebot für bewegungsgestörte Kinder

Konzepte, Bewertungen, Ausblicke

Mit 35 Abbildungen und 11 Tabellen

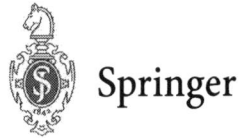 Springer

DR. MED. HENNING LOHSE-BUSCH
Ambulanz für Manuelle Medizin
Rheintalklinik
Im Rheintal 5
79189 Bad Krozingen

DR. MED. MATTHIAS RIEDEL
Ambulanz für Manuelle Medizin
Rheintalklinik
Im Rheintal 5
79189 Bad Krozingen

DR. MED. TONI GRAF-BAUMANN
Deutsche Gesellschaft für Manuelle Medizin e.V.
Ärzteseminar Hamm-Boppard (FAC) e.V.
Obere Rheingasse 3
56154 Boppard

ISBN-13:978-3-540-67917-2 Springer-Verlag Berlin Heidelberg New York

Die Deutsche Bibliothek – CIP-Einheitsaufnahme
Das therapeutische Angebot für bewegungsgestörte Kinder: Konzepte, Bewertung, Ausblicke/Hrsg.: Henning Lohse-Busch... – Berlin; Heidelberg; New York; Barcelona; Hongkong; London; Mailand; Paris; Singapur; Tokio: Springer, 2001
ISBN-13:978-3-540-67917-2   e-ISBN-13:978-3-642-59567-7
DOI: 10.1007/978-3-642-59567-7

Springer-Verlag Berlin Heidelberg New York
ein Unternehmen der BertelsmannSpringer Science+Business Media GmbH

Umschlaggestaltung: de'blik, Berlin
Satzarbeiten: K+V Fotosatz GmbH, Beerfelden
Gedruckt auf säurefreiem Papier   SPIN 10772683   22/3130/is – 5 4 3 2 1 0

Vorwort

Genau weiß man es nicht, aber in Deutschland leben ca. 80000 Kinder, die von Geburt an unter den Folgen eines Hirnschadens leiden, der entweder während der Entwicklung im Mutterleib oder während der Geburt erworben wurde. Zu diesen erworbenen kommen noch die genetisch und unfallbedingten Behinderungen, so dass wohl von mehr als 250000 körperlich und/oder geistig Behinderten in Deutschland ausgegangen werden kann.

Angesichts dieser großen Zahl ist es auch aus ökonomischen Gründen verwunderlich, dass die medizinische Forschung zu ihrer Rehabilitation und Förderung nur sehr halbherzig betrieben wird. Das mag daran liegen, dass die meisten der zugrundeliegenden Erkrankungen unheilbar sind und deswegen ein therapeutischer Nihilismus die Oberhand gewonnen hat.

Es gibt viele gesetzliche Regelungen, die den Kindern und Eltern helfen sollen, die Folgen der Behinderungen zu mildern. Man hat allerdings nicht selten den Eindruck, dass diese Gesetze nicht so sehr einem vom Herzen kommenden ethischen Wollen nachgeben, sondern eher einem ethischen Zwang gehorchen. Eigentlich will man angesichts des eigenen unversehrten Körpers mit Behinderten nichts zu tun haben. Man schikaniert sie in Restaurants und öffentlichen Bädern und bescheinigt gerichtlich, dass ihr Anblick den Genuss einer Ferienreise mindert. Im Straßenbild sind sie nur selten zu sehen.

Gerade in den ersten Lebensjahren und besonders in den ersten 12 Lebensmonaten müssen Menschen am meisten lernen. Wenn dieses Lernen behindert ist, kann das Defizit in der Regel lebenslang nicht mehr ausgeglichen werden. Körperliches und geistiges Lernen beeinflussen einander gegenseitig, so dass eine Körperbehinderung auch eine Behinderung der geistigen Entwicklung nach sich ziehen kann. Um diesen Teufelskreis zu durchbrechen, wurden Institutionen der Frühförderung geschaffen, deren Aufgabe es ist, im Wettlauf mit der Zeit sowohl die behinderte körperliche als auch die geistige Entwicklung der Kinder der Normalität näherzubringen.

Die dabei angewandten Methoden und Konzepte sind in den letzten Jahrzehnten empirisch gewachsen und in der Regel nicht wissenschaftlich abgesichert. So konnte es kommen, dass bis auf den heutigen Tag die Indikationen und die Wirksamkeit der verschiedenen Behandlungsmethoden nicht festgelegt wurden. Nach wie vor gibt es Glaubenskriege, welches Konzept und welche Methode für das jeweils betroffene Kind die besten seien. Opfer der oft emotional geführten Debatten sind die Kinder und ihre verzweifelten Eltern. Es gibt offensichtlich bisher kein besonderes Interesse und auch kein Geld, um diese Wissenslücken zu schließen.

Zugegeben – die meisten der beschriebenen Methoden haben bislang nicht einmal ansatzweise einen wissenschaftlich standhaltenden Wirksamkeitsnachweis erbracht. Auch ist die theoretische Grundlage, auf der sich die verschiedenen Behandlungsmethoden zu gründen meinen, nicht selten falsch, weil sich die Kinder nicht unbedingt nach der „Ansicht" der Vertreter einer Behandlungsmethode entwickeln. Allerdings spricht im Einzelfall bisweilen jahrzehntelange Empirie hunderter Physiotherapeutinnen[1], Eltern und Ärzte dafür, dass die eine oder andere Methode unter entsprechender Indikationsstellung wirklich hilft, die behinderte körperliche und/oder geistige Entwicklung positiv zu beeinflussen. Wir müssen aber z. Z. mit dem Mangel wissenschaftlicher Objektivität leben.

Es fehlt an Geld; denn die Forschung zur Rehabilitation bewegungsgestörter Kinder wird von der Industrie in der Regel nicht gefördert, da kaum Medikamente angewandt werden. Es fehlt an Forschungsstrukturen; denn die meisten Methoden werden von Physiotherapeutinnen ausgeführt. Physiotherapeutinnen aber sind von ihrer Ausbildung her in der Regel für wissenschaftliche Forschung nicht ausgebildet. Für die Ärzte scheint das Gebiet wenig attraktiv zu sein; denn es mangelt an Forschungskonzepten. Die Arbeit mit bewegungsgestörten Kindern bedarf großer Geduld. Sie leidet unter den Schwierigkeiten, die durch ethische Grenzen gesetzt werden. Die heute gültigen Forschungsleitlinien orientieren sich im Wesentlichen an der Prüfung von Medikamenten. Hier ist es einfach, die Patienten zu randomisieren, Kontrollgruppen nicht behandelter Kranker zu bilden und sowohl den Patienten als auch den Untersucher im Unklaren zu lassen, ob im Einzelfall eine Behandlung oder Scheinbehandlung stattgefunden hat. Damit ist eine objektive Wertung zur Wirksamkeit eines Medikaments möglich.

Diese Vorgaben können bei der Behandlung bewegungsgestörter Kinder in der Regel nicht erfüllt werden. Methoden, die in früheren Zeiten in die medizinischen Gebührenordnungen integriert worden sind, werden von

---

[1] Der Einfachheit halber werden hier und im folgenden die Berufsbezeichnungen immer in der weiblichen Form verwendet, da überwiegend Frauen in diesem Berufszweig arbeiten.

den Kostenträgern (noch!) bezahlt. Sollte die Ankündigung umgesetzt werden, die Gebührenordnungen auf Leistungen zu durchforsten, die einen wissenschaftlichen Wirksamkeitsnachweis im Sinne der z. Z. gültigen Forschungsleitlinien nicht erbracht haben, könnten bewegungsgestörte Kinder gar nicht mehr auf Kosten der Krankenkassen behandelt werden. Das gleiche gälte aber auch für sehr viele orthopädische und chirurgische Verfahren, denen sich große Teile der Bevölkerung zu unterziehen haben.

Weil trotz der Unmöglichkeit des Unterfangens auf jeden Fall neue Behandlungsmethoden den z. Z. gültigen Forschungsleitlinien genügen müssen, können solche neuen Konzepte heute in Deutschland überhaupt nicht mehr eingeführt werden. Es ist angesichts der Vielzahl der Patienten Aufgabe privater Stiftungen, der Krankenkassen oder des Staats, dieses sozioökonomische Problem zu lösen. Es steht zu hoffen, dass dieses Buch zur Mobilisierung der eigentlich verantwortlichen Stellen beitragen kann.

Die folgende Zusammenstellung fasst die im deutschsprachigen Raum gängigsten und einige neue Methoden zur Behandlung bewegungsgestörter Kinder zusammen. Es kommen herausragende Vertreter der verschiedenen Konzeptionen zu Wort. Die Sicht der jeweiligen Anwender kann nicht objektiv sein. Es zeigt sich aber dennoch, dass die verschiedenen Konzeptionen in der Regel gar nicht gegeneinander stehen, sondern sich gegenseitig interdisziplinär ergänzen können.

Es ist ein Wegweiser durch das Dickicht entstanden, der betroffenen Eltern, Lehrern, Physiotherapeuten, Ärzten und Krankenkassenvertretern bei der Beurteilung und Auswahl der jeweiligen Behandlungsmethoden helfen kann.

HENNING LOHSE-BUSCH
TONI GRAF-BAUMANN
MATTHIAS RIEDEL

Inhaltsverzeichnis

5 Vojta-Therapie 39

P. SCHICK

J. U. BAUMANN

H. LOHSE-BUSCH

Mitautoren

BAUMANN, JÜRG U., Prof. Dr. med.[1]
Felix Platter-Spital
Pavillon E
Burgfelderstraße 101, CH-4055 Basel

BRAUN, URSULA, Dr. paed.
Am Berge 7, 34454 Bad Arolsen

COENEN, WILFRID, Dr. med.
Facharzt für Orthopädie/Chirotherapie
Institut für Manualmedizin und Entwicklungstherapie
Waldstraße 35, 78048 Villingen
Tel.: 07721/54166, Fax: 07721/51058

FLEHMIG, INGE, Dr. med.
Fachärztin für Kinderheilkunde
Zentrum für Kindesentwicklung
Sozialpädiatrisches Zentrum
Rümkerstraße 15–17, 22307 Hamburg

GRAF-BAUMANN, TONI, Prof. Dr. med.
Deutsche Gesellschaft für Manuelle Medizin e.V.
Ärzteseminar Hamm-Boppard (FAC) e.V.
Obere Rheingasse 3, 56154 Boppard

HÜLSE, MANFRED, Prof. Dr. med.
Universitätsklinikum Mannheim
Abteilung für Phoniatrie, Pädaudiologie und Neurootologie
Theodor-Kutzer-Ufer 1, 68167 Mannheim

---

[1] Nach Manuskriptabgabe verstorben.

KLEIN-SCHARFF, ULRIKE
Universitäts-Augenklinik
Abteilung für Neuroophthalmologie und Schielbehandlung
Kilianstraße 5, 79106 Freiburg

KORINTHENBERG, RUDOLF, Prof. Dr. med.
Universitätskinderklinik
Abteilung Neuropädiatrie und Muskelerkrankungen
Mathildenstraße 1, 79106 Freiburg

KÜNZLER, RUTH, Dr. med.
Kinderärztin, Feldenkraispädagogin
Klinikum Offenburg, Kinderklinik
Ebertplatz 12, 77654 Offenburg

LOHSE-BUSCH, HENNING, Dr. med.
Ambulanz für Manuelle Medizin, Rheintalklinik
Im Rheintal 5, 79189 Bad Krozingen
E-mail: manuellemedizin@aol.com, Tel.: 07633/408836

MALL, VOLKER, Dr. med.
Universitätskinderklinik
Abteilung Neuropädiatrie und Muskelerkrankungen
Mathildenstraße 1, 79106 Freiburg
Tel.: 0761/2704301, Fax: 0761/2704481

OHRT, BARBARA, Dr. med.
Fachärztin für Kinderheilkunde, Kinderklinik der Universität
Lindwurmstraße 4, 80337 München

PLASEK, JANA, MUDr. (Univ. Prag)
Fachärztin für Physikalische und Rehabilitative Medizin
Bahnhofstraße 8, 94032 Passau

POTHMANN, RAYMUND, Dr. med.
Evangelisches Krankenhaus, Kinderneurologisches Zentrum,
Virchowstraße 20, 46047 Oberhausen

REIME, ULRIKE, Dr. med.
Ambulanz für Manuelle Medizin, Rheintalklinik
Im Rheintal 5, 79189 Bad Krozingen
E-mail: manuellemedizin@aol.com, Tel.: 07633/408836

RIEDEL, MATTHIAS, Dr. med.
Ambulanz für Manuelle Medizin, Rheintalklinik
Im Rheintal 5, 79189 Bad Krozingen
E-mail: manuellemedizin@aol.com, Tel.: 07633/408836

SCHICK, PETER
Arzt für Orthopädie und Chirurgie
Physikalische Therapie – Chirotherapie
Mitglied der Internationalen Vojta-Gesellschaft
Trajanstraße 16, 55131 Mainz
Tel.: 06131/52040, Fax: 06131/501948

STÖTTER, MECHTHILD
Fachärztin für Kinderheilkunde
Universitätskinderklinik
Abteilung Neuropädiatrie-Entwicklungsneurologie
Sozialpädiatrisches Zentrum
Frondsbergstraße 23, 72070 Tübingen

TAUFFKIRCHEN, EMMY
Dipl. Physiotherapeutin
Hofzeile 12/12/12, A-1190 Wien

WOLLWEBER, THEO
Dipl.-Psychologe
Michelsberg 22, 65183 Wiesbaden
Tel.: 0611/309328, Fax: 0611/309328

Wissenschaftsethik und ökonomische Aspekte der Behandlung am Beispiel der Manuellen Medizin bei Kindern

T. Graf-Baumann

1.1 Einführung

Das therapeutische Angebot für bewegungsgestörte Kinder befindet sich zwischen andauernder Behandlungsnotwendigkeit einerseits und den zunehmend begrenzten finanziellen Ressourcen im Gesundheitswesen andererseits. Entscheidungen unter nicht optimalen Bedingungen treffen zu müssen, ist *die* zentrale ethische Frage in der Medizin (Graf-Baumann u. Reiter-Theil 1991).

Angewandte Ethik in der Medizin versucht Wege aufzuzeigen, wie ärztliche Entscheidungen erarbeitet und begründet umgesetzt werden können, die neben einem Nutzen auch einen Schaden für den Patienten bedeuten. Als Beispiel kann die Begrenzung ärztlicher Behandlungspflicht (Hiersche et al. 1986) bei bestimmten schwerstgeschädigten Neugeborenen genannt werden, bei denen der Tod durch die Beschränkung der Behandlung auf Flüssigkeitszufuhr, Ernährung und Schmerzfreiheit in Kauf genommen wird. Dies mag zwar eine Erlösung für das Kind und seine Eltern vor langem Leiden sein, bedeutet aber dennoch ein – wenn auch in bestimmten Grenzen – zulässiges Töten durch Unterlassen.

In einem vergleichbaren Dilemma befindet sich die Medizin insgesamt, wenn es darum geht, dass Behandlungsmethoden eingesetzt werden, die den Anforderungen einer wissenschaftlich fundierten Diagnostik und/oder Therapie nicht oder noch nicht in ausreichendem Umfang entsprechen, die aber häufig über eine lange erfolgreiche klinische Erfahrungspraxis verfügen.

1.2 Experimentelle Medizin

Die Forderung nach „Evidence Based Medicine" steht der „Good Clinical Practice" gegenüber, und hier gibt es ja bekanntlich eine Fülle von medizinischen Verfahren, z. B. in der Schmerztherapie und der Naturheilkunde (Graf-Baumann 1998). Die Rechtsprechung und die medizinische Ethik sprechen von einer *experimentellen Medizin*, die besondere Anforderungen an die Sorgfaltspflicht der Ärzte und die Aufklärung der betroffenen Patienten stellt.

Besondere Bedeutung bekommt diese Medizin, wenn sie gegenüber Patienten zur Anwendung kommt, die minderjährig bzw. nicht ausreichend einsichts- und einwilligungsfähig sind. Das ist spätestens seit der Haftungsrechtsprechung des Bundesgerichtshofes aus den beginnenden 70er Jahren ein Faktum, dem Rechnung getragen wird.

Warum hat diese Entwicklung heute eine neue Dimension angenommen?

In den Zeiten eines finanziell nicht limitierten Gesundheitswesens haben die ökonomischen Ressourcen bei weitem ausgereicht, auch medizinische Leistungen aus dem Topf der Solidargemeinschaft zu bezahlen, die nicht oder noch nicht ausreichend wissenschaftlich überprüft und entsprechend begründet werden konnten. Die zur Zeit betriebene Gesundheitspolitik versucht, rechtliche Begründungen seitens der Kostenträger und der Gesundheitspolitik zu finden, um alle diese Leistungen aus der Erstattungspflicht herausnehmen zu können.

Jetzt werden mehr und mehr Leistungsangebote, die bislang problemlos oder über Sondervereinbarungen von den GKV – und PKV – bezahlt wurden, auf den Prüftisch ihrer Wissenschaftlichkeit, ihres nachgewiesenen Nutzens für den Einzelnen und noch mehr für alle Betroffenen gelegt. Somit geraten z. B. alle Verfahren der Komplementärmedizin/Alternativmedizin, aber eben auch etablierte Verfahren wie die Manuelle Medizin, in die Diskussion um ihre wissenschaftliche Existenzberechtigung.

Was möchte die Medizinische Wissenschaft erreichen?

Ganz allgemein wird unter Wissenschaft die Denk- und Kommunikationsstruktur verstanden, die bei der Gewinnung und Vermittlung von Erkenntnissen zur Anwendung kommt. Es gibt verschiedene Forderungen an die Wissenschaft, die auch zur allgemeinen Beschreibung und Definition dienen können:

- zu jeder Aussage gehört die *Methode*, mit der die zugrundeliegende Erkenntnis gewonnen wurde,
- Ergebnisse müssen reproduzierbar sein,
- Ergebnisse müssen übertragbar sein (Köbberling u. Windeler 1998).

Karl Popper, auf den die grundlegenden philosophischen Auseinandersetzungen mit dem Wissenschaftsbegriff in diesem Jahrhundert zurückgehen, bezeichnet Wissenschaft nicht als Gewissheit und auch nicht als Suche nach Gewissheit. Vielmehr besteht die wissenschaftliche Erkenntnis in der permanenten Suche nach objektiv wahren, erklärenden Theorien. Die Suche besteht darin, den Fehler, den Irrtum zu bekämpfen und alles zu tun, um Unwahrheiten zu entdecken und auszuschließen. Ausgehend von der Einsicht Sokrates in unser Nichtwissen hat Karl Popper seine Fehlbarkeitslehre begründet. Statt von Wissen im Sinne von Gewissheit redet er von Vermutungswissen oder Theorien. Manche Theorien können wahr sein, wie etwa die Theorie von der Wirksamkeit der Atlastherapie, aber auch wenn sie wahr sind, so können wir das niemals sicher wissen, weil es kein objektives Kriterium der Wahrheit gibt.

Es gibt aber ein Kriterium der Wissenschaftlichkeit, nämlich die Bereitschaft zur ständigen kritischen Überprüfung und ggf. Verwerfung der Hypothesen. Der ständige Zweifel, der zu immer neuen Versuchen der Falsifikation bzw. Verifikation führt, ist somit einer der wesentlichen Motoren für den wissenschaftlichen Erkenntnisgewinn. Wissenschaftlicher Fortschritt entsteht durch die Bemühung, immer feinere Siebe der Falsifikation bzw. Verifikation zu konstruieren und dadurch zu immer richtigeren Aussagen zu kommen.

Diese Theorien von Karl Popper über den wissenschaftlichen Erkenntnisgewinn sind auch auf die Medizin anwendbar. Wenn selbst für die exakte Naturwissenschaft gilt, dass alles Wissen nur Vermutungswissen ist, dann gilt dies umso mehr für die Medizin. Es gibt manche Beispiele von vermeintlich gesichertem Wissen in der Medizin, das durch wissenschaftlichen Fortschritt, durch neue Methoden oder einfach durch eine vorurteilsfreie Überprüfung widerlegt wurde.

Keinesfalls aber darf Wissenschaft in der Medizin allein als Naturwissenschaft verstanden werden. Die Gleichsetzung von Wissenschaft und Naturwissenschaft in diesem Zusammenhang wäre nicht nur falsch, sondern dem o. g. Wissenschaftsgedanken sogar abträglich. Sie würde es den Gegnern der wissenschaftlichen Medizin zu leicht machen, diese zu diskriminieren und die unwissenschaftliche Medizin zu rechtfertigen. Unbestreitbar hat die Naturwissenschaft Wesentliches zum Fortschritt der Medizin beigetragen.

Die medizinische Wissenschaft ist aber mehr als Naturwissenschaft. Sie geht häufig nach ganz anderen Methoden vor als die exakte Naturwissenschaft. K. D. Bock definiert die Medizin als „eine Anwendungs- und Handlungswissenschaft, die Methoden und Theorien anderer Wissenschaften, der Chemie, Physik, Biologie, Psychologie und Sozialwissenschaften unter dem Gesichtspunkt ihrer Brauchbarkeit für die Erkennung, Behandlung und Prävention von Krankheiten auswählt, modifiziert und empirisch Regeln für die Anwendung in Forschung und Praxis der Medizin erarbeitet".

Der wirkliche, aber entscheidende Gegensatz zwischen Medizin und z. B. *Paramedizin* – in diesem Rufe stand z. B. die Manuelle Medizin vor noch nicht allzu langer Zeit – liegt darin, dass nur bei der wissenschaftlichen Medizin Methoden und Theorien grundsätzlich für eine Prüfung offen sind und dass deren Vertreter das Ergebnis dieser Prüfung akzeptieren. Nicht alles innerhalb der Medizin ist geprüft, und wir können sicher davon ausgehen, dass vieles, was heute für wahr und gültig angesehen wird, bei einer entsprechenden Überprüfung fallengelassen werden muss.

Wenn sich aber bestimmte Bereiche der Medizin prinzipiell einer Prüfung widersetzen, gelangen sie in den Bereich der Paramedizin. Wenn anstelle der Überprüfung der Wirksamkeit der einfache Glaube an die Wirksamkeit tritt, so ist es eben *Glaubensmedizin*.

Bis zu diesem Punkt vermögen wohl alle dem Wissenschaftsbegriff in der Medizin zu folgen. Ungleich problematischer wird es hingegen, wenn es um die Fragen der Methoden der Wirksamkeitsüberprüfung geht und darum, wer das Recht hat, diese Methoden festzulegen!

Methoden der Wirksamkeitsüberprüfung

Eigentlich, so ist es bis zum heutigen Tag geltende Rechtsprechung, kommt diese verantwortliche Aufgabe der Standard- und Leitlinienfestlegung den wissenschaftlichen Organen der Medizin, also den Universitäten, Fachgesellschaften und Berufsverbänden zu (Laufs et al. 1997).

Im Zuge der restriktiven Ökonomisierung des Gesundheitswesens durch die Politik, die es bis heute nicht verstanden hat, auf der Basis sich seit Jahrzehnten abzeichnender Entwicklungen wie der Altersdemographie, der medizinischen Fortschrittsfalle – wie Walter Krämer sie nennt (Krämer 1989) –, der Arbeitslosigkeit u.a.m. eine gesellschaftliche Wertediskussion in Gang zu setzen, scheinen die Krankenversicherungen und ihre Medizinischen Dienste durch die Schaffung eigener Gutachterkommissionen diese Aufgaben zu übernehmen. Der Gesundheitsökonom C. A. Andreae hat in diesem Zusammenhang schon 1990 den Begriff der Lebensqualität in die Diskussion eingebracht, indem er ausführte: „Die Nationalökonomie ist die Wissenschaft, die sagt, dass nicht alles, was man möchte, auch realisierbar ist, weil es die Knappheit der Ressourcen gibt, und hier sind wir auf zwei Stufen tätig. Die eine Stufe ist dort, wo die Gesellschaft festlegt, wieviel für Gesundheit und insbesondere für Lebensqualität im allgemeinen zur Verfügung steht, und die zweite Stufe ist die, auf der zugeteilt wird" (Graf-Baumann 1990 a). Gesundheitsökonomisch sprechen wir von den Ebenen der Makro- und der Mikroallokation.

Nun gilt es in diesem Zusammenhang den therapeutischen Auftrag der Medizin zu hinterfragen. Ist es in erster Linie die kausale Heilung einer Krankheit oder die optimale Minderung der Folgen einer Krankheit oder eines Unfalls, wie es vor allem die High-Tech-Medizin für sich beansprucht, oder geht es um die stete Minderung der Lasten einer Behinderung und die zeitlich limitierte Stabilisierung der Lebensqualität und des Bewegungsfreiraumes von Menschen bei unveränderbarer Kausalität?

Bei den zerebralparetisch bewegungsgestörten Kindern und anderen vergleichbaren Behinderungen geht es unbestreitbar um die stete Minderung der Lasten einer Behinderung und die immer neue Stabilisierung der Lebensqualität und des Bewegungsfreiraums dieser Patienten bei unveränderbarer Kausalität (Graf-Baumann 1990 b).

Wir müssen angesichts des bisher Gesagten fragen, ob die Anforderungen der Kostenträger und ihrer „Gutachter" an den Nachweis der Wissenschaftlichkeit der angewandten Therapiemethoden machbar und gerechtfertigt sind.

Gefordert wird „Evidence Based Medicine". „Best available Evidence" bedeutet eine Abstufung zwischen:
• Wünschenswertem,
• wissenschaftlicher Evidenz im Doppelblindversuch,
• anderer wissenschaftlicher Evidenz und praktischer Erkenntnisse (Graf-Baumann 1998).

Keine Probleme haben wir wohl mit den Kriterien des Wünschenswerten und der anderen wissenschaftlichen Evidenz und vor allem der praktischen Erkenntnisse.

Wesentliche Probleme haben wir hingegen mit der Forderung nach *wissenschaftlicher Evidenz im Doppelblindversuch*, da es sich um Forschung an Kindern und Behinderten handelt. Diese Tatsache ist von erheblicher ethischer und rechtlicher Bedeutung und wird leider bisher in den Gutachten, z. B. des MDK, nicht in dem erforderlichen Maße gewürdigt.

Es sei daran erinnert, daß z. B. die Atlastherapie noch immer fälschlicherweise in der Anlage 2 der Heilmittel- und Hilfsmittelrichtlinien aufgeführt ist. Unabhängig von der Tatsache, dass sie dort gar nicht hingehört, da sie eine rein ärztliche Maßnahme ist, wäre sie damit eine Methode, die aufgrund fehlender wissenschaftlicher Wirksamkeitsnachweise zu den „neuen Untersuchungs- und Behandlungsmethoden" gehört, die aufgrund des sog. NUB-Urteils des Bundessozialgerichtes von den Krankenversicherungen nicht erstattet werden darf.

Voraussetzungen für die Erprobung von Medikamenten an Kindern

Unter welchen Voraussetzungen aber neue Medikamente und Behandlungsmethoden an Kindern erprobt werden dürfen, ist in Deutschland nicht eindeutig geregelt, aber von einer einschlägigen nationalsozialistischen Vergangenheit geprägt, umso mehr, wenn es um behinderte Kinder geht.

Die Zentrale Ethikkommission bei der Bundesärztekammer kritisiert denn auch in einer Stellungnahme „zum Schutz nichteinwilligungsfähiger Personen in der medizinischen Forschung", dass es zwar allgemeiner Konsens sei, Studien an Minderjährigen durchführen zu dürfen, wenn die Kinder selbst einen Vorteil davon haben. Unklar sei aber, ob Untersuchungen ethisch vertretbar sind, von denen der minderjährige Studienteilnehmer selbst keinen Nutzen hat, wohl aber „andere Personen, die sich in der gleichen Altersgruppe befinden oder von der gleichen Krankheit betroffen sind".

Die Zentrale Ethikkommission bei der BÄK fordert, dass Forschungsprojekte, die den Minderjährigen selbst nicht zugute kommen, allenfalls mit „minimalen Risiken oder Belästigungen" verbunden sein dürfen. Doch was zumutbar ist und was nicht, ist individuell sehr unterschiedlich, so Hille Haker vom Zentrum für Ethik in den Wissenschaften an der Universität Tübingen.

Überträgt man dies auf die Situation bewegungsgestörter Kinder, wird die eigentliche Dimension der Zumutbarkeit für diese und ihre Eltern mehr als deutlich. Sowohl internationale Regelungen wie die „Helsinki Deklaration" des Weltärztebunds als auch das deutsche Arzneimittelgesetz in §40 und das Medizinproduktegesetz in §17 schreiben vor, dass nicht nur die Eltern der Teilnahme von Minderjährigen an einer Studie zustimmen müssen. Auch das Kind müsse einwilligen, sofern es in der Lage sei, „Wesen, Bedeutung und Tragweite der klinischen Prüfung einzusehen".

Dies in der Praxis umsetzen zu können, ist schon bei nichtbehinderten Kindern nur schwer möglich. Analog muß für die Prüfung neuer Behandlungsmethoden argumentiert werden.

1.3   Zusammenfassung

Die Kriterien wissenschaftlicher Wirksamkeitsnachweise aller für die Therapie bewegungsgestörter Kinder angeführten Methoden müssen selbstverständlich so weit wie möglich den Anforderungen einer „Evidence Based Medicine" entsprechen, aber nur soweit sie ethisch und rechtlich vertretbar sind.

Dabei muß den klinisch einwandfrei und mit geeigneten Messverfahren dokumentierten Erfahrungen mit einer bestimmten Methode oder einem bestimmten Behandlungskonzept aus mehreren Methoden angemessene Akzeptanz zukommen, zumal wenn es medizinisch, ethisch und rechtlich nicht vertretbar ist, etwa eine unbehandelte oder unzureichend behandelte Kontrollgruppe daneben zu untersuchen. Diese Forderung ist sowohl wissenschafts-ethisch als auch gesundheitsökonomisch unbestreitbar.

1.4 Literatur

Graf-Baumann T (1990 a) Lebensqualität – Gesundheitsökonomische Folgerungen. In: Thews G, Fuchs Ch (Hrsg) Lebensqualität als Bewertungskriterium in der Medizin. Fischer, Stuttgart

Graf-Baumann T (1990 b) Gesundheitsökonomie und Verteilungsgerechtigkeit. In: Eimerer von W, Horisberger B (Hrsg) Aktuelle Aspekte der Gesundheitssystemforschung. Schriftenreihe des Bundesministeriums für Gesundheit Bonn „Health Economy and Medical Standards" in Health System Research 1991. Springer, Berlin Heidelberg New York

Graf-Baumann T, Reiter-Theil S (1991) Braucht die angewandte Ethik ein Managementkonzept. In: Graf-Baumann T, Reiter-Theil S (Hrsg) Ethik der Medizin. Vandenhoek & Rupprecht, Göttingen

Graf-Baumann T (1998) Medizinrechtliche Aspekte der Schmerztherapie. Der Schmerz. Springer, Berlin Heidelberg New York

Graf-Baumann T, Zenz M (1998) Qualitätssicherung, Dokumentation und Aufklärung in der Schmerztherapie, Sertürner-Workshop. Der Schmerz. Springer, Berlin Heidelberg New York

Hiersche HD, Hirsch G, Graf-Baumann T (1986) Die Grenzen ärztlicher Behandlungspflicht bei schwerstgeschädigten Neugeborenen. In: Hiersche HD, Hirsch G, Graf-Baumann T (Hrsg) Schriftenreihe Medizinrecht. Springer, Berlin Heidelberg New York

Köbberling J, Windeler J (1998) Der Begriff der Wissenschaft. In: Die Wissenschaft in der Medizin – Wert und öffentliche Darstellung. AWMF-Diskussionsforum

Krämer W (1989) Die Krankheit des Gesundheitswesens – Die Fortschrittsfalle der modernen Medizin. Fischer, Frankfurt/M

Laufs A, Dierks Ch, Wienke A, Hirsch G, Graf-Baumann T (1997) Die Entwicklung der Arzthaftung. In: Laufs A, Dierks Ch, Wienke A, Graf-Baumann T (Hrsg) Schriftenreihe Medizinrecht. Springer, Berlin Heidelberg New York

Das therapeutische Angebot in den Schulen für Körperbehinderte in Baden-Württemberg

M. STÖTTER

2.1 Einführung

Die Motorik und somit die Bewegungsförderung haben eine herausragende Bedeutung in der Körperbehindertenpädagogik. Dahinter steht die Vorstellung, dass eine Beeinträchtigung der motorischen Entwicklung Wahrnehmungs-, Verarbeitungs- und Wiedergabeprozesse negativ beeinflusst und somit auch zu einer Störung der kognitiven, sprachlichen und psychosozialen Entwicklung führen kann. Diese Vorstellung hat dazu geführt, dass Physio- und Ergotherapeuten, d.h. medizinisch-therapeutische Fachkräfte, Eingang in das pädagogische System Schule gefunden haben. Medizin und Pädagogik haben primär jedoch verschiedene Zielsetzungen und Zugehensweisen. Für die Medizin steht bzw. stand bislang die Heilung von Krankheiten oder zumindest die Milderung von Störungen im Vordergrund. Die Pädagogik sieht ihre Aufgabe vor allem in der Verhinderung einer negativen Auswirkung einer Beeinträchtigung auf den Betroffenen und in der Anleitung zum möglichst selbständigen Leben mit einem Handicap (Breckow 1990; Kobi 1986).

Aus der unterschiedlichen Zielsetzung dieser beiden Systeme ergibt sich für die Physio- und Ergotherapeutinnen an Sonderschulen Klärungsbedarf in Bezug auf ihre Aufgabenstellung, Zielsetzung und damit auch Vorgehensweise.

2.2 Praktische Vorgaben und theoretische Grundlagen

Personenkreis

Es handelt sich um Schülerinnen und Schüler mit motorischen Störungen an Sonderschulen in Baden-Württemberg, d.h. die Bewegungsförderung ist nur eine Aufgabe neben anderen entsprechend dem öffentlichen Auftrag einer schulischen Einrichtung. Beispielsweise im Schuljahr 1997/98 besuchten 4054 bewegungsbeeinträchtigte/körperbehinderte Schülerinnen bzw. Schüler 40 Sonderschulen in Baden-Württemberg (mündliche Mitteilung von Frau Espenhain, Kultusministerium Baden-Württemberg). Die Schüler haben zumeist Zerebralparesen, Meningomyelozelen, neuromuskuläre Erkrankungen, neurodegenerative Erkrankungen, Skelett- und andere Fehlbildungssyndrome oder auch nur geringe motorische Auffälligkeiten (sog. minimale zerebrale Dysfunktion).

Die Kinder weisen also ein breites Spektrum verschiedener Arten und auch Schweregrade der motorischen Beeinträchtigung auf. Bei den meisten Kindern bestehen gleichzeitig zusätzliche Störungen der Kognition und Sprache, des Sehens und Hörens. Daneben haben viele Kinder eine Epilepsie.

Aus dieser Vielfalt und Komplexität der Störungen ergibt sich, dass es an der Schule keine Priorität bestimmter therapeutischer Methoden und Konzepte der Bewegungsförderung geben kann. Es handelt sich um einen Personenkreis, der sowohl eine hohe spezifische medizinisch-therapeutische als auch pädagogisch-psychologische Kompetenz erfordert. Und zwar Kompetenzen, die im allgemeinen in der Ausbildung zur Physio- und Ergotherapeutin als Randgebiete nicht in der erforderlichen Intensität und ganzheitlichen Verknüpfung vermittelt werden und auch in methodenorientierten Fortbildungen nur zum Teil erworben werden können (Gesetz über die Berufe in der Physiotherapie, 1994).

Bei den Schülern, d. h. Kindern, Jugendlichen und jungen Erwachsenen im Alter von ca. 6 bis maximal 24 Jahren, ist die Zeit der Hauptdynamik der motorischen Entwicklung vorbei. Die Krankengymnastik und Ergotherapie hat daher eine andere Aufgabenstellung als im Säuglings-, Kleinkind- und Vorschulalter. Hier wird vor allem versucht, pathologische Muster zu verhindern und physiologische Muster anzubahnen.

Im Schulalter geht es vorrangig darum:
- Die motorischen Fertigkeiten zu fördern und zu sichern (Scrutton 1984, 1994).
- Die Motivation der Kinder auch im therapeutischen Vorgehen zu berücksichtigen und zu fördern.
- Absprachen mit ihnen zu treffen sowie Akzeptanz und – wo möglich – eine selbständige Übernahme der therapeutischen Maßnahmen durch die Kinder zu erreichen.

Neben der Zielsetzung und dem Therapieinhalt muss sich daher auch die therapeutische Vorgehensweise im Schulalter ändern.

Therapieort „Schule"

Die Therapie bzw. therapeutisch orientierte Bewegungsförderung findet in der Schule, und zwar während der Unterrichtszeit statt. Die Therapie ist also in das pädagogische System integriert. Hieraus ergeben sich organisatorische und inhaltliche Konsequenzen, die im Folgenden näher erläutert werden.

Therapeutinnen als Fachlehrerinnen K in der Schule in Baden-Württemberg

Ausbildung

Physio- und Ergotherapeutinnen können sich in Baden-Württemberg an einem der beiden staatlichen Fachseminare für Sonderpädagogik (in Reutlingen seit 1977, in Karlsruhe seit 1999) in einer 18 Monate dauernden sonderpädagogischen Zusatzausbildung zum „Fachlehrer K" qualifizieren. Diese Ausbildung enthält neben sonderpädagogischen Fächern einen hohen fachspezifischen, d. h. einen theoretischen und praktischen medizinisch-therapeutischen Anteil. Dieser medizinisch-therapeutische Teil orientiert sich inhaltlich an den spezifischen Erfordernissen von Kindern und Jugendlichen mit Bewegungsstörungen, Körper- und/oder geistiger Behinderung unterschiedlicher Ätiologie und Schweregrade. Die praktische Umsetzung orientiert sich vorwiegend an schulischen Lernsituationen.

Fachlehrerin K

Nach dieser sonderpädagogischen Ausbildung arbeiten die Therapeutinnen als Lehrerin, und zwar als Fachlehrerin K an den Schulen für Körperbehinderte im Beamten- oder Angestelltenverhältnis mit dem Auftrag eines *fachspezifischen Unterrichts*, d. h. *therapeutisch orientierter Bewegungsförderung*. Eine Schulklasse (ca. 6 Schüler) verfügt über 19 Schulstunden in der Woche durch die Fachlehrerin K. Dies entspräche ca. 3,18 Wochenstunden (à 45 Minuten) therapeutischer Förderung pro Schüler bei gleichmäßiger Verteilung. Diese Fachlehrerstunden können jedoch einzelnen Schülern nach Bedarf von den Schulleitern zugeordnet werden.

Dieses *baden-württembergische Modell ist in der BRD einzigartig.* Auch in anderen Bundesländern arbeiten Therapeutinnen an Schulen für Körperbehinderte. Sie arbeiten jedoch entweder auf Rezeptbasis an der Schule oder sind als Therapeutinnen angestellt. Da das Wochendeputat einer Fachlehrerin K mit 31 Schulstunden unter der Wochenarbeitszeit eines

Angestellten im öffentlichen Dienst liegt, bleibt der Fachlehrerin K – im Gegensatz zu den Therapeutinnen an den Sonderschulen anderer Bundesländer – Zeit für Vor- und Nachbereitung und v. a. auch Zeit für die Zusammenarbeit mit anderen Fachkräften der Schule und den Eltern sowie für deren Beratung. Als Lehrerin an der Schule müssen die Fachlehrerinnen K ihre therapeutische Zielsetzung in Einklang mit dem Bildungsauftrag der Schule bringen.

2.3   Therapeutischer Unterricht

Zielsetzung

Die allgemeine Zielsetzung der Fachlehrerin K innerhalb des Bildungsauftrages der Sonderschule für Körperbehinderte ist vordringlich die individuelle Förderung der Selbständigkeit jeweils abhängig von den Möglichkeiten des einzelnen Schülers durch Sicherung und Erweiterung seiner motorischen und kommunikativen Fähigkeiten bzw. Erhaltung von Bewegungs- und Kommunikationsmöglichkeiten.

Bei Schülern mit Schwerstmehrfachbehinderung oder neurodegenerativen Erkrankungen kann das auch bedeuten, die Pflege (z. B. durch Hilfsmittel und Lagerungshilfen) zu erleichtern, einer Verschlechterung entgegenzuwirken und eine unaufhaltsame Verschlechterung zu begleiten und zu akzeptieren (Schweins 1996).

Aufgaben

Aus den erwähnten Zielsetzungen ergeben sich die Aufgaben der Fachlehrerinnen K (Übersicht 2.1), wobei diese nicht wesentlich von denen der Physio- und Ergotherapeutinnen im medizinischen System differenzieren. Unterschiedlich sind jedoch v. a. Schwerpunktbildung und die Vorgehensweise.

Große Bedeutung hat v. a. *die Beratung* der Lehrerkollegen, Pflegekräfte und der Betreuer wie Zivildienstleitstenden. Genauso wichtig ist *die Zusammenarbeit* mit den anderen Lehrern, Eltern und Ärzten. Mit den anderen Lehrkräften soll eine gemeinsame, möglichst präzise, realistische und sinnvolle Zielsetzung für das einzelne Kind erarbeitet werden. Die Beratung zielt v. a. auf unterrichtsermöglichende (wie beispielsweise Sitzposition, rutschfeste Schreibunterlage), pflegeerleichternde Maßnahmen (wie Lifter etc.) und auf Möglichkeiten, wie Bewegungsförderung in den Alltag integriert werden kann und muss.

Übersicht 2.1. Aufgaben der Fachlehrerin K

- Förderung von Haltung und Bewegung
- Prophylaxe von Kontrakturen, Skoliose, anderen Sekundärschäden
- Atemtherapie (Atemmuskeltraining, atemerleichternde Maßnahmen)
- Mund- und Esstherapie
- Wahrnehmungsförderung, basale Förderung
- Hilfsmittelversorgung mit Hilfsmitteltraining
- Beratung der anderen Lehrer, der Eltern
- Erarbeitung von Freizeitaktivitäten, Sportmöglichkeiten
- Verlaufsbeurteilung

Ein weiterer wesentlicher Schwerpunkt ist das *Erarbeiten von stabilen Sitz-, Steh- und Lagerungsmöglichkeiten* sowie die *Hilfsmittelversorgung*. Eine stabile physiologische Position und Lagerung ist eine wichtige Voraussetzung für eine sichere Haltungskontrolle und somit für Konzentration und aktive Teilnahme am Unterricht (Abb. 2.1).

Bildungsauftrag der Schule ist auch die *Förderung der individuellen Entwicklungspotentiale* und *Erziehung zur weitestgehendsten Eigenständigkeit* trotz behinderungsbedingter Abhängigkeiten (Empfehlungen der Kultusministerkonferenz 1998). Vordringliche Aufgabe der Fachlehrerin K ist dabei neben der individuellen Auswahl und Anpassung von Hilfsmitteln (Übersicht 2.2), vor allem auch das Training der Schüler im bestmöglichen und einfachsten Umgang mit dem jeweiligen Hilfsmittel.

Übersicht 2.2. Aufgabe von Hilfsmitteln im Schulalltag

- Selbständige Fortbewegung
- eigenständige Alltags- und Unterrichtsbewältigung (Adaptation von Arbeitsplatz, -mittel, -material)
- Kommunikation
- Freizeitgestaltung
- Prävention von Sekundärschäden
- Pflegeerleichterung

Vorgehensweise und Methodik

Neben den Schwerpunkten Beratung, Lagerung und Hilfsmittelversorgung ist vor allem die methodische Vorgehensweise der Fachlehrerinnen K different zu Physio- und Ergotherapeutinnen in Praxen und Rehabilitationsein-

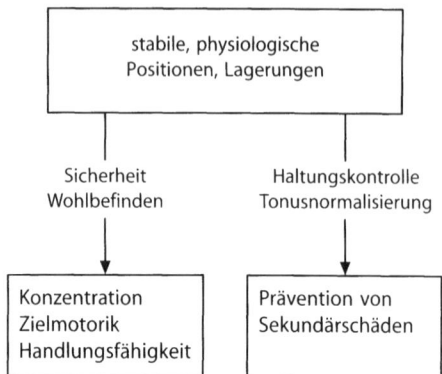

Abb. 2.1. Bedeutung stabiler Positionen

richtungen. Sie ist wie im medizinisch-therapeutischen Bereich abhängig vom jeweiligen Schüler, d.h. von Art und Schweregrad der motorischen Störung, seinem Alter, Motivation und auch seinen kognitiven Fähigkeiten. Sie ist – wie immer – auch abhängig von der Ausbildung, Erfahrung und Kompetenz der Therapeutin, hier der Fachlehrerin K. Die methodische Vorgehensweise der Therapeutinnen in der Schule ist aber zusätzlich abhängig von der Organisationsstruktur der jeweiligen Schule und der pädagogischen Zielsetzung für den einzelnen Schüler.

Für die Fachlehrerin K bestehen keine verbindlichen Vorschriften, lediglich Empfehlungen zur Aufgabenstellung der Bewegungsförderung und Zusammenarbeit an Sonderschulen für Körperbehinderte (Ministerium für Kultus, Jugend und Sport Baden-Württemberg 1998). Die Vorgehensweise kann also vor allem von Schule zu Schule variieren. Ebenso ist die Aufgabenverteilung zwischen den Physio- und Ergotherapeutinnen an den einzelnen Schulen unterschiedlich.

Für jeden Schüler wird von der zuständigen Fachlehrerin K nach – einer kontinuierlich zu aktualisierenden – Befunderhebung („Lernausgangslage") ein individueller „Förderplan" erstellt, wobei hier neben den sich aus der motorischen Bewegungsstörung ergebenden Zielsetzungen die pädagogischen mit eingehen. Dies erfordert regelmäßige Absprache mit dem gesamten Klassenteam.

Die therapeutisch orientierte Bewegungsförderung durch die Fachlehrerin K findet je nach Schüler, Klasse, Organisationsstruktur der Schule, Zielsetzung und geplanter Maßnahme als Einzelförderung separat oder integriert in den Klassenunterricht oder auch als Förderung in der Gruppe (z.B. Psychomotorik) statt.

In der Schule werden vorwiegend solche therapeutischen Methoden und Konzepte angewandt, die in Alltagshandlungen und somit möglichst auch in Unterrichtsabläufe integriert werden können. Wichtig sind vor allem auch

bewegungsfördernde Maßnahmen, die zur Übernahme durch andere Lehrkräfte geeignet sind. So können zielgerichtete, für den jeweiligen Schüler
sinnvolle Bewegungsabläufe zum durchgängigen Prinzip im Schulalltag werden und sind nicht auf wenige Therapiestunden pro Woche reduziert.

2.4 Bewertung der Integration von Physio- und Ergotherapie in die Schule (= Baden-Württemberger Modell)

Vorteile

Die Fachlehrerinnen K verfügen durch die neuropädiatrische Spezialisie-
rung in ihrer Ausbildung und durch ihre meist langjährige Erfahrung mit
bewegungsgestörten und mehrfachbehinderten Schülern über eine hohe
medizinisch-therapeutische Fachkompetenz. Sie kennen die schulischen
und meist auch die häuslichen Alltagsbedingungen des jeweiligen Kindes.
So kann eine Integration der therapeutischen Maßnahmen in für die
Schüler bedeutsame Alltagsaktivitäten erreicht werden. Dieses Vorgehen
entspricht allgemeinen lerntheoretischen Überlegungen, die auch auf das
motorische Lernen bei bewegungsgestörten Kindern übertragen werden
können. So konnte in Studien mit Kindern mit infantilen Zerebralparesen
gezeigt werden, dass eine Erweiterung der motorischen Fähigkeiten am
ehesten zu erreichen ist, wenn eine zielgerichtete Therapie eine für das betroffene Kind bedeutsame Aktivität fördert, das Kind motiviert ist und ein
ausreichendes Training in Alltagssituationen ermöglicht wird (Bower 1992,
1996).

Die Integration der Therapie in das pädagogische System und die dadurch ermöglichte interdisziplinäre Zusammenarbeit unterstützt diesen
Ansatz. Die Fachlehrerinnen K können therapeutische Zielsetzungen ganzheitlich in Bezug auf die Bedeutung für die Kinder besser werten und
gleichzeitig therapeutische Aspekte in den Alltag transferieren bzw. die
anderen Lehrkräfte in der Bewegungsförderung und auch im Umgang
(„handling") entsprechend anleiten.

Nachteile

Die Fachlehrerinnen K kommen häufig in einen Konflikt zwischen ihren
eigenen, durch ihren Grundberuf geprägten therapeutischen Vorstellungen
und der Aufgabenstellung der Schule. Dies kann zu einem Zielkonflikt

führen, z. B. der relativ frühe Einsatz eines Elektrostuhls bei einem eingeschränkt gehfähigen Jungen mit Muskeldystrophie Duchenne zur Erleichterung der sozialen Integration und Erweiterung der Unabhängigkeit versus
die damit verbundene raschere Entwicklung von Inaktivitätsatrophie, Kontrakturen und Skoliose, etc.

Eltern sind hinsichtlich der therapeutischen Versorgung an den Schulen
oft fehlinformiert. Sie wünschen vor allem nach der Einschulung z. B. die
Fortsetzung einer bestimmten therapeutischen Methode und sehen manchmal die motorische Förderung als vordringliche Aufgabe der schulischen
Förderung. Dies kann zu Unzufriedenheit auf Seiten der Eltern und zu einer Belastung der Zusammenarbeit zwischen Fachlehrerinnen K und Eltern
führen.

Dasselbe gilt auch für die behandelnden Ärzte. Die Gesamtverantwor-
tung für den Einsatz der Fachlehrerinnen K hat die Schulleitung. Die medizinisch-therapeutische Fachaufsicht über die Fachlehrerinnen K liegt
beim Schularzt. Der betreuende Arzt des einzelnen Schülers kann jedoch
selten – und dann allenfalls über eine gute Zusammenarbeit mit den Fachlehrerinnen K – Einfluss auf Schwerpunkte, Art und Intensität der therapeutisch orientierten Bewegungsförderung in der Schule ausüben. Er hat
über seine Verordnungstätigkeit lediglich Einfluss auf die Hilfsmittelversorgung. Durch Unkenntnis dieser schulischen Gegebenheiten auf Seiten der
Ärzte werden so u. a. immer wieder notwendige Maßnahmen, z. B. die Organisation von postoperativen Rehabilitationsmaßnahmen, unterlassen. Es
wird darauf vertraut, dass die diesbezüglich notwendige Therapie ja in der
Schule erfolgt. Dies ist in der Form und notwendigen Intensität von der
Schule im allgemeinen nicht zu leisten und ist auch nicht ihre Aufgabe.

Auf der anderen Seite delegieren nicht wenige Eltern im Laufe der
Schuljahre die medizinisch-therapeutische Versorgung ihrer Kinder an den
Schularzt und die Fachlehrerinnen K. Dies verlangt insbesondere von den
Fachlehrerinnen eine hohe Verantwortung und Kenntnis in Bezug auf das
notwendige prospektive medizinisch-therapeutische Management.

Ein nicht zu unterschätzender Nachteil sind die langen Ferienzeiten von
insgesamt ca. 12 Wochen jährlich ohne schulische Bewegungsförderung.
Die wenigsten Kinder erhalten während der Ferienzeiten Physiotherapie
auf Rezeptbasis, was sich in den meisten Fällen, zumindest bei den schwerer behinderten Kindern, nachteilig auswirkt (z. B. Zunahme von Kontrakturen).

2.5 Indikationen für zusätzliche physiotherapeutische Maßnahmen

Wo immer intensive spezielle physiotherapeutische Maßnahmen erforderlich sind, sollten diese zusätzlich zur therapeutischen Bewegungsförderung verordnet werden oder im Rahmen eines Rehabilitationsaufenthalts erfolgen. Dies ist mit einigen Ausnahmen meistens nur über einen begrenzten Zeitraum notwendig und sinnvoll.

Hauptindikation hierzu ist vor allem eine *prä- und postoperative Behandlung* mit z. B. entsprechenden vorbereitenden Maßnahmen und postoperativem Einüben in die veränderten Verhältnisse. Hier ist eine intensive therapeutische Maßnahme zur Sicherung des operativen Erfolgs und der Nutzung der neuen Möglichkeiten erforderlich.

Sinnvoll kann eine Intensivierung der gezielten Therapie z. B. auch im Rahmen einer *Behandlung mit Botulinumtoxin* sein, um z. B. die lokale Tonussenkung möglichst optimal für das Kind zu nutzen. Dasselbe gilt für Zeiten, in denen sich bei dem Kind die *Möglichkeit eines Entwicklungsschubs* abzeichnet („could do so"), oder auch die *Gefahr einer Verschlechterung* besteht (etwa bei oder nach längerer Immobilisation durch Erkrankung, Fraktur, bei Gewichtszunahme, Pubertätswachstumsschub).

Eine manchmal notwendige längere *intensive Anleitung* der Eltern gelingt am ehesten im Rahmen einer Rehabililationsmaßnahme. Daneben kann sich auch die Frage stellen, ob eine ganz *bestimmte Methode oder Therapiekonzept* für ein bestimmtes Kind eine *positive Ergänzung* darstellt und zur Verordnung zusätzlicher therapeutischer Maßnahmen führen.

Alle diese Maßnahmen setzen jedoch jeweils eine Motivation und entsprechende Belastbarkeit von Eltern und Kindern (und Klärung der Kostenübernahme) voraus.

2.6 Zusammenfassung

Das therapeutische Angebot durch die Fachlehrerinnen K an den Schulen für Körperbehinderte in Baden-Württemberg ist integriert in den sonderpädagogischen Auftrag der Schule. Angestrebt ist eine ganzheitliche Förderung und Umsetzung der therapeutischen Maßnahmen in Alltagssituationen, d. h. auch in schulischen Lernbereichen. Es ist somit in Bezug auf seine Zielsetzung und Vorgehensweise different von dem der Ergo- und Physiotherapeutinnen sowohl im medizinisch-therapeutischen Bereich als auch an den Sonderschulen anderer Bundesländer. Durch die interdisziplinäre Zusammenarbeit, vor allem zwischen Lehrern und sonderpädagogisch ausgebildeten Physio- und Ergotherapeutinnen, d. h. Fachlehrerinnen K, wird eine durchgängige Bewegungsförderung in der Schule ermöglicht. Die therapeutisch orientierte Bewegungsförderung durch die Fachlehrerinnen K, integriert in die Schule als Unterricht, ist daher ein wichtiger Bestandteil in der Bewegungsförderung körperbehinderter Kinder und somit unverzichtbarer Bestandteil der ganzheitlichen Förderung an den Schulen für Körperbehinderte.

2.7   Literatur

Bower E, McLellan DL (1992) Effect of increased exposure to physiotherapy on skill acquisition of children with cerebral palsy. Dev Med Child Neurol 34:25–39

Bower E, McLellan DL, Campbell MJ (1996) A randomised controlled trial of different intensities of physiotherapy and different goal-setting procedures in 44 children with cerebral palsy. Dev Med Child Neurol 38:226–237

Breckow J (1990) Zum Verhältnis von Erziehung und Therapie in der Sonderpädagogik. Zeitschrift für Heilpädagogik 41:441–451

Gesetz über die Berufe in der Physiotherapie (1994) Bundesgesetzblatt 90:3770–3801

Kobi EE (1986) Therapie und Erziehung – Ein chronischer Beziehungskonflikt? Geistige Behinderung 2:82–93

Ministerium für Kultus, Jugend und Sport Baden-Württemberg (1998) Schulkonzept der Schule für Körperbehinderte. Stuttgart

Schweins H (1996) Pädagogen und Therapeuten in der schulischen Förderung – unterschiedliche Berufe im Dienste einer gemeinsamen Aufgabe. In: Sowa M, Rischmüller A (Hrsg) Schule in Bewegung. Verlag modernes Leben, Dortmund, S 15–45

Scrutton D (1984) Aim-Orientated Management. In: Scrutton D (Hrsg) Management of the Motor Disorders of Children with Cerebral Palsy. Clinics in Developmental Medicine 90:49–58

Scrutton D (1994) Zielorientiertes Behandlungsprogramm bei infantiler Zerebralparese. In: Niethard FU, Carstens C, Döderlein L (Hrsg) Die Behandlung der infantilen Zerebralparese. Thieme, Stuttgart, S 27–30

Sekretariat der Ständigen Konferenz der Kultusminister der Länder in der BRD (1998) Empfehlung der Kultusministerkonferenz zum Förderschwerpunkt körperliche und motorische Entwicklung

Die Bedeutung der Sensorischen Integration für die Behandlung entwicklungsgestörter Kinder

I. Flehmig

Sich sensorisch zu integrieren ist ein andauernder Versuch des Menschen, sich in einen Zustand des Wohlbefindens zu bringen, um in der Lage zu sein, psychisch, kognitiv, sprachlich, denkend, schreibend so zu funktionieren, dass man selbst mit sich einigermaßen zufrieden ist. Das wichtigste, wodurch man zu der Fähigkeit guter Sensorischer Integration gelangen kann, ist allerdings die Kommunikation mit sich und der Umwelt.

Die Sensorische Integration unterliegt einem Entwicklungsprozess. Sie ist irgendwann auf dem persönlich möglichen Höhepunkt, um im Alter wieder zu desintegrieren. Parallel dazu verläuft, sich gegenseitig bedingend, die menschliche Aufrichtung. Dieser Prozess ist innerhalb der Evolution noch nicht ganz vollendet. Die Aufrichtung bedarf einer konstanten Regulation des Tonus, ein hoch komplizierter Prozess, der vereinfachend gesagt, aus drei Komponenten besteht:

- der Propriozeption,
- der Exterozeption und
- dem vestibulären System mit seinen zerebral differenzierten Strukturen.

Die Aufrichtung des Menschen scheint einen Regelkreis ausgelöst zu haben, der eine Höherentwicklung des Gehirns ermöglichte. Dieser Zustand der Sensorischen Integration ist sicher auch genetisch bedingt. Störungen, die durch O_2-Mangel verschiedenster Ursache, durch Deprivation, Fehlbildung des Gehirns oder anderes ausgelöst sind, verursachen Beeinträchtigungen der Reifung, Verhaltensstörungen, Lern- und geistige Behinderungen, die aber immer mit Bewegungsschwierigkeiten durch Auffälligkeiten der Tonusregulation einhergehen.

Es stellt sich die Frage: wie kommt ein menschliches Lebewesen von der Befruchtung der Eizelle zur Menschwerdung, zur aufrechten Position, zu der menschlichen Fähigkeit, sich mit Gleichgewicht im Raum harmonisch zu bewegen, geschickt zu handeln, sich sprachlich gut ausdrücken zu können, zu schreiben und sich psychisch-geistig voll zu entwickeln?

Unser Verhalten als Mensch basiert maßgeblich auf der Wahrnehmung unseres Körpers und unserer Umwelt. Diese Wahrnehmungserfahrung setzt intakte Sinnesorgane voraus. Die Entwicklung dieser Sinnesorgane beginnt bereits im Mutterleib, so dass sie bereits bei der Geburt einsatzfähig sind.

Neben den sog. *„Fernsinnen"* wie Sehen und Hören spielen die *„Nahsinne"* eine entscheidende Rolle. Wir verstehen unter den Nahsinnen:

- die Oberflächensensibilität (taktile Hautinformationen),
- die Tiefensensibilität (propriozeptive Informationen der Muskeln, Sehnen und Gelenke des eigenen Körpers),
- das Gleichgewichtssystem (vestibuläre Informationen über die Stellung des Körpers im Raum).

Die Bedeutung des Einflusses der Nahsinne auf die kindliche Entwicklung und die Menschwerdung wird immer noch sehr unterschätzt. Ohne Übertreibung kann man sagen, dass es zum optimalen Gebrauch der Fernsinne des Einsatzes der Nahsinne bedarf. Diese Basissinne sind Bestandteil eines sensomotorischen Systems, welches den werdenden Mensch in die Lage versetzen soll, entgegen dem Schwerefeld der Erde in die aufrechte Position zu kommen, in dieser zu verharren und sich in aufrechter Position mit Gleichgewicht frei zu bewegen und psychisch ausgeglichen sich selbst zu regulieren.

Schon in utero bewirkt das Zusammenspiel dieser Nahsinne die Tonusregulierung des Muskelapparats, die ihrerseits einen wichtigen Einfluss auf die Differenzierung des kindlichen Gehirns hat. Dies geschieht nach den biologischen Gesetzen der Selbstregulierung durch Interaktion, ausgelöst durch das genetische Programm und die Informationen aus dem eigenen Körper und der Umwelt.

Entwicklungsgeschichtlich entsteht die Haut und damit unsere Oberflächensensibilität aus dem gleichen Keimblatt wie das Gehirn. So kann man mit einigen Einschränkungen sagen: Haut ist Gehirn. Sie ist deshalb so wichtig für die geistige und psychische Entwicklung des Kindes.

Tiefensensible Erfahrungen und Wahrnehmungen erwirbt der Fetus schon während der Schwangerschaft frühzeitig durch Bewegungen, die er selbst in utero macht und durch den Körperkontakt mit der Mutter, durch Erreichen der Wandung des Uterus beim Strampeln. Und trotz der Beschränkung der Bewegung im Uteruscavum und dem Auftrieb vermittelnden Einfluss des Fruchtwassers macht er vestibuläre Erfahrungen mit einer – wenn auch etwas reduzierten – Auseinandersetzung mit dem Schwerefeld der Erde.

Ziel und Zweck dieser nahezu automatisch und spontan ablaufenden Vorgänge ist die *Tonusregulierung*. Der etwas größer gewordene Fetus bewegt sich fühlbar für die Mutter, und schon pränatal haben diese Bewegungen für die Mutter Aufforderungscharakter. Sie reagiert darauf in geeigneter Weise. Das Kind kann sich in utero drehen und wird seinerseits durch die Bewegungen der Mutter bewegt und gedreht. Diese Eigenbewegung in Kombination mit den Bewegungen durch die Mutter stimulieren kindliche Rezeptoren der Oberflächen- und Tiefensensibilität sowie des vestibulären Organs und bewirken dadurch die Reifung der Systeme. Stoffwechsel und hormonelle Vorgänge sowie Umwelteinflüsse wie Atemrhythmus, Herztöne der Mutter und Stimmen oder Geräusche von innen und außen bewirken zusammen mit der sensorischen Integration im Nervensystem die eigentliche Hirnreifung. Schon in dieser frühen Periode ist somit die Interaktion zahlreicher Organsysteme die Ursache für eine intakte Entwicklung des genetischen Programms. Und schon in utero kann es durch Deprivation zur Beeinträchtigung der für die Hirnentwicklung wichtigen Organe kommen, wenn beispielsweise die Mutter durch Blutungen während der Schwangerschaft oder anderweitige Erkrankungen gezwungen wird, längere Zeit ruhig zu liegen.

Zur Oberflächensensibilität gehört auch das Gefühl für die Tiefensensibilität im Körper. Schon das in utero gegen die Uteruswandungen strampelnde Kind empfindet sich selbst mit seinen Muskeln, Sehnen und Gelenken propriozeptiv und die Mutter mit Hilfe seiner Oberflächensensibilität als „Außenwelt" und erlebt dadurch die Grenzen seines „Selbst".

Bei der Geburt und im unmittelbaren Anschluss daran müssen sich nicht nur die inneren Organe wie Lunge, Kreislauf und Herz an die neue Situation adaptieren, sondern die veränderten Umweltbedingungen der nunmehr voll auf das Kind einwirkenden Erdschwere, die in utero durch Fruchtwasserauftrieb und die Spannung der Uteruswandung gemildert war, bedürfen eines besonders subtilen Anpassungsprozesses durch die Sensomotorik des Kinds.

Nach Meinung der Autorin wird dieser Prozess durch lebhafte propriozeptive Erfahrungen erleichtert, die das Kind durch Wehenkontraktionen und die Kontraktionen im Geburtskanal bei seiner Passage durch ihn hindurch macht und die zu einer maximalen Aufmerksamkeitshaltung führen. Dies mag auch der Grund sein, warum durch Kaiserschnitt entbundene Kinder Risikokinder sind, auch wenn die Sectio nicht aus kindlicher Indikation veranlasst wurde.

Alle diese Vorgänge sind Fähigkeiten des Zentralnervensystems, welches Informationen, die dem Gehirn zur Verarbeitung zugeleitet werden, ordnet und den Körper und das Denken mittels dieser Informationen zu entsprechenden Reaktionen veranlasst. Wichtig ist, dass die Sinnesinformation eindeutig erfolgt, so dass ihre Aufnahme im Gehirn gewährleistet ist. Das bedeutet, dass keine Aufnahmestörungen aufgrund leistungsschwacher Sinnesorgane bestehen dürfen. Darüber hinaus muß die Information, nachdem sie das Gehirn im einwandfreien Zustand erreicht hat, in geeigneter Weise verarbeitet werden können, um für die Umwelt des Kindes adäquat verwertbare Reaktionen auszulösen. Es genügt für die sensomotorischen Systeme der Extero- und Propriozeption sowie des vestibulären Organs nicht, dass ab und zu Informationen aufgenommen werden, um es dem Gehirn zu ermöglichen, sich an bestimmte Situationen zu adaptieren, sondern diese Systeme müssen ein Leben lang ständig gebraucht werden, um sie in Aktion zu halten.

Es ist wichtig zu realisieren, dass für geordnete komplexere Reaktionen immer das gesamte Gehirn in Aktion tritt und nicht nur einzelne Hirnabschnitte. Wir wissen heute, dass die Motorik in vielen Hirnarealen repräsentiert ist und bei Schädigungen im Gehirn andere Hirnareale in Aktion treten können, vor allem, wenn die Schädigungen lokalisiert auftreten. Selbstverständlich ist dieses auch immer eine Frage der *Qualität* der Bewegung, die natürlich immer dann am besten gewährleistet ist, wenn die angeborenen Strukturen hierfür vollständig zusammenarbeiten.

Für die geistige und psychische Entwicklung des Kindes ist das taktile System, die Haut, von großer Bedeutung. Das Neugeborene und das sich entwickelnde Kind verlangen Haut- bzw. Körperkontakt mit der Mutter und der Umwelt. Über das Hautsystem erfährt das Kind seine eigene Existenz. Körperkontakt ist ein vitales Bedürfnis des Menschen und zahlreicher tierischer Lebewesen. Wird dieses Bedürfnis langfristig nicht befriedigt, können beim Kind Störungen auftreten, die sich später in vielen Fällen als Verhaltensstörungen oder auch kognitive Störungen manifestieren. Gestalterfassung, Entwicklung eines Körperschemas, visuelle und auditive Reizverarbeitung sind abhängig von der sensorischen Wahrnehmung der Nahsinne. Das bedeutet, dass nicht nur eine Hirnschädigung die kognitiven bzw. Verhaltensmöglichkeiten eines Kindes reduziert, sondern dass auch Deprivation durch die Umwelt Störungen bewirken kann oder durch Schwierigkeiten im Umfeld des Kindes organische Störungen verstärkt werden können.

Gelingt es dem Kind nicht, der deprivierenden Situation durch Zuwendung einer anderen Bezugsperson zu entgehen, die diese Bedürfnisse nach taktiler, propriozeptiver und vestibulärer Information befriedigt, können wir damit rechnen, dass in vielen Fällen beim Kind Entwicklungs- und/ oder Verhaltensstörungen resultieren.

Nach der Geburt kann man oft beobachten, dass Kinder beim Gebadetwerden in einer zu großen Wanne in Panik geraten, da sie beim Strampeln keinen Widerstand mehr fühlen. Es werden ihnen so die Eigenempfindungen durch Druck auf die Propriozeptoren genommen, die sie benötigen, um das Gefühl ihrer eigenen Existenz zu haben. Durch das Tragen des Kindes und andere Hantierungen gelingt es der Mutter, dem Kind das Gefühl für seine eigene Tiefensensibilität zu vermitteln.

Durch diese Wechselwirkungen des Menschen mit seiner Umwelt ergibt sich die Möglichkeit zur Kommunikation in Abhängigkeit von Wahrnehmungsprozessen. Diese Prozesse unterliegen vielfältigen Kriterien, die sich ständig ändern, die dem Menschen aber eine Weiterentwicklung ermöglichen:

- Tages-Nacht-Rhythmen,
- Klimaeinwirkungen,
- Umweltgifte,
- Personen,
- Situationen usw.

Was wir als Beobachter sehen, sind immer Endprodukte von Entwicklungsprozessen, die sich in ihrer Entstehung unserem Blick entziehen können. Sie haben ihre Grundlage aber in der Fähigkeit des Kindes, sich sensorisch zu integrieren, d. h. die Informationen der Fern- und Nahsinne miteinander zu verbinden. Wir als Beobachter sind nur in der Lage, auf der Erscheinungsebene zu analysieren und zu kategorisieren.

Eine verbesserte sensorische Integration der Sinne, d. h. eine Verbesserung der Sinnesverarbeitung, hilft Fernsinnstörungen wie z. B. Blindheit und Taubheit zu kompensieren.

In unserer Sprache kommt der Stellenwert motorischer Funktionen gut zum Ausdruck, wenn wir Wörter gebrauchen wie „sich aus*drücken*, etwas ver*stehen*, etwas er*fassen*, etwas be*greifen* und be*halten* usw." Selbst mit Störungen in den Fernsinnen kann ein Mensch kommunizieren und sich adäquat sozial verhalten, immer in Abhängigkeit von der Qualität seiner sensorischen Integrationsfähigkeit.

Sensorisch nicht integriert zu sein, erzeugt Schwierigkeiten der Kommunikation. Auffällig wird dieses vor allem durch die Umwelt, die durch sensorisch desintegrierte Menschen irritiert wird und nur mehr oder weniger gut darauf reagieren kann. Sie ist vor allem auch abhängig von den gesellschaftlichen Bedingungen, auf die unsere heutige Umwelt noch nicht gut genug eingestellt ist. Wir leben in einer Umbruchsituation. Jean Ayres, die amerikanische Psychologin und Ergotherapeutin, der wir grundlegende Erkenntnisse der Theorie der Sensorischen Integration verdanken, war vor allem daran interessiert, Zusammenhänge zwischen zerebralen Prozessen und Verhalten/Lernen zu erklären und Defizite dieser Zusammenhänge durch therapeutische Maßnahmen zu beeinflussen. Dieses erzeugte bei Therapeuten die Idee, dass es sich bei der Sensorischen Integrationstherapie um eine Art Ergotherapie handele. Dies ist wohl auch der Fall, wenn anders spezialisierte Therapeuten mit den Kindern arbeiten. Man kann es auch als Krankengymnastik, Sprachtherapie, Psychologie usw. bezeichnen.

3.1 Zusammenfassung

Das Zusammenspiel der Sinne – die sensorische Integration der Fern- und Nahsinne – ist die Basis für die menschliche Fähigkeit zu lernen, sich mit Gleichgewicht und Harmonie zu bewegen, zu schreiben und psychosozial mit der Umwelt zu kommunizieren. In diesem Zusammenhang haben die Nahsinne ihre besondere Bedeutung. Ihr Funktionieren ermöglicht das Zusammenspiel mit den Fernsinnen, so dass die Sinnesmodalitäten *Hören* und *Sehen* z. B. nicht nur die Möglichkeit haben, Reize aus der Umwelt zu erfahren, sondern sie auch zu verarbeiten und entsprechend zu gebrauchen, damit sie für die Umwelt erkennbar sind, um in den Regelkreis einer unmissverständlichen Kommunikation einzumünden.

In der Therapie ist es der Versuch, dem Kinde diesen Zustand des Wohlbefindens zu geben, um psychisch, kognitiv, sprechend und schreibend gut zu funktionieren, mit der Möglichkeit, mit sich und der Umwelt zu kommunizieren.

3.2 Kontaktadresse

Zentrum für Kindesentwicklung
Sozialpädiatrisches Zentrum
Ltg.: Dr. med. Inge Flehmig
Rümkerstraße 15–17
22307 Hamburg
Tel.: 040/6 31 52 18
Fax: 040/6 32 59 80
E-mail: Info@SPZ-Hamburg.de
Homepage: www.SPZ-Hamburg.de

Kapitel 4

Bobath-Konzept

B. OHRT

4.1 Einführung

Das Bobath-Konzept gilt der Arbeit mit bewegungsgestörten Personen durch Vertreter der *drei medizinisch-therapeutischen Berufe*:
- Physiotherapie,
- Ergotherapie und
- Logopädie.

Das in den 50er Jahren von dem Ehepaar Bobath entwickelte Konzept ist eines der ersten, das neben der Behandlung Erwachsener einen spezifisch kindbezogenen Ansatz beinhaltet. Es wird den Belangen von Kindern gerecht, die ihre gesamte Entwicklung auf dem Boden einer Vorschädigung nehmen müssen. Kinder mit schwerster spastischer oder dystoner Zerebralparese standen dabei lange im Zentrum der Bemühungen, denn mit der Intensivierung der neonatalmedizinischen Versorgung stieg die Prävalenz dieser Störungsform in den 60er Jahren zunächst deutlich an.

Das therapeutische Vorgehen basierte dem damaligen Verständnis entsprechend primär auf dem Konzept einer reflexogenen Entwicklung. Experimentelle Untersuchungen an dekortizierten und dezerebrierten Tieren bildeten das Modell für das Verständnis der zerebralen Organisation der Bewegung im Säuglingsalter und der Pathophysiologie der Zerebralparese. In der Behandlung von Kindern mit Zerebralparese versuchte man, unter „Inhibition" der typischen spastischen oder dystonen Muster motorischer Aktivität, sog. physiologische, alterstypische Reaktionen der Aufrichtung und Haltungskontrolle im Schwerefeld und funktionelle Bewegungen „anzubahnen".

In den letzten 30 Jahren haben sich die Vorstellungen über die kindliche Entwicklung und ihre Bedingungen grundlegend geändert. Daraus folgt auch ein verändertes Vorgehen in der Behandlung bewegungsgestörter Kinder nach dem Bobath-Konzept. Diese Weiterentwicklung setzt sich in unserer Zeit fort.

Es sind *bestimmte Charakteristika* des ursprünglichen Konzepts, die dem heutigen Entwicklungsverständnis vollkommen gerecht werden und darum die Beibehaltung der Bezeichnung Bobath-Konzept gerechtfertigt erscheinen lassen:

1. Frau Bobath hat die Eigenaktivität des Kindes ins Zentrum der therapeutischen Bemühungen gestellt. Dabei wurden solche Aktivitäten für die therapeutische Interaktion benutzt, die dem Kind aus den Abläufen seines Alltags vertraut waren und am ehesten seine motivierte und aufmerksame Beteiligung fanden.

   Auch das Spiel des Kindes als die ihm gemäße, motivationsgetragene Beschäftigung wurde in den Dienst des therapeutischen Dialogs gestellt.

2. Neben der Physiotherapie war die Arbeit der Ergotherapeutin, die das Kind in seiner Handlungs- und Wahrnehmungskompetenz unterstützt, und der Logopädin, die u. a. mundmotorische Funktion und Atmung für Nahrungsaufnahme und Sprechentwicklung verbessert, immer Teil des Konzepts. Damit wurde der umfassenden funktionellen Beeinträchtigung und Entwicklungsgefährdung der betroffenen Kinder Rechnung getragen.

3. Wesentlicher Teil der Therapie war von vornherein die Prävention der störungstypischen sekundären Komplikationen wie asymmetrische Wachstumsstörungen, Skelettdeformitäten und Gelenkluxationen. Nicht nur die therapeutischen Techniken, sondern auch Anleitungen zum Handhaben der Kinder in der täglichen Pflege und entsprechende Hilfsmittel für den Alltag dienten diesem Zweck.

4. Schließlich war es Frau Bobath immer wichtig, nicht von einer Therapiemethode, sondern von einem Therapiekonzept zu sprechen. Sie wusste und wollte, dass sich die Methodik, d. h. die Technik der Therapie jeweils dem wachsenden Wissen über die zerebrale Organisation der Sensomotorik anpassen muss. Das Ehepaar Bobath hielt zeitlebens intensiven Kontakt zur Forschung in diesem Bereich.

Die Europäische Assoziation der Bobath-Lehrer bemühte sich um Vermittlung entsprechenden Wissens und Einheitlichkeit des therapeutischen Vorgehens. Für die Bobath-Kurse in Deutschland übernimmt diese Aufgabe die gemeinsame Konferenz der Bobath-Kurse (GKB).

4.2   Theoretische Grundlagen der Therapie

Das Konzept einer therapeutischen Interaktion mit einem durch frühe motorische Störung entwicklungsgefährdeten Kind ergibt sich aus dem theoretischen Verständnis der kindlichen Entwicklung.

Heute versteht man die Ausreifung des Zentralnervensystems und die funktionelle Entwicklung eines Kindes als einen Prozess, der wesentlich an die Eigenaktivität des Organismus in Interaktion mit der gegenständlichen und personellen Umwelt gebunden ist. Es ist das adaptiv-epigenetische Entwicklungskonzept, das die Entwicklung eines Kindes in systemisch-ökologischem Zusammenhang sieht.

Sonografische Beobachtungen fetaler Bewegungen und Verhaltensbeobachtungen an neugeborenen Kindern und jungen Säuglingen zeigen, dass es nicht vor allem Reflexe sind, auf denen die motorische Entwicklung beruht. Das Neugeborene verfügt vielmehr über ein Repertoire spontaner, nicht stimulusabhängiger, im Zentralnervensystem gebildeter motorischer Verhaltensmuster, die artspezifisch determiniert sind und sich in der Embryonal- und Fetalzeit entwickeln. Nach der Geburt werden diese Bewegungen in Interaktion und Auseinandersetzung mit der Umwelt rasch an die vorgefundenen Bedingungen adaptiert. Das Neugeborene ist so auch hinsichtlich seiner Motorik mit bestimmten Fähigkeiten der Eigenkontrolle ausgerüstet, mit denen es einen aktiven Beitrag zur Befriedigung seiner vitalen körperlichen und sozialen Bedürfnisse und zu der transaktionalen Entwicklung mit der Mutter leistet.

Weiter zeigen Verhaltensbeobachtungen, dass ein Kind für seine motorische Entwicklung anfangs kein Vorbild braucht. Motorik muss anfangs nicht wie später spezifische motorische Fertigkeiten gelernt werden. Das Kind bringt ein Interesse an Bewegung, an den Gegenständen seines Umfelds und an sozialem Kontakt mit in die Welt. Aus seinen eigenen, spontanen, zunächst nicht willkürlich intendierten Bewegungen resultiert somatosensorische und kinästhetische Erfahrung neben der visuellen und akustischen Erfahrung. Im Alter von 3–5 Monaten werden dank kortikaler Ausreifung und entsprechender neuronaler Transformation zunehmend intendierte Willkürbewegungen mit der dazu gehörenden sensorisch geführten Bewegungsplanung möglich (Ohrt 1996). Diese und die wachsende Körperkraft sowie die fortschreitende psychosoziale Entwicklung lassen das Kind für die Erweiterung seines Bewegungs- und Wahrnehmungsradius Strategien der Auseinandersetzung mit der Schwerkraft, des Positionswechsels und der Fortbewegung erproben.

Das Gehirn wird heute als selbstorganisierendes System mit großer funktioneller Plastizität verstanden (Singer 1986).

Weiter hat man den engen sozialen Kontext erkannt, in dem alle Aktivitäten des Kindes und seine Entwicklung stehen. Man sieht dank der Untersuchungen von Ainsworth u. Bowlby (1991) die frühe Interaktion zwischen dem Kind und seiner nächsten Bezugsperson, d. h. das frühe Bindungsverhalten des Kindes, als entscheidende Voraussetzungen für die Entwicklung seiner Autonomie an. Diese wiederum ist wesentlich für seine geistige und sozialemotionale Entwicklung.

Frühe motorische Störungen können die Entwicklung eines Kindes in umfassender Weise beeinträchtigen. Am Beispiel der Zerebralparese soll das kurz verdeutlicht werden:

Bewegungsarmut infolge pathologischer Muskelaktivität anstelle rezipro-
ker Innervation verhindert die genaue Adaptation der Bewegung an die jeweilige motorische Funktion, und sie bewirkt ein Defizit an somatosensori-
scher, besonders propriozeptiver Information und damit an kinästhetischer
Erfahrung sowie eine erschwerte Orientierung in Raum und Zeit. Die pathologisch generalisierte motorische Aktivierung beeinträchtigt besonders
auch die Feinmotorik, erschwert taktile Exploration und damit Wahrneh-
mungsprozesse. Visuelle und akustische Orientierung, gebunden an freie
Kopf- und Rumpfbewegung, sind ebenfalls eingeschränkt.

Schließlich kann der generelle Bewegungsmangel eines zerebralparetischen Kindes zu einer Herabsetzung seiner zentralen Aktivierung führen,
und weiter kann die Motivation des Kindes zur eigenaktiven Eroberung seiner Welt durch die unbefriedigenden Bewegungsergebnisse nachhaltig
gestört werden. Hinzu kommen in vielen Fällen primäre oder sekundäre weitere Störungen des körperlichen Gedeihens, der geistigen und/oder der sozialen Entwicklung. Es sind also komplexe Funktionseinschränkungen, die
die Entwicklung eines Kindes mit früher motorischer Störung erschweren.

4.3   Diagnostik

Eine zentral bedeutsame Voraussetzung für zielgerichtete therapeutische
Arbeit ist die bestmögliche Klärung von Ursache und Art der Entwicklungsstörung.

Eine scheinbar vergleichbare Entwicklungsretardation zweier Kinder
kann sehr unterschiedliche therapeutische Einflussnahme erfordern, je
nachdem, welche ursächlichen und begleitenden Probleme dieser Retardation zugrunde liegen. Die sorgfältige medizinische Diagnostik ist unerlässlich. Im ersten Lebensjahr ist die neurologische Symptomatik häufig noch
sehr wenig spezifisch. Retardation der motorischen Entwicklung und Mus-
kelhypotonie sind häufig die hervorstechenden Phänomene. Eine möglichst
frühe differentialdiagnostische Klärung ist aber dringend anzustreben,
denn für mehrere Erkrankungen gibt es spezifische Therapiemöglichkeiten,
andere erfordern frühestmögliche genetische Klärung und Beratung der
betroffenen Familie. Schließlich sind für die verschiedenen Formen einer
Entwicklungsstörung jeweils spezifische sekundäre Komplikationen zu anti-
zipieren und vorbeugend zu beachten.

Die entwicklungsneurologische und je nach Bedarf weitere fachspezifische medizinische Diagnostik ist nicht als eine einmal erforderliche Aus-
gangsinformation zu verstehen. Die Tatsache, dass Ausreifung und funktionelle Entwicklung des Gehirns noch weit in die ersten Lebensjahre hinein-
reichen und sich die Integrität oder Funktionsstörung besonders der Hirn-

zentren mit höherer integrierender Funktion erst mit ihrer Ausreifung und erkennbaren Beteiligung an der Organisation der Hirntätigkeit erweisen können, erfordert eine intensive, fortlaufende entwicklungsbegleitende Diagnostik, nicht nur von medizinischer Seite, sondern auch hinsichtlich der kognitiven und sozialemotionalen Entwicklung und Entwicklungsgefährdung der Kinder. Außerdem ist auch die kompetente ärztliche Mitsprache in Begleitung der Therapie dringend erforderlich.

Einen wichtigen Teil der Diagnostik stellt die Beobachtung des *kindlichen Verhaltens* dar. Die Beurteilung des Entwicklungsstands, d.h. des Erwerbs von Entwicklungsmeilensteinen eines Kindes im Vergleich mit seinen Altersgenossen, wie es funktionelle Entwicklungstests tun, genügt nicht für eine ursachenklärende und therapierelevante Diagnostik. Das geht schon aus der beschriebenen Retardation als ein sehr unspezifisches Zeichen der meisten frühen Störungen hervor. Zusätzlich zu dieser rein produktorientierten Untersuchung braucht man für die Differenzierung dieser Retardation die Beobachtung des kindlichen Verhaltens im Sinne der Analyse des Prozesses seines Handelns und Wahrnehmens. Es gilt, Kriterien der Beurteilung von Teilaspekten dieses Prozesses zu formulieren und die spezifischen Fähigkeiten und Stärken eines individuellen Kindes ebenso wie die spezifischen Schwierigkeiten zu erfassen. Das trifft vor allem für die differenzialdiagnostische Klärung der neurologischen Symptomatik zu, die die Qualität der kindlichen Bewegungen besonders differenziert beurteilen muss, aber auch für weitere Verhaltensaspekte. Einige von diesen sollen hier aufgeführt werden:

- Wachheit, Agilität und Motivation,
- aktive Kontaktaufnahme und -unterhaltung,
- Neugierverhalten, Interesse,
- Handlungsinitiative und Handlungsplan,
- Variabilität des Spiels,
- Aufmerksamkeitsspanne,
- selektive Aufmerksamkeit für relevante Stimuli,
- Verarbeiten komplexer Stimuli,
- Gedächtnis,
- Motivation zur selbständigen Lösung auch schwieriger Aufgaben,
- Erproben flexibler Strategien zur Problemlösung,
- Verstehen sozialer Signale.

Eine solche prozessorientierte Beurteilung erlaubt in vielen Fällen schon früh eine weitgehende Differenzierung rein motorisch bedingter von vornehmlich kognitiver oder auch wesentlich umfeldbedingter Ursache einer Entwicklungsretardation. Für die Planung der therapeutischen Intervention ist sie nach unserem Verständnis unerlässlich (Ohrt 1999).

4.4   Behandlung nach dem Bobath-Konzept

Zielsetzung

Therapie kann heute nicht mehr heißen, dass eine Zerebralparese zu heilen oder ihre Manifestation durch früh einsetzende Behandlung zu verhindern sei. Diese Hoffnung hat kein Therapiekonzept erfüllen können.

Therapie nach dem Bobath-Konzept bedeutet Unterstützung des Kindes in seiner erschwerten Entwicklung und Prävention sekundärer Komplikationen.

Damit kommt es zu einer umfassenden Zielsetzung der therapeutischen Intervention, z. B. in der Physiotherapie. Trotzdem oder gerade deswegen muss das fachspezifische therapeutische Vorgehen sehr präzise sein.

Folgende Therapieziele werden als wichtig angesehen:
- Vitalfunktionen sichern.
- Für Wachstum und körperliche Gesundheit sorgen.
- Sensomotorische und sensorische Erfahrung sowie selbstbestimmte Eigenaktivität ermöglichen; sie sind Basis für den Erwerb motorischer Fertigkeiten sowie für das kognitive und soziale Lernen.
- Neugier und Lernbedürfnis anregen.
- Größtmögliche funktionelle Selbständigkeit in den Aktivitäten des täglichen Lebens erreichen helfen.
- Den typischen weiteren Entwicklungsabfall und sekundäre Komplikationen verhindern.
- Die Autonomieentwicklung des Kindes unterstützen.
- Das Wohlbefinden der Familie fördern.
- Eine förderliche Interaktion zwischen Kind und Eltern unterstützen.
- Die Familie in ihrer Kompetenz und Unabhängigkeit unterstützen, die Intimsphäre der Familie wahren.

Therapeutisches Vorgehen

Die Therapie nach dem Bobath-Konzept versteht sich heute – dem herrschenden Entwicklungskonzept und der Erfahrung in der Beobachtung gesunder und behinderter Kinder folgend – als *Hilfe bei der Eigenregulation.*

Diese zunächst wenig spezifisch klingende Formulierung ist keineswegs Ausdruck eines vagen, verschwommenen Therapieverständnisses. Im Gegenteil.

Die normale Entwicklung der kindlichen Hirnfunktion beruht wesentlich auf der Eigenregulation des Handelns und Wahrnehmens eines Kindes in seinem sozialen Lebensraum. Deshalb ist das Ziel der therapeutischen Interaktion mit einem Kind, seine Eigenregulation zu unterstützen.

Die intensive, langjährige Beobachtung von Kindern aller Altersstufen in ihrem spontanen und reaktiven Verhalten in der Interaktion mit ihrer Umwelt diente und dient der sorgfältigen Anpassung der therapeutischen Einflussnahme im Falle einer therapiebedürftigen Entwicklungsstörung. Am Beispiel der physiotherapeutischen Arbeit mit einem zerebralparetischen Kind soll das im Folgenden kurz gezeigt werden.

Physiotherapie

Für den therapeutischen Dialog wird man – die individuellen Vorlieben des Kindes und die Bedürfnisse seines Alltags beachtend –, möglichst mit ihm gemeinsam eine Beschäftigung wählen, die sein Interesse findet und gleichzeitig aktuelle therapeutische Ziele zu verfolgen erlaubt. Die Therapeutin gestaltet dafür das Umfeld, in und an dem das Kind handeln wird, in der Weise, dass das Kind so weit wie möglich selbständig aktiv sein kann. Es kann dabei die motorische Herausforderung erfassen und das Erproben von Strategien zur Lösung eines motorischen Problems mit Anstrengung, aber doch mit Spaß und darum von Aufmerksamkeit und Motivation begleitet, erfahren.

Die Therapeutin erfasst in ihrer Befunderhebung die biomechanischen und neuronalen Bedingungen, die die Organisation der Motorik bei dem individuellen Kind bestimmen, und sie erkennt die Schwierigkeiten, denen es bei seiner Bewegung begegnen wird.

Durch aufmerksame Begleitung, verbale Orientierungshilfen oder sehr gezieltes Anfassen wird sie gerade nur so viel und genau dort eingreifen, wo es zur Verdeutlichung bewegungsrelevanter Information oder zur Unterstützung der motorischen Problemlösung erforderlich ist. Auf diese Weise kann das Kind die aus seiner Bewegung resultierenden somatosensorischen und weiteren Informationen so weit wie möglich ohne zusätzliche, störende Stimuli für sein motorisches Lernen nutzen und die aufmerksame, seine Selbstbestimmung unterstützende Begleitung genießen.

Die therapeutischen Ziele sind:
- Vergrößerung der aktiven und passiven Beweglichkeit für Haltungskontrolle und Bewegung,
- Verbesserung der Bewegungskoordination sowie
- Optimierung der Verarbeitung afferenter Informationen und Optimierung der motorischen Planung.

Ergotherapie und Logopädie

Die Berufsausbildung der Ergotherapeuten und Logopäden vermittelt ebenfalls ein medizinisches Grundverständnis, das zusammen mit der Fortbildung nach Bobath ihrer Arbeit mit entwicklungsgestörten, besonders auch motorisch beeinträchtigten Kindern zugute kommt.

Fachspezifische und fachübergreifende Aufgaben

Die Förderung der Entwicklung von Kindern mit frühen Hirnfunktionsstörungen und anderen chronischen Erkrankungen erfordert einen interdisziplinären Ansatz. Physiotherapie, Ergotherapie und Logopädie sowie psychologische und pädagogische Arbeit mit einem Kind haben jeweils klar definierte fachspezifische Aufgaben und Ziele. Aber sie haben gleichzeitig gemeinsame Ziele, die von jedem innerhalb seiner berufsspezifischen Arbeit, also in jeweils unterschiedlichem Kontext, verfolgt werden. Damit wird in der Therapie der Tatsache Rechnung getragen, dass motorische, kognitive und sozialemotionale Entwicklung eines Kindes in engem Zusammenhang miteinander stehen. Das gibt die Möglichkeit, in ganz verschiedenem Kontext diese einzelnen Aspekte der Entwicklung anzusprechen. Dazu einige Beispiele:

- Ein mental retardiertes Kind kann in den ersten Lebensjahren durch motorische Arbeit mit ihm relevant gefördert werden, wenn seine Aufmerksamkeit für die eigene Aktivität und weitere kognitive Aspekte dabei hauptsächlich unterstützt werden. Diese Aspekte sind aber mit jedem, auch einem primär rein motorisch behinderten Kind in jedem Moment anzusprechen, denn einem Kind, das sich ohne Schwierigkeiten entwickelt, dient seine motorische Aktivität auch ganz wesentlich für seinen geistigen und sozialen Erfahrungs- und Lernprozess.
- Für sehr früh geborene Kinder sind Aufmerksamkeitsstörungen und mangelndes Vertrauen in die eigenen Fähigkeiten zwei Probleme, die sich bis weit in die Schulzeit hinein sehr hinderlich auswirken können (Riegel et al. 1995). In der motorischen Arbeit mit einem solchen Kind kann eine Physiotherapeutin schon im frühen Säuglingsalter versuchen, diesen typischen Schwierigkeiten mit vorzubeugen. Die Interaktion der Therapeutin mit dem Kind zur Unterstützung der beginnenden Eigenregulation, z.B. für Haltungskontrolle bei spontaner Bewegung, kann so sorgfältig und sicher sein, dass auch dem sehr unreifen Kind genug Zeit bleibt, das Erfahrene zu verarbeiten. So kann es dem Kind gelingen, kurze Momente von instabiler Haltung zu ertragen, aufmerksam zu bleiben und Erfahrung in der Fähigkeit der Eigenregulation zu sammeln. Gleichzeitig lernt die Mutter, ihrem Kind diese Erfahrung zu ermöglichen, indem sie nicht zu rasch helfend eingreift. So sind je nach Bedarf neben motorischen und weiteren die körperliche Gesundheit des Kindes betreffenden Therapiezielen psychoemotionale und kognitive Aspekte in der Arbeit mit den Frühgeborenen anzusprechen.

Für die Arbeit der Ergotherapeuten und Logopäden wären entsprechende Beispiele anzuführen. Intensive interdisziplinäre Zusammenarbeit und Erfahrungsaustausch dienen dieser Arbeit.

Berufsspezifische Kompetenz und interdisziplinäre Zusammenarbeit

In der gleichen Zeit, in der die Bedeutung und die Notwendigkeit einer intensiven Zusammenarbeit der Vertreter verschiedener Fachdisziplinen für die Unterstützung der umfassend bedrohten Entwicklung von Kindern mit frühen Störungen deutlich wurde, gewannen die Vertreter der einzelnen Fachbereiche ständig an berufsspezifischer Expertise. Diese fachspezifische Kompetenz ist nach unserer Erfahrung unerlässlich, wenn man der verantwortungsvollen Aufgabe einer frühen Förderung dieser Kinder gerecht werden will.

Wenn ein Kind additiv mehrere Therapieformen nebeneinander, womöglich noch auf der Basis ganz unterschiedlicher theoretischer Grundlage erhält, kann sich das ungünstig auswirken. Darum gibt es Ansätze, nach denen eine Person eine umfassende Ausbildung erhält, die sie in die Lage versetzen soll, allen Erfordernissen gerecht zu werden. Unserer Erfahrung nach ist das schwer möglich. Die kindliche Entwicklung ist ein Prozess so komplexen Zusammenspiels wichtiger Faktoren, und sie verläuft in den ersten Lebensjahren sehr rasch. Deshalb sind höchste fachspezifische Kompetenz der einzelnen Mitarbeiter und sorgfältig integrierte Zusammenarbeit sowie fortlaufendes miteinander Lernen zu wünschen, wenn ein Kind in dieser entscheidenden Zeit so gut wie möglich gefördert werden soll. Ein zentraler Aspekt einer Therapie nach dem Bobath-Konzept ist die Beachtung und Würdigung der Individualität eines Kindes und seiner besonderen Art, Verbindung mit der Umwelt aufzunehmen und zu lernen.

Einbeziehung der Eltern in die Therapie

Die Arbeit mit einem motorisch oder in anderer Weise gestörten Kind ist immer gleichzeitig eine Arbeit mit seinen Eltern. Sie ist ein zentraler Bestandteil des Bobath-Konzepts.

Anfangs wurden die Eltern hauptsächlich in die motorische Förderung ihres Kindes einbezogen. Heute sieht man – wie bereits erwähnt – die Eltern-Kind-Beziehung in ihrer vor allem anderen stehenden Bedeutung für die Möglichkeit der sicheren Bindung des Kindes. Sie ist eine wichtige Voraussetzung für die Entwicklung der Autonomie des Kindes und damit aufs engste mit seiner kognitiven, sozialen und emotionalen Entwicklung verbunden. Für ein Kind, dessen Entwicklung erschwert ist, sind diese Zusammenhänge ganz besonders bedeutsam.

Die enge Zusammenarbeit mit den Eltern ist aber auch für die Auswirkungen der therapeutischen Bemühungen selbst entscheidend. Ein Kind kann seine in der Therapie erfahrenen Möglichkeiten der eigenaktiven Lösung eines Problems in seinem Alltag nur dann nutzen und für weitere Situationen generalisieren, wenn die Familie die therapeutischen Zielsetzungen versteht, bejaht und darum unterstützt. Das häusliche Umfeld wird mit therapeutischer Beratung und Hilfe so gestaltet, dass das Kind daran eigenständig aktiv werden und motorische Fertigkeiten üben kann. Es sollte motiviert werden, weitere Strategien der motorischen Problemlösung zu suchen. Dies erfordert von der Familie Aufmerksamkeit, Zeit und Mitdenken. Die Familie hat aber gleichzeitig eigene Vorstellungen und eine individuelle Situation innerhalb ihres sozialen Umfelds. Der Würdigung der Familie in ihrer Kompetenz, ihren Wertungen und Erwartungen ist derselbe Stellenwert einzuräumen wie der Beachtung der kindlichen Belange. Manchmal ist es nicht leicht, diesen beiden Anforderungen nachzukommen.

Mithilfe der Eltern ist notwendig, um dem Kind eine geeignete Situation zu schaffen, die es ihm ermöglicht, Eigenaktivität und damit die ihm mögliche Entwicklung zu erhalten.

Ebenso wichtig und oft schwerer für die Eltern zu ertragen ist es, das Kind längere Zeit des Tags unkorrigiert und unermahnt zu lassen, damit es seinen Lebenswillen und seine Individualität erfahren kann. Eine der wesentlichen Aufgaben für diejenigen, die die Entwicklung dieser Kinder unterstützen wollen, ist es, Eltern vor unrealistischen Erwartungen an therapeutische Möglichkeiten sowie vor übermäßiger Anstrengung des Kindes und ihrer selbst zu bewahren. Damit erspart man ihnen nachfolgende Enttäuschung und Resignation.

Zeitaufwand und Häufigkeit

Art und Umfang der Therapie richten sich individuell nach der Art und Schwere der Störungen sowie nach der aktuellen Gefährdung durch sekundäre Komplikationen. Häufig werden zwei (nur in Ausnahmefällen drei) Paralleltherapien notwendig, z.B. Physiotherapie und Ergotherapie oder psychologische Arbeit mit Kind oder/und Eltern. In der Regel wird jede Therapieform einmal pro Woche verordnet. Es kann aber Perioden geben, in denen aus besonderen Gründen mehrmals wöchentlich therapeutische Arbeit mit dem Kind erfolgen muss. Dies kann z.B. bei Therapiebeginn, im Zusammenhang mit orthopädischen Operationen, bei Hilfsmittelanpassung oder bei weiteren Spezialbehandlungen, z. B. mit Botulinumtoxin, bei drohenden oder manifesten Organschäden, bei Blöcken intensiver Therapie oder in besonderen Entwicklungsphasen eines Kindes notwendig werden. Eine Therapiestunde dauert 60 Minuten. Je jünger das Kind und je massiver die Störung ist, desto mehr werden die Lernvoraussetzungen nur mit Zeitaufwand zu erreichen sein. Dazu kommt die notwendige Beratung der Eltern und weiterer Bezugspersonen.

Effektivität

Die Frage nach der Effektivität therapeutischer Arbeit ist die Frage nach dem Erreichen gesetzter Therapieziele. Es existieren viele Publikationen, die keinerlei Wirkung früher Physiotherapie bei Zerebralparesen fanden. Wer die Kinder mit extremen Deformierungen vor der Ära entsprechender Therapieangebote gesehen hat oder heute mit unbehandelten oder schlecht behandelten Kindern konfrontiert ist, wird dieser Vorstellung nicht folgen können. Metaanalysen dieser Arbeiten haben gezeigt, dass das, was in diesen Untersuchungen gemessen wurde, meist nicht mit den gesetzten Therapiezielen übereinstimmte (Bricker 1996). Zu konstatieren ist aber auch, dass es keinen Anlass für triumphale Statements gibt, gleichzeitig keinerlei Grund, sich der eigenen Bemühungen zu schämen und an dem gewählten Vorgehen zu zweifeln, und allen Grund, die eigene Arbeit immer wieder genau zu analysieren, zu hinterfragen und zu optimieren.

Evaluation

Als generelles Therapieziel nach dem Bobath-Konzept wurde die Unterstützung der in umfassender Weise erschwerten Entwicklung eines Kindes, z. B. bei dem Vorliegen einer Zerebralparese, genannt. Die Evaluation einer komplexen und mehrdimensionalen Therapie ist als solche schon schwierig. Die Evaluation der hier besprochenen Arbeit wird durch Charakteristika der Entwicklung zusätzlich erschwert:
- Veränderungen von Fähigkeiten und Fertigkeiten im Entwicklungsverlauf sind schon durch die Änderung der an der Organisation von Funktionen beteiligten zerebralen Mechanismen im Reifungsprozess gegeben.
- Therapie beginnt zu einer Zeit, in der Ausmaß und Schwere der Hirnschädigung wegen der Unreife des Zentralnervensystems noch nicht zu bestimmen sind.
- Therapiewirkung auf motorischen Funktionsgewinn oder andere Entwicklungsaspekte ist äußerst schwer von weiteren, oben genannten, die Entwicklung bestimmenden und miteinander interagierenden Einflüssen

sowie von der individuell sehr unterschiedlichen spontanen Entwicklungsfähigkeit der Hirnfunktion eines individuellen Kindes zu differenzieren.

- Die komplexe Zielsetzung der Therapie erfordert eine Evaluation hinsichtlich eben dieser verschiedenen Aspekte der Entwicklung und Entwicklungsbedingungen.

  Wir wissen weiter:
- 50 % der Varianz der Entwicklung wird durch die Schwere der Grundstörung erklärt.
- Der Grad der vor oder parallel zur Therapie schon erfolgenden Ausschöpfung der Entwicklungsmöglichkeit entscheidet über den zu erwartenden Therapieerfolg. Wenn für ein Kind die bisher gegebenen äußeren Entwicklungsbedingungen optimiert werden können, z.B. für Kinder aus ungünstiger psychosozialer Situation, so ist Erfolg am ehesten zu erwarten.

Trotz all dieser Schwierigkeiten ist die Evaluation der eigenen therapeutischen Arbeit unerlässlich, nicht nur, weil sie infolge knapper werdender finanzieller Resourcen zunehmend gefordert wird, sondern weil sie das wirksamste Mittel ist, das therapeutische Vorgehen zu optimieren. Außerdem fordert die Inflation von Therapieangeboten größtmögliche Transparenz dessen, was angestrebt, getan und erreicht wird. Einzelfallanalysen scheinen das adäquate Vorgehen für eine Therapieevaluation bei den hier besprochenen Störungsbildern und komplexen Einflussfaktoren auf die Entwicklung zu sein. Im Zentrum für Entwicklungsneurologie und Frühförderung der Universitäts-Kinderklinik München bemüht sich die Autorin mit ihren Mitarbeitern z.Z. um die Entwicklung eines entsprechenden Konzepts.

Die Not der Eltern eines Kindes mit Entwicklungsstörungen jeglicher Art ist sehr groß. Sie sind bereit, zu tun, was immer sie herausfinden können oder was an sie herangetragen wird, um ihrem Kind die bestmögliche Hilfe zukommen zu lassen. Diejenigen, die Therapiekonzepte entwickeln, ein Therapiekonzept vertreten und eine Therapie verordnen, tragen eine große Verantwortung. Es sollte jedem ein absolutes Gebot sein, größte Wahrhaftigkeit, sorgfältige Prüfung der Motive für die eigenen Entscheidungen, Klarheit und Transparenz der therapeutischen Zielsetzung und aktive Bemühung um die erforderliche interdisziplinäre Zusammenarbeit zu wahren und sich bei jeder umfassenderen Störung eines Kindes um die erforderliche interdisziplinäre Zusammenarbeit zu kümmern. Ebenso muss die unerlässlich gesuchte Absprache zwischen den einzelnen, von den Eltern um therapeutische Intervention ersuchten Fachleute selbstverständlich sein. Eine Therapie kann als effektiv angesehen werden, wenn die erreichten Ergebnisse fortbestehen und diese Ergebnisse funktionelle Relevanz für das Kind in seinem Alltag haben. Dabei ist darauf zu achten, dass der Erwerb einer einzelnen Fertigkeit nicht so sehr in den Mittelpunkt der Bemühungen gestellt wird, dass die Kraft des Kindes von anderen wichtigen Anteilen seiner Entwicklung abgezogen wird.

4.5   Zusammenfassung

Angeborene oder früh erworbene motorische Störungen erschweren die Entwicklung der betroffenen Kinder in allen Dimensionen, d.h. sie gefährden auch ihre kognitive, soziale und emotionale Entwicklung. Das heute gültige adaptiv-epigenetische Entwicklungskonzept sieht die Eigenaktivität des Organismus in Interaktion mit seiner gegenständlichen und personellen Umwelt als wesentliche Grundlage der Hirnreifung. Die Therapie nach dem Bobath-Konzept durch die drei medizinisch-therapeutischen Berufsgruppen Physiotherapie, Ergotherapie und Logopädie versteht sich entsprechend als Hilfe bei dieser Eigenregulation. Ziele der Therapie sind: Förderung der funktionellen Selbständigkeit eines Kindes, seiner körperlichen Gesundheit, seines Handelns und Wahrnehmens in seinem sozialen Umfeld und seiner Autonomie sowie die Prävention sekundärer Schäden. Dazu ist höchste fachspezifische Kompetenz der einzelnen Berufsvertreter und der mitverantwortlichen Ärzte notwendig. Gleichzeitig erfordert die komplexe Aufgabe enge interdisziplinäre Zusammenarbeit mit Psychologen und Pädagogen, Evaluation des eigenen Tuns und fortdauerndes miteinander Lernen.

4.6   Kontaktadressen

Bobath-Gesellschaft
Barbara Pohl
Jierweg 12
27619 Schiffdorf

Gemeinsame Konferenz der Bobath-Lehrer in Deutschland (GKB)
Anne Söller
Hauptstr. 6
14476 Marquardt

4.7   Literatur

Ainsworth MDS, Bowlby J (1991) An Ethological Approach to Personality Development. American Psychologist 46:333–341

Bricker D (1996) Using Assessment Outcomes for Intervention Planning: A Necessary Relationship. In: Brambring M, Rauh H, Beelmann A (eds) Early Childhood Intervention: Theory, Evaluation, and Practice. de Gruyter, Berlin New York, pp 305–334

Ohrt B (1996) Entwicklungsdiagnostik und frühe Förderung aus der Kenntnis der zerebralen Organisation motorischen und kognitiven Lernens. In: Peterander F, Speck O (Hrsg) Frühförderung in Europa. Reinhardt, München

Ohrt B (1999) Die Wurzeln des Bobath-Konzepts. Krankengymnastik – Zeitschrift für Physiotherapeuten 51:3

Riegel K, Ohrt B, Wolke D, Österlund K (1995) Die Entwicklung gefährdet geborener Kinder bis zum fünften Lebensjahr. Die Arvo Ylppö-Neugeborenen-Nachfolgestudie in Südbayern und Südfinnland. Enke, Stuttgart

Singer W (1986) The Brain as a Self-Organizing System. European Archives of Psychiatry and Neurological Science 236, 1:4–9

Kapitel 5

Vojta-Therapie

P. Schick

5.1   Einführung

Prof. Dr. Václav Vojta, Neurologe und Pädiater, hat Anfang der 50er Jahre bei der Manipulation an einem Schulkind mit infantiler spastischer Diparese eine Veränderung der Spastizität beobachtet. Aufbauend auf dieser Beobachtung entwickelte er zunächst empirisch ein therapeutisches Konzept mit dem Ziel, den klinischen Zustand der Patienten zu verbessern.

In den Jahren 1957 und 1958 (Vojta u. Peters 1992) gelang es ihm, bei zerebralparetischen Kindern im Vorschul- und Schulalter mit bestimmten Manipulationen gesetzmäßige Veränderungen der Muskelspiele auszulösen. Dabei wurden Muskelfunktionen sichtbar, die von den betroffenen CP-Kindern bislang nicht ausgeführt werden konnten. Gleichzeitig waren dabei vegetative Reaktionen auf spinaler und höherer Ebene zu beobachten, z.B. Hautrötung und Schweißbildung über bestimmten Muskelgruppen sowie Puls- und Blutdruckveränderungen.

Durch wiederholte Auslösung der Muskelspiele wurden die geweckten Funktionen zunehmend in die Spontanmotorik übernommen.

Am deutlichsten waren die Resultate am spastischen Spitzfuß zu erkennen, der unter der Therapie ohne direkten Zugriff am Fuß selbst spontan eine aktive Dorsalextension einstellte.

Die sich über den ganzen Körper ausbreitenden Bewegungsmuster wurden „globale Koordinationskomplexe" genannt.

Schon Ende der 50er Jahre wurde diese Therapie, nach erfolgreicher Anwendung bei Erwachsenen mit Multipler Sklerose und Polyradikulomyelitis, auch bei motorisch auffälligen Säuglingen eingesetzt.

Nach Vojtas Emigration in die Bundesrepublik Deutschland 1967 begann die Verbreitung der Methode in Ausbildungskursen im In- und Ausland, zunächst in Italien, Japan und Schweden, es folgten Österreich, Korea, Frankreich, Norwegen, Spanien, Südamerika, Holland und Indien.

5.2   Neurophysiologische Grundlagen

Aršavskij und Krjučkova haben 1954 (Aršavskij u. Krjučkov 1955); Aršavskij 1963) festgestellt, dass sich ein Neugeborenes einer adäquaten Lichtquelle mit dem Kopf und dem ganzen Körper einschließlich aller Extremitäten flüssig und ohne Massenbewegung zuwendet (Abb. 5.1). Sie haben dies als optische Orientierung des Neugeborenen richtig gedeutet, dabei jedoch außer Acht gelassen, dass sich das Neugeborene zunächst in einer asymmetrischen Lage befand und in die entgegengesetzte Lage flüssig drehte, was nur durch die Verbindung der motorischen Sensoren der Netzhautperipherie (amakrinen Zellen) mit Kortex und Hirnstamm sowie dem axialen Kleinhirn als Koordinator dieser flüssigen Änderung der globalen Bewegungsmuster möglich ist.

So stehen dem Menschen im Verlaufe seiner motorischen Entwicklung der jeweiligen Entwicklungsphase entsprechend globale Bewegungsmuster automatisch zur Verfügung, die wiederum aus vielen Teilmustern, z. B. des Fußes, der Hand oder der Stellung der Extremitäten in den Schlüsselgelenken (Hüftgelenke und Schultergelenke) sowie einzelner Teile des Rumpfes bestehen.

Ein weiteres Verdienst kommt Vojta für die systematische Ordnung der vor ihm bereits bekannten Lagereaktionen sowie für die Entwicklung der nach ihm benannten Vojta-Reaktion zu.

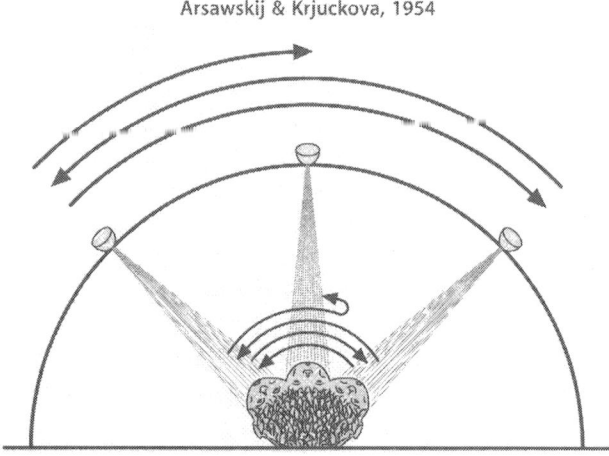

Arsawskij & Krjuckova, 1954

Abb. 5.1. Optische Orientierung des Neugeborenen. (Aus Aršawskij u. Krjučkova 1955)

Lagereaktionen

Als Lagereaktionen werden Reaktionen des Säuglings auf streng definierte Änderungen der Körperlage bezeichnet. Folgende sieben Lagereaktionen sind definiert:

- Traktionsreaktion,
- axilläre Hängereaktion,
- Landau-Reaktion,
- Vojta-Reaktion,
- horizontale Collis-Reaktion,
- vertikale Collis-Reaktion,
- Peiper-Isbert-Reaktion.

Vojta hat die bei den Lagereaktionen abrufbaren globalen Bewegungsmuster und Teilmuster mit der motorischen Entwicklung und Aufrichtungsentwicklung des Menschen in genauen Bezug gesetzt, was es uns bei entsprechender Kenntnis ermöglicht, abnorme Entwicklungen frühzeitig, d. h. bereits in der Neugeborenenphase, zu erkennen.

Dabei ist zu beachten, dass 70% aller Neugeborenen über eine ideale Gestaltung der Reaktionen verfügen. Bei 30% der Neugeborenen erscheinen nicht ideale Lagereaktionen; bei 25% sind 1–5 abnormale Lagereaktionen zu beobachten, bei 5% sind es 6–7 abnorme Reaktionen.

Dies bedeutet: die grobmotorische Entwicklung verläuft bei 70% der Population normal; ein Kind ist gefährdet, wenn bei einer einzigen Untersuchung *alle* Lagereaktionen global und bezüglich aller Teilmuster (pro Lagereaktion 38!) abnormal sind. Dies trifft bei 5% der Population zu.

Bei Kindern mit 1–5 abnormalen Lagereaktionen ist eine weitere Untersuchung nach 4–6 Wochen erforderlich, um die Normalisierung oder Verschlechterung zu erkennen. Einige Teilmuster sind bei diesen Kindern ebenfalls ideal, und alle diese Kinder haben Aussicht auf eine normale grobmotorische Entwicklung. Sie sind jedoch behandlungsbedürftig, wenn z. B. Symmetriestörungen, Hüftreifungsstörungen, Fußdeformitäten usw. vorliegen.

Symptomatisches Risikokind

Das Screening mit Hilfe der Lagereaktionen gibt also genaue Auskunft über die erreichte Stufe der posturalen Ontogenese (Aufrichtungsentwicklung).

Das Fehlen von normalen Mustern in allen Lagereaktionen bedeutet, dass dieses Kind nicht über die notwendige Haltungssteuerung in seiner

Motorik verfügt. Ohne entsprechende Haltung ist keine Motorik möglich, wie schon Magnus 1916 postulierte (Magnus 1924). Das Kind wird Ersatzmuster verwenden, die identisch sind mit den Mustern der Lagereaktionen bei abnormalen oder pathologischen Neugeborenen.

Das symptomatische Risikokind, das auf dem Niveau der primitiven Reflexologie des gestörten Neugeborenen verharrt, ist zwangsläufig zur Ausprägung einer infantilen Zerebralparese verurteilt, wenn es nicht gelingt, das ZNS zu normalen Bewegungsmustern zu führen.

Aufgrund der Tatsache, dass auch Kinder mit abnormalen Lagereaktionen sich zu einem, wenn auch geringen Prozentsatz, spontan grobmotorisch normal entwickeln und unter der Vojta-Therapie auch bei bereits manifester Zerebralparese normale Bewegungsmuster provoziert werden können, ist in Kenntnis der enormen Plastizität des zentralen Nervensystems anzunehmen, dass bei den betroffenen Kindern Blockadezustände in den synaptischen Verbindungen der neuronalen Netzwerke vorliegen, die mit geeigneten Mitteln durchbrochen werden können.

Reflexkriechen und Reflexumdrehen

Die Koordinationskomplexe, die die automatische Steuerung der Körperhaltung beinhalten und der Funktionsreife des normalen Neugeborenen entsprechen, werden als globale Muster der Reflexlokomotion betrachtet. Sie sind lebenslang unter bestimmten Bedingungen (Ausgangsstellung und Auslösezonen) mittels zeitlicher und räumlicher Summation auslösbar. Es werden zwei Koordinationskomplexe unterschieden:
- das Reflexkriechen und
- das Reflexumdrehen.

Beide sind als Anlage vorhanden und beinhalten Teilmuster, die in der motorischen Entwicklung wiederzufinden sind. Bestandteile sind die automatisch gesteuerte Körperhaltung, Aufrichtung gegen die Schwerkraft, phasische Muskelarbeit mit bestimmten Winkelbewegungen und Schwerpunktverlagerung des Rumpfes.

5.3   Behandlung nach dem Vojta-Konzept

Therapeutisches Vorgehen

Das *Reflexkriechen* wird ausgelöst in der Bauchlage, bei definierter Ausgangsstellung von Kopf und Extremitäten mit Hilfe von insgesamt 9 Aus-

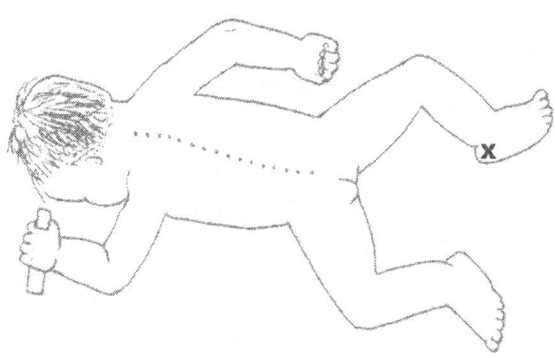

Abb. 5.2. Ausgangsstellung
„Reflexkriechen", **x** kenn-
zeichnet die Fersenzone.
(Modifiziert, aus Merkblatt
der Arbeitsgemeinschaft
VOJTA im ZVK)

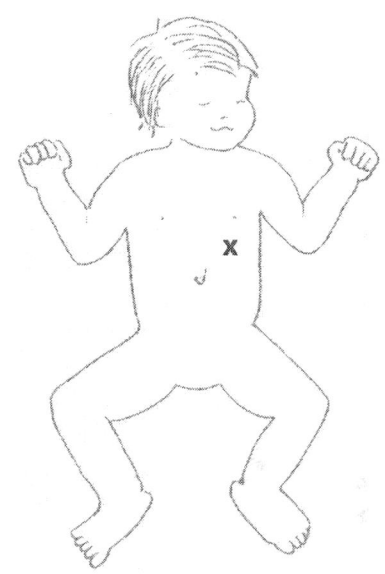

Abb. 5.3. Ausgangsstellung „Reflexumdrehen
1. Phase", **x** kennzeichnet die Brustzone.
(Modifiziert, aus Merkblatt der Arbeitsgemeinschaft VOJTA im ZVK)

lösezonen an Rumpf und an den Extremitäten. Kinesiologisch kommt ein
reziprokes zyklisch ablaufendes, d. h. gekreuztes quadrupodales Kriech-
muster zustande, wobei die provozierte Muskelaktivität in isometrische
Muskelkontraktionen übergeht, so dass Aufrichtemechanismen aktiviert
werden, die einen antagonistischen Synergismus beinhalten (Abb. 5.2).

Das *Reflexumdrehen* wird aus der Rückenlage bzw. Seitenlage ausgelöst
bei wiederum definierter Ausgangsstellung des Kopfes und der Extremitäten. Die Auslösung ist über eine *einzige Zone* am Rumpf möglich; zusätzlich können Zonen des Reflexkriechens verstärkend eingesetzt werden.
Kinesiologisch kommt es zur Drehung von Rückenlage zur Seitenlage
(Abb. 5.3 und 5.4); der Fortbewegungskomplex endet im Krabbeln. Die

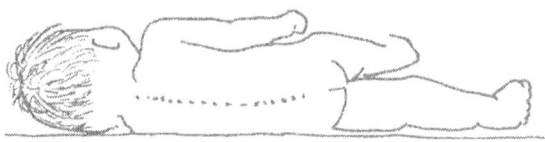

Abb. 5.4. Ausgangsstellung „Reflexumdrehen 2.–4. Phase". (Modifiziert, aus Merkblatt der Arbeitsgemeinschaft VOJTA im ZVK)

muskulären Inhalte des Reflexumdrehens entsprechen dem koordinierten Drehen der idealmotorischen Entwicklung und enden im Vierfüßlergang.

Zielsetzung

Die *Zielsetzung* der Vojta-Therapie besteht darin, die in der Anlage des menschlichen ZNS bereits vorhandenen Vorstufen der Bewegungsentwicklung repetitiv zu stimulieren, dabei vorhandene synaptische Blockaden zu überwinden und die globalen Bewegungsmuster in ihren einzelnen Bestandteilen zu speichern.

Wenn also beim Reflexkriechen das Teilmuster des radialen Faustschlusses ausgelöst und gespeichert werden kann, wird es bei ausreichender Motivation und ausreichendem inneren Antrieb auch beim spontanen Greifen eingesetzt werden. Dies gilt für alle übrigen Leistungen der Aufrichtungs- und Fortbewegungsentwicklung.

Bei dieser Therapie werden also keine Greifübungen, Steh- oder Laufübungen, Sitz- oder Kauübungen geübt. Das CP-Kind erfindet diese Funktionen selbst, da alle Bausteine in der kinesiologischen Analyse der Muster der Reflexfortbewegung zu finden sind.

Die Therapie beginnt mit der Feststellung einer zentral-koordinativen Dysfunktion in Abhängigkeit von der Schwere des Befunds bereits in den ersten Lebenstagen, bei Frühgeborenen evtl. vor dem errechneten Geburtstermin. Hierzu können bereits die Säuglingsschwester und die Mutter ohne weitere Kenntnisse unter Beachtung der richtigen Ausgangslage und Zonen angeleitet werden. Dies setzt jedoch insbesondere beim ärztlichen Personal eine genaue Kenntnis der normalen und pathologischen Bewegungsentwicklung sowie der kinesiologischen Diagnostik voraus. Leider sind diese Kenntnisse noch immer nicht zwingender Bestandteil der kinderärztlichen Fachausbildung, was die Frühdiagnose einer pathologischen Entwicklung erschwert.

Zeitaufwand

Der zeitliche Aufwand ist vergleichsweise zu anderen Behandlungsmethoden gering bei dennoch hoher Effizienz.

Die Behandlung eines Kindes im Inkubator erfolgt 2- bis 3mal täglich je 2–3 Minuten bei Anwendung einer Zone über ca. 30 Sekunden von rechts und von links im Wechsel. Der Reiz ist streng punktuell und der Druck so, dass man damit „keine Fliege zerdrückt".

Als Auswirkung beobachten wir eine Vertiefung der Atmung, manchmal wird man nach der Behandlung die Beatmung abschalten können. Die Sauerstoffversorgung wird besser, der pH-Wert normalisiert sich, das Kind schluckt besser, die Haltung bessert sich. Alle diese Wirkungen sind nachgewiesen. Es handelt sich also um eine echte primäre Prävention der Schädigung des ZNS.

Die Interventionsmöglichkeiten bei allen zu behandelnden Störungen sind selbstverständlich innerhalb des ersten Lebensjahrs am größten. Zu Hause wird in dieser Zeit die Behandlung 4mal täglich jeweils 10–20 Minuten von den Eltern durchgeführt. Anleitung erfolgt ein- bis zweimal pro Woche durch die Physiotherapeutin mit Vojta-Zertifikat.

Jenseits des ersten Lebensjahrs sinkt die tägliche Behandlungsfrequenz bei eher längerer Behandlungseinheit, was vom Krankheitsbild und durchaus von den Lebensumständen abhängt. Bei Schulkindern muss u. U. eine einmalige Behandlung pro Tag über 30 Minuten ausreichen.

Selbstverständlich sind die Behandlungsergebnisse je nach Ausprägung der Zerebralparese oder spastischen Bedrohung unterschiedlich. Beim Säugling kann schon nach Wochen mit einer objektiven Besserung gerechnet werden, beim fixierten CP-Kind erst nach Monaten. Die Therapie bei einem CP-Kind wird beendet, wenn nach einem Jahr konsequenter Behandlung keine Besserung festzustellen ist. Wir müssen dann vermuten, dass wir an der Grenze des Erreichbaren angekommen sind.

Indikationen

Die Vojta-Methode ist anwendbar von Geburt bis ins hohe Alter bei allen Formen der Zerebralparese, bei peripheren Paresen, neurodegenerativen Erkrankungen, angeborenen Missbildungen und Syndromen, orthopädischen Erkrankungen jeglichen Alters, Schädel-/Hirnverletzungen, Anfallsleiden mit Koordinationsstörung oder Zerebralparese, ebenso beim Apoplex, beim Bandscheibenvorfall, in der postoperativen Behandlung von orthopädischen, chirurgischen und neurochirurgischen Eingriffen, d.h. bei jeder Störung von Haltung und Bewegung (Übersicht 5.1).

Kontraindikationen

Ausgeschlossen von der Vojta-Therapie sind lediglich Kinder und Erwachsene mit Krampfleiden, sofern sich nachweislich durch die Therapie Krampfanfälle auslösen oder verstärken lassen.

Bei Fieber und Krankheit sowie nach Impfung des Kindes sollte eine Behandlungspause eingehalten werden.

Effektivität

Wirksamkeitsnachweise liegen in großer Zahl vor. Hier nur wenige Beispiele: Schon 1978 konnte Vojta selbst nachweisen, dass die Normalisierung selbst einer schweren zentralen Koordinationsstörung unter Vojta-Therapie noch bei 45,7% der betroffenen Kinder möglich ist, gegenüber einer spontanen Normalisierung ohne Therapie bei nur 12,5% (Tabelle 5.1).

Eine Untersuchung von Niethard 1987 zeigt, dass er bei der angeborenen Hüftluxation mit damals noch 3–5% Hüftkopfnekrose unter orthopädischer Behandlung mittels Vorbehandlung nach der Vojta-Methode die Zahl der Hüftkopfnekrosen auf 0 senken konnte.

Die Arbeiten von Laufens ab 1991 dokumentieren die Behandlungsergebnisse der Vojta-Therapie an MS-Patienten (Laufens 1991a, 1991b, 1994, 1995, 1996). Er konnte u.a. die anhaltende Wirkung noch Stunden nach Beendigung der jeweiligen Behandlungseinheit nachweisen.

Die Anwendung und Beobachtung der gewünschten Reaktionen ist für Eltern und größere Patienten ohne weitere Vorkenntnisse erlernbar. Es werden keine weiteren Hilfsmittel für die Therapie benötigt. Bei häuslicher Langzeitbehandlung ist die Anschaffung einer sog. „Vojta-Liege" empfehlenswert.

Tabelle 5.1. Wertung der Lagereaktionen

Lagereaktion	Wertung	Verteilung in der Normalbevölkerung (Costi 1983) [%]	Spontane Normalisierung in der jeweiligen symptomatischen Risikogruppe (Costi et al. 1983, Imamura et al. 1980) [%]	Normalisierung unter Vojta-Therapie (Vojta 1978) [%]
Alle Lagereaktionen normal	Idealer Befund	67,9	100	–
1 bis 3 abnormale Lagereaktionen	Leichteste ZKS	18,8	92,5	100
4 und 5 abnormale Lagereaktionen	Leichte ZKS	7,2	76,1	98
6 und 7 abnormale Lagereaktionen	Mittelschwere ZKS	3,9	46,2	95,2
7 abnormale Lagereaktionen und zentrale Tonusstörung	Schwere ZKS	0,4	12,5	45,7

Wie schon 1983 von Ernst in einer vergleichenden Studie nachgewiesen werden konnte, sind Kinder, die wegen einer ZKS (zentrale Koordinationsstörung) einer Vojta-Behandlung unterzogen wurden, nicht nur durch eine Verbesserung grobmotorischer Leistungen aufgefallen (Ernst 1983). Sie waren auch bezüglich entwicklungspsychologischer Aspekte, z. B. Wahrnehmung, Bindungsfähigkeit und Bindungsstabilität, sogar gesunden Kindern und daher unbehandelten Kindern überlegen.

Die gemeinsame therapeutische Arbeit, in der schon der Säugling die Unterstützung eines aus Liebe zu jeder Hilfe bereiten Elternteils – meist der Mutter – spürt, die gemeinsame Freude am Erreichten, das wachsende Vertrauen in die eigene Kraft bei Mutter und Kind und die Freisetzung von Kräften für bessere Wahrnehmung und leichtere Bewegung durch den Einsatz der mütterlichen oder väterlichen Hände, lässt sich unter dem Aspekt einer haltgebenden Erziehung und Förderung sehen. Die Bindung des Kindes an die Eltern als Urform jeder menschlichen Bindung wird gestärkt. Die Einhaltung von Regeln, systemischen Ordnungen und notwendigen Grenzen wird schon in der therapeutischen Situation für das Kind erfahrbar, was aus entwicklungspsychologischer Sicht ausschließlich positiv zu bewerten ist.

Das Schreien des Säuglings unter der Therapie, was auch bei anderen Behandlungsmethoden zu vernehmen ist, muss als Ausdruck der Aktivation angesehen werden. Es ist die Sprache des Säuglings, der dem Gefühl der Anstrengung und harten körperlichen und vegetativen Arbeit Ausdruck verleiht, hörbar ohne jede Komponente von Angst oder Schmerz, was z. B. an der Teilnahmslosigkeit anderer anwesender Kleinkinder leicht abzulesen ist.

Finanzierung

Bezüglich des *finanziellen Aufwands* kann festgestellt werden, dass die Vojta-Therapie von allen gesetzlichen und privaten Kostenträgern übernommen wird. Auch eine Vojta-Liege wird im Allgemeinen bei notwendiger häuslicher Behandlung von CP-Kindern von den Kostenträgern finanziert.

5.4   Zusammenfassung

Die Vojta-Therapie ist eine neurophysiologische physiotherapeutische Methode zur Behandlung von Störungen im neuromuskulären Bereich und kann als Basistherapie bei Patienten aller Altersgruppen in den Fächern Neurologie, Pädiatrie, Orthopädie, Chirurgie und Innere Medizin eingesetzt werden. Sie eignet sich besonders als Frühtherapie in den ersten Lebensmonaten bei Risikokindern mit zerebralparetischer Bedrohung. Zielsetzung ist, idealmotorische Haltungs- und Bewegungsmuster auszulösen und zu installieren, wozu bestimmte Ausgangspositionen und Auslösezonen benutzt werden. Die Behandlung erfolgt beim Säugling 4mal täglich, bei älteren Kindern und Erwachsenen individuell angepasst und wird nach Anleitung durch entsprechend weitergebildete Physiotherapeutinnen/Krankengymnastinnen von den Eltern oder Betreuern zu Hause durchgeführt. Die Behandlungskosten werden von allen gesetzlichen und privaten Kostenträgern übernommen.

5.5   Kontaktadressen

Internationale Vojta-Gesellschaft e. V.
c/o Dorothea Wassermeyer
Kandinskystr. 24,
81477 München
Tel.: 089/7913513
Fax: 089/7902198

Arbeitsgemeinschaft Vojta im Zentralverband der Physiotherapeuten/Krankengymnasten (ZVK e.V.)
Frau Frauke Mecher
Im Oberdorf 28
38527 Meine/Abbesbüttel
Tel.: 0531/45853
Fax: 0531/4739072

Kinderzentrum München
Heiglhofstr. 63
81377 München
Tel.: 089/71009-0
Fax: 089/71009-276

Deutsche Akademie für Entwicklungsrehabilitation e.V.
Heiglhofstr. 63
81377 München
Tel.: 089/71009-237/-239
Fax: 089/7192827

Des weiteren stehen in Deutschland derzeit über 70 örtliche Vojta-Arbeitskreise für die krankengymnastische Fortbildung und auch als Ansprechpartner vor Ort zur Verfügung.

5.6   Literatur

Arbeitsgemeinschaft VOJTA im ZVK. Arbeitsgruppe Öffentlichkeitsarbeit, Ann-Kristin Stobrawe, Bad Bramstadt
Aršavskij IAV, Krujučkov (1955) Zitiert in: Kolarova ZI (1968) Fiziologia vyssej nervnoj dejatelnosti rebjonka. Medicina, Moskva, S 46–51
Aršavskij IAV (1963) Motorno-visceralnyje reflexy. Perm (russisch). Zitiert in: Kolarova ZI (1968) Fiziologia vyssej nervnoj dejatelnosti rebjonka. Medicina, Moskva, S 46–51
Costi GC, Radice C, Raggi A, Kron AM, Angrisano A, Busato E, Montrasio G, Perfetti C, Pissacroia C (1983) Vojta's seven postural reactions for screening of neuromotorial diseases in infant. Research of 2308 cases. La Pediatrica Medica e Chirurgica 5,1–2:59–65
Ernst B (1983) Grundsätze der neuromotorischen und psychologischen Entwicklungsdiagnostik. Enke, Stuttgart
Imamura S, Sakuma K, Takahashi T (1980) Follow-up study of children with Cerebral Coordination Disturbance (CCD, Vojta). International Congress of Children Neurology, Tokyo. Brain&Development 5(1983):311
Laufens G, Jügelt E, Poltz W, Reimann G (1991a) Ablauf und Erfolg einer Vojta-Physiotherapie an ausgewählten MS-Patienten. In: Firnhauer W, Dworschak K, Lauer K, Nichtweiß (Hrsg) Verhandlungen der Deutschen Gesellschaft für Neurologie 6. Springer Berlin Heidelberg New York

Laufens G, Seitz S, Staenicke G (1991b) Vergleichende biologische Grundlagen zur angeborenen Lokomotion insbesondere zum „reflektorschen Kriechen" nach Vojta. Z Krankengymnastik 43,5:448–456

Laufens G, Poltz W, Reimann G, Seitz S (1994) Physiologische Mechanismen bei der Vojta-Physiotherapie an MS-Patienten. Z Phy Rehab Kur Med 4:1–4

Laufens G, Poltz W, Jügelt E, Prinz E, Reimann G, Slobbe T von (1995) Motorische Verbesserungen durch Vojta-Physiotherapie bei Patienten mit multipler Sklerose und der Einfluß von Behandlungspositionen. Z Phys Rehab Kur Med 5:115–119

Laufens G, Reimann G, Poltz W, Schmiegelt F (1996) Behandlungserfolge und Bedingungen der Vojta-Therapie bei MS-Patienten. Z Krankengymnastik 48,4:518–532

Magnus (1924) Körperstellungen. Springer Berlin Heidelberg New York

Niethard FU (1987) Die Vorbehandlung der kongenitalen Hüftluxation mit krankengymnastischer Therapie auf neurologischer Basis. Z Orthop 125:28–34

Vojta V (1978) Persönliche Mitteilungen

Weiterführende Literatur

Das von der IVG in's Internet gestellte Literaturverzeichnis umfasst derzeit 256 Veröffentlichungen, Vorträge und Bücher. Für Ärzte und Therapeuten, die ständig mit Neugeborenen, Säuglingen und Kindern arbeiten, wird als *Standardwerke* empfohlen:

Vojta V (1988) Die cerebralen Bewegungsstörungen im Säuglingsalter, Frühdiagnose und Frühtherapie. Enke, Stuttgart

Vojta V, Peters A (1992) Das Vojta-Prinzip. Springer, Berlin Heidelberg New York

Für alle, *insbesondere Eltern*, die sich *gut verständlich* und bei weitem ausreichend über die Grundzüge der Vojta-Therapie informieren wollen, steht folgende Kurzfassung der neuronalen Rehabilitation zur Verfügung:

Potacs W (1995) Grundzüge der Vojta-Therapie.Haug, Heidelberg

Des weiteren wurden von der Arbeitsgemeinschaft Vojta im Zentralverband der Krankengymnasten Merkblätter über das Behandlungsprinzip Vojta und Elterninformationen herausgegeben (s. Kap. 5.5. „Kontaktadressen").

Kapitel 6

Ergotherapie

J. PLÁŠEK

6.1 Einführung

Ergotherapie – bekannt auch als *„Beschäftigungs- und Arbeitstherapie"* – ist eine Therapiemethode, die schon zu Zeiten von Asklepiades, Hippokrates, Celsus und Galenus in Verbindung mit anderen physikalischen Methoden zur Behandlung verschiedener Erkrankungen angewandt wurde.

Die Bedeutung der *„Arbeit"* in der Geschichte und im Leben jedes Menschen verdeutlicht der Rückblick auf die phylogenetische Umwandlung der Menschheit vom Menschenaffen zum heutigen Stand. Mit der biologischen Entwicklung des aufrechten Gangs wurden die Hände frei für andere Tätigkeiten. Der Mensch entwickelte sich durch bewusste produktive Arbeit und Herausbildung von Sozialstrukturen zum gesellschaftlichen Wesen und grenzte sich vom Tierreich ab. Die *Arbeit* gewann an Bedeutung, vor allem auch als gesellschaftlich nützliche Tätigkeit.

Gezielt als Therapie wurde die *„Arbeit"* erst Mitte des 18. Jh. durch den Engländer Wiliam Culeen und Franzosen Philippe Pinel bei Geisteskranken eingesetzt. In Deutschland war es Johann Christian Reil (1759–1813), der Anfang des 19. Jh. als erster auf die Möglichkeit des Einsatzes der Arbeit bei diesen Krankheiten hinwies. Der Durchbruch der Arbeitstherapie als anerkannte Heilmethode wurde mit der Arbeit von Hermann Simon in den Krankenanstalten Gütersloh Ende des 19. Jh. erzielt. Im Jahr 1924 beschrieb er seine Therapiemethoden in der Schrift „Aktivere Therapie".

6.2 Ergotherapeutische Behandlung

Gesetzgebung

Mit dem Rehabilitations-Angleichungsgesetz (RehaAnglG) vom 07.08.1974 (BGBl. I S. 1881) wurden erstmals folgende Begriff ein einem Leistungsgesetz eingeführt:

- *Beschäftigungstherapie,*
- *Belastungserprobung,*
- *Arbeitstherapie.*

Durch *Beschäftigungstherapie* soll der Behinderte weitestgehend frei von fremder Hilfe werden, und zwar bei den Tätigkeiten und Fertigkeiten im täglichen Leben, sowohl im privaten Bereich als auch in der Arbeit. Die *Belastungserprobung* dient der Ermittlung der körperlichen und seelischen Leistungsbreite des Patienten, seiner sozialen Anpassungsfähigkeit, seines Könnens und seiner beruflichen (bei Kindern schulischen) Eingliederungschancen sowie der Beurteilung und Abklärung der Belastbarkeit auf Dauer im Arbeits- bzw. Schulleben. Das Ziel der *Arbeitstherpie* ist die Verbesserung der Arbeitsbelastbarkeit und die Erhaltung und Entwicklung von Fähigkeiten und Fertigkeiten, die für die berufliche Wiedereingliederung benötigt werden.

Der Begriff „Ergotherapie" kommt aus dem griechischen: „TO ERGON" – wörtlich *„Tat/Werk/Schöpfung/Arbeit/Aktivität/Leistung".* So umfassend wie dieser Begriff inhaltlich ist, ist auch der Inhalt des im deutschsprachigem Raum genutzten Termins „Arbeits- bzw. Beschäftigungstherapie" – vielseitig orientiert und gleichzeitig auch integrierend. Die *Definition* der „Ergotherapie" ist daher in einem Satz grundsätzlich nicht reell zu erfassen.

Im Mai 1997 wurde im Rahmen der Gründung einer Arbeitsgemeinschaft – Qualitätssicherung der DVE (Deutscher Verband der Ergotherapeuten) – folgende *Definition* erstellt:

- Ergotherapie beruht auf medizinischer und sozialwissenschaftlicher Grundlage und ist ein ärztlich zu verordnendes Heilmittel.
- *Ergotherapie kommt zum Einsatz bei Menschen jeden Alters mit motorisch funktionellen, sensomotorisch perzeptiven, neuropsychologischen und/oder psychosozialen Störungen.*
- *Ziel der Ergotherapie ist es, individuelle Handlungskompetenzen im täglichen Leben und Beruf zu entwickeln, wiederzuerlangen und/oder zu erhalten.*
- *Die Methode der Ergotherapie ist der spezifische Einsatz ausgewählter Aktivitäten, um Auswirkung von Krankheit und Behinderung zu analysieren und zu behandeln.*

Beschäftigungstherapeutische Maßnahmen werden nach §10 Nr. 3 RehaAnglG neben Heilmitteln und anderen Therapiearten den medizinischen Leistungen zur Rehabilitation zugerechnet. Sie sind auch Gegenstand der Heilbehandlung nach dem Recht der Unfallversicherung (§ 557 Abs. 1 Nr. 3 RVO), Rentenversicherung (§1237 Nr. 3 RVO bzw. §14 Nr. 3 AVG) und der Kriegsversorgung (§11 Abs. 1 Nr. 3 BVG).

Standard ergotherapeutischer Versorgung wird im *„Indikationskatalog der Ergotherapie"* (Deutscher Verband der Ergotherapeuten) definiert. Pädiatrische Erkrankungen werden hier in drei große Gruppen eingeteilt:

1. *Entwicklungsstörungen*
   Ehemalige Frühgeburt, Entwicklungsverzögerung, sensomotorische Funktionsstörungen, Hyperaktivität, Anfallsleiden, frühkindlicher Autismus, Deprivationssyndrome.
2. *Neuropädiatrische* Erkrankungen
   Frühkindlicher Hirnschädigungen, Zerebralparese, Hirnmissbildungen, Hydrozephalus, Hirntumor, Spina bifida, Schädel-Hirn-Trauma, zentrale Tonus- und Koordinationsstörungen, Hemiplegie im Kindesalter, Plexuslähmungen, Hyperaktivität, psychoorganische Syndrome, Zustand nach Meningoenzephalitis, Teilleistungsstörungen.
3. *Wahrnehmungsstörungen – Sensorische Intergrationsstörungen*
   Sprachentwicklungsstörungen, Hyperaktivität, Teilleistungsstörungen, Legasthenie, Dyskalkulie.

Zielsetzung

Das Behandlungsziel der Ergotherapie ist die Verbesserung und der Erhalt folgender altersentsprechenden Funktionen und Fähigkeiten:
- Grob- und Feinmotorik,
- Koordination von Bewegungsabläufen,
- Körperwahrnehmung/Körperschema,
- sensorische Integration,
- Mund- und Essmotorik,
- Kommunikationsmöglichkeiten,
- kognitive Fähigkeiten, einschließlich Lern- und Arbeitsverhalten,
- Erlernen von Ersatzfunktionen,
- Hilfsmittelversorgung, -anpassung, -beratung.

Therapeutisches Vorgehen

Der Schwerpunkt der Behandlung liegt auf basalen sensomotorischen Funktionen. Durch Ausnutzen des sensomotorischen Erfahrungslernens werden dem Kind Objekte, Materialien, Aufgaben oder Spiele angeboten, mit deren Hilfe es seine basalen sensomotorischen Funktionen erlebt, entwickelt, stabilisiert, organisiert und übt, ohne dass sich das Kind selbst darüber immer bewusst wird. Auf diese Weise kann eine optimale Mitarbeit des Kinds erreicht werden. Öfters muss der Therapeut die Störungen über einen „Umweg" beeinflussen, da direkte „Symptombehandlung" beim Kind Widerstände aufbaut und den Therapieablauf und -erfolg dadurch beeinträchtigt. Arbeitsprozesse, besonders auch im Rahmen der Ergotherapie, gehen immer einher mit Erziehungsprozessen, die vor allem im Kindesalter einen hohen Ausprägungsgrad verdeutlichen. Die Ganzheitlichkeit ergotherapeutischer Behandlung eines bewegungsgestörten Kinds ist der Grundsatz der Behandlung. Dabei sollte der normale Entwicklungsprozess sowie die spezifischen Krankheitssymptome, die sich mit der Entwicklung und dem Therapieverlauf häufig ändern, immer berücksichtigt werden. Von wichtiger Bedeutung ist die starke Abhängigkeit des Kinds von den Wechselwirkungen und Interaktionen seiner Umwelt. Die Anleitung der Eltern und der Angehörigen sowie die Beratung über grundlegende Maßnahmen im Alltag sind eine weitere Voraussetzung zum Therapieerfolg. Auch die Tatsache, dass mehrere Therapeuten dasselbe Kind behandeln, erfordert einer gezielten Kooperation und eines interdisziplinären Verhaltens.

Behandlungskonzepte

Zur Anwendung kommen je nach Entwicklungsstand und individuellen Fähigkeiten des Patienten unterschiedliche Konzepte, die nach Absprache mit anderen Therapeuten (Krankengymnasten, Logopäden, Neuropsychologen, Ärzten usw.) individuell kombiniert und dem Kind angepasst werden. So wird z. B. motorisch funktionelle Übungsbehandlung mit Einbezug verschiedener Therapiemitteln (z. B. Matte, Ball, Bauchliegebrett oder Rolle) mit der Anwendung der Behandlung auf neurophysiologischer Grundlage – z. B. nach Bobath kombiniert.

Im Folgenden werden einige Beispiele verschiedener *Behandlungsmethoden* (Beispiele) aufgelistet:

- Bobath-Konzept (beruht auf dem Prinzip der Hemmung pathologischer Bewegungsmuster und Bahnung normaler Bewegung),
- Behandlung von Wahrnehmungsstörungen (z. B. nach Affolter, M. Frostig),
- sensorische Integration (Koordination und Umsetzung von Sinneswahrnehmung, Desensibilisierung bzw. Sensibilisierung einzelner Sinne),
- Johnstone-Konzept,
- therapeutische Übung nach Perfetti,
- propriozeptive neuromuskuläre Fazilation,
- funktionelle Bewegungslehre nach Klein-Vogelbach,
- orofaziale Regulationstherapie (z. B. nach Castillo Moralis, Schalch oder Coombes),

- Hirnleistungstraining und Behandlung neuropsychologischer Störungen und kognitiver Einschränkungen nach unterschiedlichen Behandlungsmethoden,
- ADL-Aktivitäten des täglichen Lebens/Selbsthilfetraining,
- gestaltungstherapeutische Verfahren,
- Gesprächsführung.

Behandlungsformen

Ergotherapeutische Behandlung ist in Form von Einzel- oder Gruppentherapie sowie auch kombiniert möglich.

Die meisten Ergotherapeuten arbeiten in Kliniken, Therapiezentren, Sonderschulen, Sonderkindergärten und Heimen. In den letzten Jahren hat die ambulante ergotherapeutische Versorgung im Rahmen von einzelnen Ergotherapiepraxen zugenommen und ist auch als Hausbesuch und häusliche Betreuung durchführbar.

Einzeltherapie

Eine Einzeltherapiestunde dauert je nach Kooperation und Belastbarkeit des Kinds in der Regel 45–60 Minuten. Auf der Verordnung (bzw. Rezept) sollten Diagnose, Funktionsbeeinträchtigungen sowie auch das therapeutische Ziel beschrieben sein.

Die Häufigkeit ist im ambulanten Rahmen ein- bis zweimal wöchentlich sinnvoll, denn das Kind bekommt auch noch andere Anwendungen angeboten. Außerdem sollte man es vermeiden, sowohl das Kind als auch die Familie zeitlich und organisatorisch zu überfordern.

Eine generelle Empfehlung, über welchen Zeitraum Einzelstunden bei bewegungsgestörten Kindern durchgeführt werden sollten, ist sicher nicht möglich. Der Behandlungsbedarf ist aufgrund der Behinderung und ständiger Veränderung des Krankheitsbilds oft über Jahre gegeben und führt immer wieder zum erneuten Bedarf an Therapiemethoden, Hilfsmitteln und Eingliederungs- sowie Schul- und Ausbildungsmaßnahmen. Eine intensivere Behandlung im Rahmen eines Rehabilitationsaufenthalts kombiniert mit anderen Therapieverfahren ist etwa einmal im Jahr sinnvoll.

Finanzierung

Die Kosten der Einzel- sowie Gruppentherapie werden als Erstbehandlung bis zu 10mal von der Krankenkasse übernommen. Folgebehandlungen werden in der Regel jeweils bis zu 10mal pro Rezept in der Regel von den Krankenkassen finanziert.

6.4   Zusammenfassung

Das Behandlungsziel der Ergotherapie ist die Verbesserung altersentsprechender Funktionen und Fähigkeiten. Der Schwerpunkt der Behandlung liegt auf basalen sensomotorischen Funktionen. Behandlungskonzepte werden je nach Entwicklungsstand und individuellen Schwierigkeiten bzw. Fähigkeiten des Patienten in Kooperation mit anderen Therapeuten festgelegt. Ergotherapeutische Behandlung wird in Form von Einzel- bzw. Gruppentherapie durchgeführt und kann auch im Rahmen von einer Ergotherapieambulanz stattfinden. Die Kosten werden nach einer ärztlichen Verordnung in der Regel von den Krankenkassen übernommen.

6.5   Kontaktadresse

Deutscher Verband der Ergotherapeuten (Beschäftigung- und Arbeitstherapeuten) e. V.
Postfach 2208
76303 Karlsbad
Tel.: 07248/9181–0
Fax: 07248/918171
E-mail: dve.office@t-online.de
Homepage: www.ergotherapie-dve.de

6.6   Literatur

Ders. Neuhe Reihe „Ergotherapie", Schriftenreihe des Verbandes des Beschäftigungs- und Arbeitstherapeuten (Ergotherapeuten)
Deutscher Verband der Ergotherapeuten (1995) Indikationskatalog Ergotherapie. Schulz-Kirchner, Idstein
Dohm K, Raps W (1982) Gesetz über den Beruf des Beschäftigungs- und Arbeitstherapeuten. Rehabilitationsverlag, Bonn
Eggers O (1982) Ergotherapie bei Hemiplegie. Springer, Heidelberg Berlin New York
Gelfoyte E (1984) Transformation of a profession. American Journal of O. T. 33:575
Götsch K (1987) Beschäftigungs und Arbeitstherapeut. In: Blätter zur Berufskunde, Bd 2. Bundesanstalt für Arbeit, Nürnberg

Jentschura J (1979) Beschäftigungstherapie, Bd 1 und 2. Thieme, Stuttgart
„Praxis Ergotherapie", Zeitschrift, 6×jährlich, Verlag modernes lernen, Dortmund
Presber W (1990) Ergotherapie Grundlagen und Techniken. Ullstein Mosby, Berlin
Schriftreihe zur Arbeitstherapie, Herausgeber: Fachkreis AT des Verbandes der Ergo-
    therapeuten
Schwarz M (1995) Behandeln lernen heißt Handeln lernen – Gedanken zur Qualitäts-
    sicherung therapeutischer Kompetenzen. Physiotherapie 1
Seideler E (1993) Geschichte der Medizin und der Krankenpflege. Kohlhammer, Stutt-
    gart
Simon H (1929) Aktive Krankenbehandlung in der Irrenanstalt. Walter de Gruyter,
    Düsseldorf
Weber R (1996) Berufsbildungsgesetz (BBiG) und Berufsbildungsgesetz mit Erläuterun-
    gen. Heider, Bergisch-Gladbach

Fachzeitschriften

Beschäftigungstherapie und Rehabilitation
Fachzeitschriften für Beschäftigungs- und Arbeitstherapie (Ergotherapie)
Verlag Schulz-Kirchner
Postfach
96270 Idstein 2

Praxis Ergotherapie
Fachzeitschriften für Beschäftigungs- und Arbeitstherapie
Verlag für modernes lernen
Hohestraße 39
Postfach 100555
4600 Dortmund 1

Indikationskatalog Ergotherapie
Deutscher Verband der Ergotherapeuten (Beschäftigungs- und Arbeitstherapeuten) e. V.
Schulz-Kirchner Verlag
Postfach 9
65505 Idstein
Tel. 06126/93200
E-mail: info@Schulz-Kirchner.de

Kapitel 7

Logopädie

M. HÜLSE

7.1   Einführung

Der Ausdruck „bewegungsgestörte Kinder" zeigt, dass bei dieser Patienten-
gruppe die Bewegungsstörung das dominierende und auch dem Laien ins
Auge fallende Symptom ist, so dass die phoniatrischen und pädaudiologischen Aspekte häufig nicht beachtet und bemerkt werden, oder aber diesen
Teilstörungen erst zu spät Beachtung geschenkt werden. Eine Nichtbeach-
tung kann aber dazu verleiten, bei den betroffenen Kindern aufgrund der
Verzögerung der Sprachentwicklung und Lernfähigkeit, aber auch wegen
einer nicht erkannten Hörminderung einen Intelligenzdefekt zu vermuten,
der jedoch nur durch die Kommunikationsstörung vorgetäuscht wird.

7.2   Neurophysiologische Grundlagen

Symptomatik

Die *Symptomatik* der zerebralen Bewegungsstörungen ist weitgehend von
der Lokalisation der Schädigung des Gehirns abhängig. Klinisch werden
dabei Läsionen im pyramidalen, extrapyramidalen und zerebellaren System
beobachtet. Nach den Erfahrungen von Wyllie (1951) werden *fünf Haupt-
typen bei den zerebralen Bewegungsstörungen* unterschieden:
- Spastizität und Athetose (am häufigsten),
- Ataxie,
- Hypotonie und
- Mischformen.

Eine weitere Untergliederung kann noch zur *Deutung phoniatrisch-logopä-
discher und pädaudiologischer Einzelheiten* vorgenommen werden:
- Hemiplegie,
- Diplegie,
- Tetraplegie,

- Athetose und
- Choreoathetose.

Je geringfügiger die Hirnschädigung ist, desto später werden die Symptome erkannt.

Die *Diagnose* einer zerebralen Bewegungsstörung bei Säuglingen unter 4 Monate ist sehr schwierig, bei geringeren Schädigungen wird eine zerebrale Bewegungsstörung auch noch mit 6 Monaten nicht erkannt. In der Praxis sind bei diskreten Schädigungen bis zu diesem Zeitpunkt zerebrale Bewegungsstörungen von den primitiven normalen Bewegungsmustern nur schwer abzugrenzen. Auch entwickelt sich häufig erst im Laufe der ersten Monaten eine Spastizität oder Rigidität. Je früher aber eine gezielte Behandlung einsetzt, desto größer sind die Erfolgsaussichten.

Ein Verdacht auf eine zerebrale Bewegungsstörung besteht bereits wenn folgende Symptome beobachtet werden:
- Saug- und Schluckschwierigkeiten,
- Steifmachen beim Füttern und Baden,
- Ablehnen der Bauchlage,
- schlechte Kopfkontrolle,
- anhaltende asymmetrische Haltung,
- abnorme Schreckhaftigkeit,
- Bewegungsarmut,
- ständig geschlossene Fäuste.

Die Symptomatik der zerebralen Bewegungsstörungen ist abhängig von Ort und Ausdehnung der zerebralen Schädigung. Als obligates Symptom liegt immer eine Störung der Feinmotorik vor. Die weiteren Symptome sind sehr variabel und fakultativ. Sind mehrere Behinderungen gleichzeitig vorhanden, führt die Kombination dieser Schädigungen zu einer Potenzierung der Behinderung. Für den Phoniater stehen hierbei folgende Behinderungen im Vordergrund:
- Hörstörung,
- Trinkschwäche, Schluckstörung,
- Sprach-, Sprach-, Stimmstörungen,
- Gleichgewichtsstörung.

Hörstörungen

Bei zerebralen Bewegungsstörungen werden in zunehmendem Maße Hörstörungen beobachtet. Dies ist sicher nicht Ausdruck einer echten Zunahme der Hörstörungen, vielmehr wird erst aufgrund der Sensibilisierung für die Problematik der frühkindlichen Schwerhörigkeit häufiger eine gezielte Diagnostik durchgeführt.

Diagnostik

Früher stand für die Hörprüfung bei Kindern nur die *Reaktionsaudiometrie* zur Verfügung, bei der auf einen Hörreiz nur Körperreaktionen, z. B. Blickwendung zur Schallquelle als Hörantwort gewertet werden konnte. Bei den bewegungsgestörten Kindern wurde häufig eine mangelnde Hörreaktion mit der bekannten Bewegungsstörung erklärt und nicht als Hörstörung erkannt. Besonders gering- bis mittelgradige Schwerhörigkeiten wurden so übersehen. Erst bei Kindern im Alter von ca. 3 Jahren konnten verwertbare *Hörschwellenaudiogramme* erstellt werden. Es finden sich in den meisten Fällen eine zu den hohen Frequenzen hin zunehmende oder eine pantonale Schwerhörigkeit. Seltener sind Tieftonschwerhörigkeiten oder „Kuppenschwerhörigkeiten" mit einer Tiefton- und einer Hochtonkomponente zu beobachten (Abb. 7.1).

Wird erst im Alter von 3 Jahren eine gering- bis mittelgradige Schwerhörigkeit erkannt und mit Hörgeräten versorgt, ist bereits eine wichtige sprachsensible Phase vertan worden. Auch ist eine Hörgeräteversorgung in diesem Alter schwieriger als im Alter von 6–8 Monaten, da die betroffenen Kinder sich später an die „ruhige" Umgebung gewöhnt haben und ein für den Normalhörenden „normal" erscheinender Umgebungslärm als Bedrohung empfunden wird. Heute stehen dem Pädaudiologen verschiedene „objektive Hörprüfmethoden" zur Verfügung, die eine korrekte Hördiagnostik auch beim Säugling erlauben.

Die *objektive Audiometrie* ermöglicht eine Hörprüfung ohne Mitarbeit des Kindes. Sie basiert auf der Registrierung der Stapediusreflexe, der Otoakustischen Emissionen und der Himstammaudiometrie. Bei der Beschallung eines Ohrs mit einem akustischen Reiz von 75–85 dB, kontrahiert beiderseits der M. stapedius, wodurch eine Trommelfellbewegung bewirkt wird, die mit der *Tympanometrie* aufgezeichnet werden kann. Es handelt sich hierbei um eine überschwellige Hörprüfmethode, die zum einen die Mittelohrfunktion und zum anderen die inneren Haarzellen in der Cochlea überprüft. Die Otoakustischen Emissionen (OAE) werden von den äußeren Haarzellen in der Cochlea generiert. Ihr positiver Nachweis läßt eine normale Funktion der äußeren Haarzellen objektivieren. Ab einer Hörschwelle von 30 dB, einer knapp geringgradigen Schwerhörigkeit entsprechend, können die OAE's nicht mehr registriert werden. Über die *EEG-Audiometrie* kann durch die registrierte EEG-Antwort eine Hörreaktion auf einen angebotenen Schall objektiviert werden. Es bietet sich vor allem die Ableitung der „Frühen akustisch evozierten Potenziale" (=BERA, „brainstem

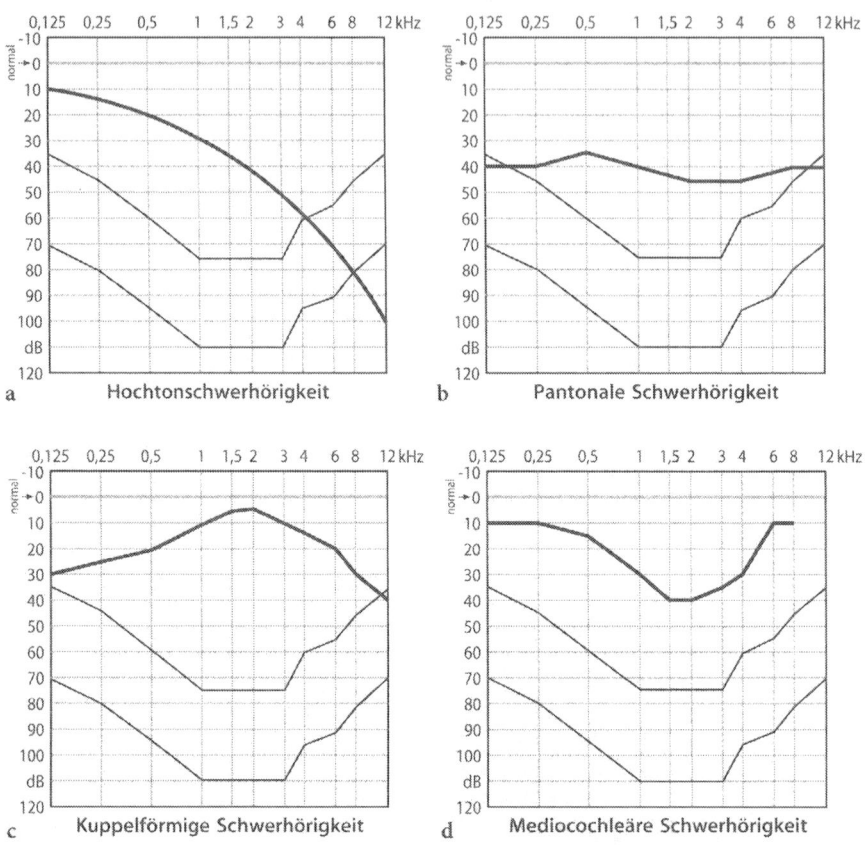

Abb. 7.1 a–d. Die häufigsten Schwerhörigkeitsformen bei Kindern mit einer Zerebralparese. **a** Hochtonschwerhörigkeit, **b** pantonale Schwerhörigkeit, **c** kuppelförmige Schwerhörigkeit, **d** mediocochleäre Schwerhörigkeit

evoked response audiometry") an, da diese Potenziale aus dem Stammhirn und Mittelhirn stammen und nicht durch Schlaf oder Sedierung beeinflusst werden. Der Nachteil bei dieser Untersuchung ist, dass nur ein 0,1 ms langes Klickgeräusch eingesetzt werden kann, das im Hörschwellenaudiogramm dem Frequenzbereich zwischen 1500 Hz und 3000 Hz entspricht. Tiefton- und Hochtonschwerhörigkeiten können so übersehen werden.

Besondere Hinweise zur Beurteilung der Hörüberprüfung

Die objektiven Hörprüfungen erlauben bei einem *positiven Ergebnis* eine sichere Aussage zur Funktionsfähigkeit des Mittelohrs, des Innenohrs und der Hörbahnen im Stammhirn- und Mittelhirnbereich.

Bei einem *negativen Hörprüfergebnis* kann eine korrekte Beurteilung jedoch sehr schwierig werden. Bei jeder Mittelohraffektion (Tubenbelüftungsstörung bei Kindern im hiesigen deutschen, feucht-kalten Klima bis zu 14%), aber auch bei einer Schädigung des N. facialis (der M. stapedius wird vom N. facialis motorisch innerviert) sind die Stapediusreflexe nicht nachweisbar, so dass eine Schwerhörigkeit suggeriert wird. Bei nur geringgradigen Schwerhörigkeiten sind OAE's nicht mehr nachweisbar, ebensowenig bei diskreten Mittelohrschwerhörigkeiten. Aber auch die EEG-Audiometrie (ERA = evoked response audiometry) ist nur bei einem regelrechten EEG sicher aussagekräftig.

Bei diesen Hörstörungen muss dem Therapeuten bewusst sein, dass mit dem Hörschwellenaudiogramm, den Otoakustischen Emissionen, der Stapediusreflexaudiometrie und der Hirnstammaudiometrie allein das periphere Hörorgan untersucht wird. Ein unauffälliger Befund lässt eine Störung im peripheren Hörsystem bis zur primären Hörrinde ausschließen, eine Aussage über die Hörverarbeitung ist mit diesen Untersuchungen jedoch nicht möglich. Untersucht werden müssen also auch die auditive Diskriminationsfähigkeit (Agnosie) und die MAEP (mittleren akustisch evozierten Potenziale). Sehr häufig findet sich auch eine pathologische Hörermüdung und eine Störung des Richtungsgehörs.

Am häufigsten (36%, Böhme 1966) lassen sich Hörstörungen bei Athetosen ermitteln. Für alle Formen der zerebralen Bewegungsstörungen hat Böhme (1983) eine Häufigkeit von 21,4% angegeben.

Myofunktionelle Dysfunktion im orofazialen Bereich

Wie schon eingangs erwähnt, gehören bei den bewegungsgestörten Kindern die Saug- und Schluckstörungen zu den ersten verifizierbaren Symptomen. Die regelrechte Nahrungsaufnahme wird beim Säugling durch verschiedene Reflexe, die am Ende der ersten 6 Lebensmonate durch übergeordnete Bewegungen ersetzt werden, unterstützt:
- Saugreflex,
- Schluckreflex,
- Rooting-Reflex (= Suchreflex): Streichen der Wange direkt neben den Mundwinkeln löst eine Kopfdrehung zur gereizten Seite und eine Mundöffnung aus,
- Beißreflex (ausgelöst durch Berührung der Zahnleiste),
- Würgreflex (je länger das Kind bei der Flaschennahrung bleibt, desto länger bleibt der Würgreflex. Der Würgreflex wird um den 6. Monat nach dorsal verlagert).

Bei einem zerebralparetischen Kind können die oralen Reflexe nur schwach
ausgeprägt oder überhaupt nicht vorhanden sein. Saug- und Schluckbewegungen beim Trinken sind nicht rhythmisch. Eine Sonderform stellt der
„Schnappreflex" dar, bei dem pathologische rhythmische lutschähnliche
Kieferbewegungen beobachtet werden. Dieser Reflex kann viele Jahre den
Hauptanteil der Artikulationsbewegungen ausmachen. Hierbei erfolgt kein
aktiver Mundschluss, eine regelrechte Gaumensegelfunktion fehlt häufig.
Die Zunge liegt nach oben gewölbt im Mund. Diese orofaziale Dysfunktion
ist meist durch eine direkte zerebrale Schädigung zu erklären. Verstärkt
wird eine solche orofaziale Dysfunktion durch eine ungünstige Tonusver-
schiebung, die durch eine Streckung im Nacken hervorgerufen wird. Beim
Schlucken erscheint das Zusammenspiel von Kiefer, Lippen und Zunge
gestört. So ist zu beobachten, dass beim Schlucken bei unvollständigem
Mundschluss die Zunge nach vorn gestoßen wird. Die Koordination von
Gesichts- und Lippenmuskulatur kann gestört sein. Beim Artikulieren
können pathologische Würgreflexe verstärkt werden. Weitere Hinweise auf
eine Störung der motorischen oralen Entwicklung finden sich in einer
Hypo- und Hypersensibilität im Mundbereich. Auch nichtrhythmische
Saug- und Schluckbewegungen beim Trinken, stark verzögere Schluckbewegungen, Hinunterlaufen der Nahrung in den Schlund ohne Beteiligung
der Mundmuskulatur unterstreichen den Verdacht auf eine Störung der
motorischen oralen Entwicklung. Die bei einigen Kindern hörbaren feuch-
ten und ziehenden Atemgeräusche werden durch eine Ansammlung von
Speichel über der Glottis und im Kehlkopfeingang hervorgerufen, die
durch eine mangelnde Speichelkontrolle verursacht wird.

Die gestörten primitiven Saug- und Schluckreflexe einerseits, aber auch
das Bestehenbleiben der oralen Reflexe über den physiologischen Zeitraum
hinaus weisen deutlich auf eine Störung der motorischen, oralen Entwicklung hin. Aufgrund der neuropathologischen Gesichts- und Mundmotorik
entwickeln und manifestieren sich ungewollte, abnorme Bewegungsmuster.

Jeder Therapeutin muss bewusst sein, dass eine freie orofaziale Bewegung und eine regelrechte Atmung Voraussetzung für eine korrekte Phonation und Artikulation sind. Zu jeder phoniatrischen und logopädischen
Untersuchung einer Sprachentwicklungsverzögerung oder Sprachentwicklungsstörung gehört daher das Abfragen und Abtesten der Mundmotorik,
Fein- und Grobmotorik. Im Klinikum Mannheim wird hierbei nach dem
von P. Biesalski entwickelten Bogen vorgegangen (Übersicht 7.1).

Übersicht 7.1. Untersuchungsbogen zur Prüfung der Mundmotorik
Aus der Klinik für Kommunikationsstörungen, Mainz,
Direktor Prof. Dr. P. Biesalski.

Saugen Schlucken, Kauen im Säuglings- und Kindesalter
1. Saugen
   a. Konnte das Kind an der Brust trinken
   b. Konnte es den Sauger der Flasche fassen
   c. Kam Flüssigkeit aus Mund oder Nase
   d. Verschluckte es sich öfter beim Trinken
   e. Ab wann trank es aus der Flasche
   f. Kann es heute mit dem Röhrchen trinken (ab 2 1/2 Jahre)
2. Schlucken
   a. Wird der Würgereflex dabei ausgelöst
   b. Ist unwillkürliches Schlucken möglich
   c. Ist willkürliches Schlucken möglich
3. Kauen
   a. Ist der Beißreflex noch vorhanden
   b. Ab wann wurde mit Löffel ernährt
   c. Ab wann aß es Kekse und Brot
   d. Wurde die Speise nur am Gaumen zerdrückt
   e. Ist der Kaureflex auslösbar
   f. Kaut das Kind normal

Beweglichkeit von Zunge und Lippen
1. Zunge
   a. Äußerliche Inspektion; feucht – trocken Relief
      Atrophie gesamt/eine Seite
      Abweichung nach einer Seite
   b. Langsame Bewegung nach:
      vorn – oben – unten – rechts – links (ab 2 1/2 Jahre)
   c. Schnelle Bewegung der Zunge bei geöffnetem Mund
      von rechts nach links (ab 3 Jahre)
      von vorn nach hinten (ab 3 Jahre)
      treten Mitbewegungen des Unterkiefers auf
   d. Ist die Bildung der sagittalen Rinne möglich (ab 3 1/2 Jahre
      möglich)
2. Lippen
   a. Ist die Mundspitzung möglich
   b. Ist Breitziehen der Lippen möglich (ab 2 1/2 Jahre)
   c. Ist Zusammenpressen der Lippen möglich
   d. Ist Wechsel zwischen Mundspitzen und Breitziehen möglich

langsam
schnell
treten dabei Massenbewegungen auf
  e. Beweglichkeit der Mundwinkel nach rechts und links
  f. Bleistift halten mit den Lippen möglich (ab 3 1/2 Jahre)
3. Gaumensegel
  a. Inspektion; beide Seiten gleich innerviert Spaltbildung der Uvula
     Sensibilität: Empfindung bei Berührung des Gaumensegels
  b. Bewegt sich Gaumensegel bei Gähnen gleichseitig
  c. Ist Ausblasen einer Kerze möglich
  d. Kommt beim Blasen Luft durch die Nase
4. Mimik
  a. Ist Runzeln der Stirn möglich
  b. Ist Naserümpfen möglich
  c. Geschieht der Augenschluss gleichzeitig
  d. Ist Zusammenkneifen der Augen möglich
  e. Ist Hochziehen der Augenbrauen möglich
  f. Ständiges Grimassieren, Poker-face
5. Sensibilität
  Unterschied zwischen Kälte und Wärme
     Außenseite Wange
     Innenseite Wange
     Innenseite Lippen
     Zunge
6. Geschmacksempfindung
     süß – sauer – salzig

Datum

Unterschrift

Sprach-, Sprech- und Stimmstörung

Die *Sprache* stellt die übergeordnete Leistung des menschlichen Verhaltens bei der verbalen Kommunikation dar und ermöglicht das Sprachsystem, den Sprachbesitz, die innere Sprache, die individuelle Sprachbenutzung sowie die Anwendung der Sprache bei der Artikulation und Phonation.

Das *Sprechen* stellt die Fähigkeit dar, Gedanken durch hörbare Wörter mit Hilfe der Sprech- und Stimmorgane auszudrücken. Das Sprechen ist also nur ein Teil der Sprache. Unter *Artikulation* versteht man genau vorgeschriebene Bewegungen der Sprechorgane, um die Sprache zu formen. *Phonation* ist die reine Stimmbildung.

Bei den zerebral bewegungsgestörten Kindern zeigen sich Störungen auf allen vier Sprachebenen, der Sprache, des Sprechens, der Artikulation und der Phonation, die insgesamt zu einer Verzögerung oder Störung der Sprach- und Sprechentwicklung führen. Es finden sich:

- Dysphonie (Stimmstörung),
- Dyslalie (Stammeln),
- Sigmatismus (fehlerhafte Bildung der S- und Zischleute),
- Gaumensegelparese mit Rhinophonia aperta (offenes Näseln),
- Dysarthrie (Artikulationsstörung),
- Störung der Sprachmelodie und des Sprachrhythmus,
- Monotonie,
- Monodynamik,
- Bradylalie,
- Bradyarthrie,
- reduzierter passiver Wortschatz,
- reduzierter aktiver Wortschatz,
- Dysgrammatismus,
- Stottersymptomatik.

Diese vollkommen verschiedenen Störungsbilder auf verschiedenen Sprachebenen können in wechselnder Ausprägung beim zerebral bewegungsgestörten Kind auftreten. Ein einheitliches phoniatrisches Bild gibt es bei diesen Kindern nicht. Die Sprachretardierung steht bei der Früherfassung im Vordergrund. Sie äußert sich vorwiegend als verzögerte Sprach- und Sprechentwicklung. Die zerebrale Bewegungsstörung ist als ein hoher Risikofaktor für das Entstehen einer Sprachretardierung bekannt. Bei ca. 30% der zerebralen Bewegungsstörungen findet sich eine dysarthrische Sprachstörung, wobei eine solche Störung am häufigsten (70%) bei der Athetose, gefolgt von der Tetraplegie (43%) zu beobachten ist.

Die Dysarthrien bei zerebralen Bewegungsstörungen sind als eine Störung der Artikulation und der Stimmgebung zu bezeichnen, bei der die zentralen Bahnen und Kerne der am Stimm-, Sprach- und Hörvorgang beteiligten Nerven befallen sind. Besonders sind die zentralen Kerne und Leitungsbahnen der am Sprechvorgang beteiligten Nerven wie Trigeminus, Fazialis, Glossopharyngeus und Hypoglossus betroffen. Bahnung und Hemmung motorischer Einheiten sind erheblichen Impulsschwankungen unterworfen. Daraus ergeben sich Koordinationsstörungen der an der Artikulation beteiligten Muskulatur. Die zerebralen Bewegungsstörungen können auch zu Veränderungen im Bereich der orofazialen Muskulatur führen.

Die spastische Bewegungshemmung ist ein Enthemmungsphänomen; die von Hirnstamm, Vestibularapparat und Rückenmark gesteuerten primitiven Reflexe (tonische Reflexe, Haltungsreflexe) wirken sich durch den Ausfall der übergeordneten zentralen Koordination und Kontrolle ungehemmt aus.

Bei der *Spastik* liegen oft pyramidale Läsionen mit Hemiplegie, Diplegie und Tetraplegie zugrunde. Die hierbei bestehenden Sprach- und Sprechstörungen sind mannigfaltig, wobei eine graduelle Steigerung entsprechend den neuromuskulären Ausfällen zu beobachten ist. Das gleiche gilt für die Dysarthrieen. Sprach- und Sprechstörungen bei einer Monoplegie sind nur leichten Grades und nicht mit einer Dysarthrie oder Stottern gekoppelt.

Die Stimme klingt gepresst monoton. Es zeigt sich ein offenes Näseln. Die Atmung ist oberflächlich und wird beim Sprechen oft angehalten. Manchmal ist ein inspiratorisches Sprechen zu hören. Die Mimik ist starr. Die Zunge wird an die Zähne gepresst. Die Artikulation ist verkrampft.

Die Läsionen des extrapyramidalen Systems führen zu einer *Athetose, Chorea* oder *Choreoathetose*. Betroffen sind vor allem die mimische Muskulatur, die Artikulationsorgane und das motorische Verhalten der Respirationsmuskulatur. Das Sprechen bereitet den Patienten erhebliche Anstrengungen, so dass infolge sekundärer Sprechangst ein Circulus vitiosus entsteht.

Bei der Athetose schwankt die Lautstärke der Stimme zwischen Makro- und Mikrophonie. Die Atmung schwankt zwischen oberflächlich und tief, schnell und langsam. Die Artikulation wechselt zwischen deutlich und verwaschen.

Motorische Störungen auf zerebellarer Basis liegen bei *Ataxien* vor. Hier sind die Sprachstörungen häufig sehr ausgeprägt. Zusätzlich findet sich eine unkoordinierte, ataktische zum Teil stakkatoähnliche Sprechweise. Entsprechend dem ataktischen Gang besteht ein ataktisches Sprechen. Die *Artikulation* ist:

- verwaschen,
- langsam (Bradyarthrie),
- dysrhythmisch.

Die *Stimme* ist:

- leise,
- monoton,
- abgehackt.

Eine Sonderstellung nimmt die *infantile Suprabulbärparalyse* ein. Das komplette Syndrom mit Lippen-, Zungen- und Gaumensegelparese ist selten. Als Folge der Lähmungen resultiert immer eine schwere Sprechstörung. Bei den infantilen Suprabulbärparalysen findet sich immer eine Anarthrie oder eine schwere linguale Dysarthrie mit offenem Näseln, Dysphagie und Hypersalivation.

In der Regel finden sich jedoch Mischformen, die auf eine gleichzeitige Schädigung des pyramidalen und des extrapyramidalen Systems hinweisen.

Bei den zerebralen Bewegungsstörungen kann ein dysphasisches und dysarthisches Stottern (Iterationen = „zwangsmäßige Wiederholung von Sätzen, Satzteilen oder Handlungen") vorkommen. Es unterscheidet sich von dem gewöhnlichen Stottern durch das Fehlen der subjektiven Sprechangst und durch die gleichmäßige Ausprägung der Störung während aller Sprachleistungen (Spontan-, Nachsprechen. Lesen, Aufsagen).

Isolierte zentrale Dysphonieen (Stimmstörungen) ohne weitere Ausfälle der artikulatorischen Fähigkeiten sind seltener. Meist sind diese Stimmstörungen mit einer Dysarthrie verbunden, man spricht dann von Dysarthrophonien. Am häufigsten finden sich diese Dysphonien bei den Athetosen.

Die dynamischen Abweichungen der Stimme sind durch einen gepressten, wechselhaften, heiseren Klang charakterisiert. Neben einer Monotonie ist häufig ein offenes Näseln zu hören. Manchmal ist ein Vibrieren oder eine ächzende stöhnende Stimmgebung zu hören. Die Intonation erfolgt nur mit erheblicher Anstrengung. Bei schweren laryngealen Dysfunktionen erscheint der Stimmklang laut und schrill, wobei eine Gruppe durch Verstärkung der tiefen Frequenzen und eine zweite Gruppe durch Verstärkung sämtlicher Frequenzbereiche gekennzeichnet ist. Die Sprechatmung wird in Abhängigkeit von der neuromuskulären Störung wesentlich beeinflusst, so dass Tief- und Flachatmung, verlängertes Exspirium, Plateaubildungen, paradoxe thorakale und abdominale Atmung beobachtet werden können. Die Atmung ist oberflächlich und wird beim Sprechen oft angehalten. Manchmal ist ein inspiratorisches Sprechen zu beobachten.

7.3   Phoniatrie und Logopädie

Therapeutisches Vorgehen

Eine Frühbehandlung ist bei schweren Sprach- und Sprechstörungen besonders dringend erforderlich, da es gilt, die sprachsensible Phase auszunutzen, die vorrangig auf die ersten Lebensjahre beschränkt ist. Zunächst muss nach einer Hörschädigung gefahndet und gegebenenfalls mit Hörgerät versorgt werden. Die sehr unterschiedlichen verbalen Kommunikationsstörungen können keineswegs als isolierte Symptome betrachtet werden, sondern erfordern eine spezielle Gesamtbehandlung. Das Vorgehen bei zentralorganisch bedingten Sprach- und Sprechstörungen wird außerordentlich variabel praktiziert. Einigkeit besteht vor allem in der von der Frühdiagnostik abhängigen Frühbehandlung der Sprachretardierung. Sie muss in den ersten 3 Lebensjahren beginnen.

Grundsätzlich müssen zwei, sich ergänzende therapeutische Hauptwege unterschieden werden:
1. Methoden die eine Sprachtherapie vorbereiten, begleiten oder unterstützen. Hierzu gehört die Tonusnormalisierung: normale automatische Reaktionen müssen gebahnt werden, da jede erzielte normale Bewegung pathologische Bewegungsabläufe hemmt. Die normalen automatischen Reaktionen müssen in Bewegungen, die auch willkürlich eingesetzt werden, überführt werden.
2. Methoden, die eine direkte Sprachtherapie darstellen.

Die vorbereitende Sprachtherapie beginnt im Säuglingsalter mit der Ess- und Trinktherapie. Hierdurch sollen die Spastizität der Zunge, die Überempfindlichkeit der Mundschleimhaut und die Schluckschwierigkeiten reduziert und der Mundschluss gefördert werden. Zu den Funktionsübungen des orofazialen Bereiches gehören die Massage des Zungenbodens. Leckübungen (Honig auf die Lippen streichen), Kauen (Betupfen der Mundschleimhaut mit Salzstangen) sowie Saugen mit Röhrchen fördern die gezielten Bewegungen von Zunge und Lippen. Das Einüben der Nasenatmung kann durch Lippen schließen gefördert werden. Wenn die Kinder größer werden, werden durch Aufblasen eines Ballons die Atemleistung und gleichzeitig der Gaumenabschluss zum Nasen-Rachen-Raum (Abbau des offenen Näselns) trainiert. Das offene Näseln kann aber auch dadurch gehemmt werden, dass in Kopfrückneigung phoniert wird.

Zur Förderung der direkten Sprachanbahnung wird zunächst das Lautieren geübt, das am leichtesten in Zusammenhang mit grobmotorischen Übungen (z. B. Schaukeln) gelingt. Gleichzeitig wird versucht, Atmung und Phonation einzuüben. Die Assoziation von Phonieren und Kaubewegungen wird zum Beispiel durch Stimmproduktion beim Kauen trainiert. Durch das Aushalten eines Tons wird nicht nur die Atmung geübt, sondern auch besonders die kontrollierte Ausatmung, die Voraussetzung eines gleichmäßigen Sprechens ist. Zur Anbildung der alveodentalen Laute d–t, des velaren Lautes G, der Labiale b–p sowie auch der Zischlaute stehen dem Logopäden verschiedene spielerische Übungen zur Verfügung. Diese beispielhaften Ausführungen zeigen deutlich die Möglichkeiten der Logopädie auf, sie verdeutlichen aber auch, dass die Logopädie im Zusammenspiel zu den physiotherapeutischen, ergotherapeutischen und psychomotorischen Therapien erfolgen muss.

7.4   Zusammenfassung

Die Sprachentwicklungsverzögerung und die Sprachentwicklungsstörung sind häufig bei bewegungsgestörten Kindern zu beobachten. Es ist nicht sicher zu entscheiden, und wohl eher eine akademische Frage, ob diese Sprachstörungen ein Krankheitsbild neben der zentralen Bewegungsstörung darstellt oder ob die Bewegungsstörung erst zu der Sprachstörung führt. Vom therapeutischen Ansatz her müssen immer die physiotherapeutischen, ergotherapeutischen, psychomotorischen, pädaudiologischen und phoniatrischen Behandlungen parallel eingesetzt werden, da diese Behandlungen sich ergänzen und isoliert zu keinem Erfolg führen können. Die Logopädie stellt einen bedeutsamen und unverzichtbaren Teil des gesamten Therapiekonzepts für das bewegungsgestörte Kind dar.

7.5   Literatur

Arnold GE (1970) Die Sprache und ihre Störungen. In: Luchsinger R, Arnold GE (Hrsg) Handbuch der Stimm- und Sprach-Heilkunde, 3. Aufl, Bd 2. Springer Berlin Heidelberg New York

Biesalski P, Frank F (1994) Phoniatrie und Pädaudiologie, 2 Aufl. Thieme Stuttgart, New York

Böhme G (1966) Störungen der Sprache, der Stimme und des Gehörs durch frühkindliche Hirnschädigung. Fischer, Jena

Böhme G (1976) Hörstörungen bei 802 Patienten mit frühkindlicher Hirnschädigung Acta oto-laryng. (Stockh.) 65:345–352

Böhme G (1983) Klinik der Sprach-, Sprech- und Stimmstörungen, 2. Aufl. Fischer, Stuttgart.

Garliner D (1987) Myofunktionelle Therapie in der Praxis. Medizinisches Schrifttum, München

Gundermann H (1981) Einführung in die Praxis der Logopädie. Springer Berlin, Heidelberg. New York

Wirth G (1990) Sprachstörungen, Sprechstörungen, Kindliche Hörstörungen, 3. Aufl. Deutscher Ärzte-Verlag, Köln

Wyllie WG (1954) The cerebral palsies of childhood. Butterworth, London. Zitiert bei Böhme G (1983)

Kapitel 8

Konduktive Therapie nach Petö

R. Pothmann

8.1 Einführung

Trotz Ausschöpfung von Physiotherapie auf neurophysiologischer Basis, heilpädagogischer Frühförderung und Ergotherapie, zeigen einige Kinder mit infantiler Zerebralparese oder Spina bifida einen Stillstand in ihrer Entwicklung. Hieraus ergibt sich die Notwendigkeit einer intensivierten frühkindlichen Rehabilitation. Die gemeinsame Behandlung durch Krankengymnastinnen, Ergotherapeutinnen, Heilpädagoginnen und Psychologinnen in einem deutschen Kleingruppenkonzept ist zwar erfolgsversprechend (Kinderintensivtherapie: KIT), jedoch zu personalintensiv und deshalb nicht finanzierbar. Das konduktive System nach Petö (Hän et al. 1992) in der Hand von multidisziplinär ausgebildeten Therapeutinnen (Konduktorinnen) stellt dagegen eine sowohl ökonomische als auch effektive Alternative dar. Die ortsferne Durchführung Konduktiver Therapie im Ursprungsland Ungarn führte in der Vergangenheit zu nicht unerheblichen familiären und auch finanziellen Belastungen für die betroffenen Familien, was letztlich 1990 zur Einführung der Methode in Deutschland führte.

Bei der Konduktiven Therapie handelt es sich um eine intensivierte ambulante Rehabilitation im Sinne einer Therapiemaßnahme. Da bei Kindern (heil-)pädagogische Elemente jedoch sinnvoll und notwendig sind, kann in diesem Zusammenhang auch von Konduktiver Förderung gesprochen werden. Analog zum Einsatz von therapeutischen Methoden wie Krankengymnastik oder Ergotherapie ist die Integration der Konduktiven Therapie auch in Sondereinrichtungen wie Körperbehindertenschulen und -kindergärten oder im Rahmen der Frühförderung möglich. Es ist somit letztlich die Frage des Einsatzortes, wie definiert und auch wie finanziert wird. Dieser Umstand darf jedoch nicht davon ablenken, dass Konduktive Therapie als primär rehabilitative Chance begriffen werden kann.

Die Konduktive Förderung wurde von Prof. Andräs Petö in den 50er Jahren entwickelt (Hän et al. 1992), um den zerebral bewegungsgestörten Kindern in Ungarn die Teilnahme am Schulunterricht zu ermöglichen. Die wesentlichen Elemente des Konduktiven Systems sind:

- das Zusammenführen multidisziplinärer Kenntnisse aus den Bereichen Krankengymnastik, Ergotherapie, Logopädie, Psychologie und Heilpädagogik in einer Bezugsperson, der Konduktorin,
- das Zusammenführen unterschiedlicher sensorischer und motorischer Anregungen im persönlichen Entwicklungs- und Lernprozess mit dem Ziel einer Orthofunktion, integriert in die Förderung der Gesamtpersönlichkeit des Kindes,
- das Zusammenführen betroffener Kinder und Eltern im Gruppensetting der regelmäßigen Förderung (Rochel 1999).

8.2   Behandlung mit Konduktiver Therapie

Indikation

Folgende Indikationen kommen für die Konduktive Rehabilitation in Frage:
- Eingangsalter 2 Jahre und älter,
- spastische Diplegie,
- Tetraspastik,
- Hemiplegie,
- Hypotoniesyndrom,
- Spina bifida,
- analoge Behinderungsformen (Athetosen usw.).

Es handelt sich somit in der Regel um Formen der zerebralen Bewegungsstörung, die mit einer deutlichen Einschränkung der Willkürbewegung einhergehen. Die in Frage kommenden Kinder sind in ihrer Sitz-, Aufrichtungs-, Steh- und Gehfähigkeit erheblich eingeschränkt und nicht selbständig in der Lage, diese Funktionen durchzuführen.

Als Eingangsvoraussetzung gilt Therapieresistenz unter mindestens 2jähriger Behandlung mit Krankengymnastik und heilpädagogischer Frühförderung. Therapieresistenz kann im Sinne der Indikationsstellung angenommen werden, wenn mindestens 1/2 Jahr lang keine fassbaren bzw. unbefriedigende (motorische) Fortschritte unter Physiotherapie und Frühförderung in Richtung der oben genannten Rehabilitationsziele zu verzeichnen waren.

Bei posttraumatischen oder posthypoxischen Zuständen kann eine ambulante Rehabilitationsmaßnahme im Sinne der Konduktiven Therapie den stationären Aufenthalt u. U. einige Wochen bis Monate abkürzen.

Kontraindikation

Erhebliche Kommunikationseinschränkung und weitgehend fehlende Gruppenfähigkeit infolge von:

- ausgeprägte geistige Retardierung (nicht lebenspraktisch bildungsfähig; IQ ≤40),
- ausgeprägte Wahrnehmungsstörung, z. B. Blindheit, Taubheit, Autismus,
- degenerative neurologische Erkrankungen,
- nicht operierte Hüftluxation,
- Erethismus (erhebliche Unruhestörung, Aggressivität),
- Therapiebeginn nach dem 12. Lebensjahr.

Zielsetzung

Die Kinder sollen durch die Konduktive Therapie befähigt werden, ihre Persönlichkeit zu entwickeln und in lebenspraktischer Hinsicht den Alltag selbständiger zu bewältigen. Hierzu gehören in erster Linie der Erwerb einer selbständigen Sitz-, Steh- und Gehfunktion. Weitere Kriterien sind der Erwerb von selbständigem Essen, Trinken, Waschen, Toilettengang und der motorischen Voraussetzungen des Schreibens.

Rehabilitationsdauer

Die Konduktive Therapie sollte solange wie individuell notwendig durchgeführt werden, um die angestrebten Therapieziele zu erreichen. Die Rehabilitationsdauer sollte mindestens 2 Jahre mit 3–4 Therapieblöcken pro Jahr (spastische Diplegie) kalkuliert werden. Nach Überprüfung der Indikation kann eine Rehabilitationsphase auch bis zu 5 Jahren sinnvoll sein (Tetraspastik).

Abbruchkriterien

Mangelndes Ansprechen im Sinne von fehlenden Entwicklungsfortschritten entsprechend den oben genannten Rehabilitationszielen 1/2 Jahr nach Beginn der Konduktiven Therapie (möglichst gemeinsames Urteil aus kinderärztlicher, konduktiver und elterlicher Sicht).

Differentielle Anwendung

Eine intensivierte Frührehabilitation, die im Säuglings- und Kleinkinder-
alter beginnt, verfolgt bis auf ergänzende heilpädagogische Ansätze in
erster Linie eine therapeutische Zielsetzung. Therapeutische Maßnahmen
obliegen dabei ärztlicher Anweisung und Überwachung. Diese gilt auch für
die Konduktive Rehabilitation in Deutschland.

- Im Fall der *Frührehabilitation* sollte versucht werden, innerhalb des
  3. Lebensjahres die Indikation für eine intensivierte Maßnahme zu
  stellen, wenn herkömmliche Therapiekonzepte (Krankengymnastik auf
  neurophysiologischer Basis und heilpädagogische Frühförderung) ausge-
  schöpft sind und es zu einem Entwicklungsstillstand über einen längeren Zeitraum gekommen ist, d. h. die Prognose einer weiteren (psy-
  cho)motorischen Entwicklung (bis hin zum Laufen) als ungünstig einge-
  stuft werden muss.
- Bei *ZNS-Erkrankungen*, die *jenseits des ersten Lebensjahres erworben*
  worden sind, ermöglicht die ambulante, wohnortnahe Rehabilitation im
  Sinn der Konduktiven Therapie nach Petö ideale Voraussetzungen, einen
  stationären Aufenthalt abzukürzen. Unter Berücksichtigung von Kinder-
  garten- und Schulzeiten erscheint eine kontinuierliche und langfristige,
  über z. B. 2 Jahre angelegte ambulante Konduktive Rehabilitation über
  3–4 Stunden/Tag ein- bis zweimal pro Woche je nach Alter durchführbar.
- *Blockrehabilitationen* über 4 Wochen sind bei Einleitung einer Konduktiven Rehabilitation denkbar, um das therapeutische Ansprechen zu
  überprüfen. Anschließend müsste dann aufgrund einer kinderneurologi-
  schen Untersuchung eine erneute Entscheidung getroffen werden, ob die
  Konduktive Therapie fortgesetzt werden kann, und wenn ja, in welcher
  Form. Für Kinder, die mehr als 1 Stunde Fahrzeit/Tag benötigten, um in
  ein Zentrum für Konduktive Therapie zu gelangen, sind 3–4 Blockrehabilitationen pro Jahr mit einer Dauer von 4 Wochen u. U. sinnvoller. Die
  Eltern sollten dann in der Zwischenzeit mindestens einmal im Monat
  für häusliche Aufgaben angeleitet und supervidiert werden können.
- *Mutter-Kind-Behandlungen* für Kinder im 3. und 4. Lebensjahr, die individuell rehabilitiert werden müssen und noch nicht kindergartengrup-
  penfähig sind, sollten grundsätzlich kontinuierlich z. B. über 3–4 Stunden an 2–4 Tagen der Woche durchgeführt werden.
- Ausschließlich 3–4 Wochen dauernde sog. *Sommercamps* können ohne
  Einbettung in ein kontinuierliches Rehabilitationssystem keinen therapeutischen Bestand haben, weil ein therapeutischer Nutzen mittel- bis
  langfristig nicht vorstellbar ist.

Qualitätssichernde Maßnahmen

Aus grundsätzlichen und sozioökonomischen Gründen ist ein entsprechendes Qualitätsmanagement erforderlich, das folgende Gesichtspunkte umfasst:

- Konduktive Therapie sollte im Verhältnis 1:4 (Konduktorin: Kinder) durchgeführt werden, wobei im Kindergarten- und Schulbereich eine Gruppengröße von 8–12 als optimal angesehen werden kann, so dass drei Therapeutinnen tätig sind (eine Hauptkonduktorin, zwei nebengeordnete Therapeutinnen bzw. Auszubildende).
- Die Indikation für die Durchführung Konduktiver Therapie stellt optimalerweise ein neuropädiatrisch oder sozialpädiatrisch erfahrener Arzt.
- Konduktive Therapie sollte regelhaft durch ein sozialpädiatrisches Zentrum oder eine neuropädiatrische Abteilung überwacht werden, um die entsprechenden qualitätssichernden Maßnahmen sicherzustellen.
- Die Indikation zur Konduktiven Therapie sollte halbjährlich überprüft werden.
- Die Indikationsstellung sollte in Zusammenarbeit mit einer erfahrenen Konduktorin erfolgen.
- Unabdingbar ist die fachorthopädische Sicherstellung einer hinreichenden Belastungsfähigkeit der Hüftgelenke (Röntgen!). Wichtig ist auch die Sicherstellung von geeignetem orthopädischem Schuhwerk und anderer Hilfsmittel sowie ggf. erforderlicher orthopädischer Operationen vor einer geplanten Aufrichtung.
- Die therapeutischen Effekte Konduktiver Rehabilitation sind in geeigneter Weise von den Konduktorinnen zu dokumentieren, d.h. prä- und posttherapeutische ausführliche entwicklungsneurologische und -psychologische Befunde sind zu erheben.
- Die Qualität der Konduktorinnen sollte durch das Budapester Petö-Institut überprüft werden. Eine Supervision von längerfristig in Deutschland tätigen Konduktorinnen ist vorzusehen.
- Langfristige Arbeitsverträge für die Konduktorinnen sollen die Kontinuität in der Rehabilitation sicherstellen. Auf Dauer ist eine Ausbildung von Konduktorinnen in Deutschland anzustreben.

Finanzierung

Konduktive Rehabilitation sollte in jedem Bundesland modellhaft angeboten werden. Nach ärztlicher Indikationsstellung und Antrag an die Krankenkasse empfiehlt sich, dabei im Einzelfall über die Kostenerstattung zu entscheiden. Bei der Finanzierung konduktiver Modellprojekte sollte man sich an den Verträgen von Tageskliniken und entsprechenden Abrechnungssätzen orientieren. Die Bezahlung der Konduktorinnen sollte bundeseinheitlich in Anlehnung an BAT erfolgen.

Gegenüber der Finanzierung eines Rehabilitationsaufenthaltes in Ungarn bzw. stationärer Rehabilitationsmaßnahmen errechnet sich bei ambulanter Konduktiver Rehabilitation in Deutschland ein Einsparungspotenzial für den Kostenträger.

8.3   Stand der empirischen Forschung in Deutschland

Der Stand der wissenschaftlichen Aufarbeitung des Konduktiven Systems hat bereits heute, d. h. vor der Aufnahme in das offizielle deutsche Medizinsystem, eine bessere Befundlage als vergleichbare importierte Therapiesysteme wie die Krankengymnastik auf neurophysiologischer Basis nach Bobath oder Vojta 30 Jahre nach deren Etablierung (Bobath 1976; Vojta 1996). Stünden diese Methoden heute noch einmal zur Entscheidung an, würden sich dieselben Probleme ergeben, wie sie aktuell die Konduktive Therapie erfährt.

Bereits Anfang der 90er Jahre wurde an der Falkensteinklinik in Königstein von Weber und Rochel mit Unterstützung des Bundeswissenschaftsministers eine Studie zur Evaluation der Konduktiven Therapie über ein Jahr durchgeführt. Die mit Hilfe der Münchener Funktionellen Entwicklungsdiagnostik (MFE) und eigenen Dokumentationssystemen festgehaltenen Entwicklungsfortschritte sind in einem Forschungsbericht und auch als aktuelle Publikation nachvollziehbar (Rochel 1999).

1997 wurde die Integration der Konduktiven Förderung im Bereich der Frühförderung in Köln mit Unterstützung des Bundesgesundheitsministeriums untersucht. Die Ergebnisse stehen bisher noch aus.

Seit 1997 läuft mit Unterstützung des Verbandes der Ersatzkrankenkassen am Münchener Kinderzentrum eine kontrollierte wissenschaftliche Untersuchung, in der die konduktive Methode nach Petö mit der Krankengymnastik nach Vojta verglichen wird. Aufwendige diagnostische Kontrollen sollen den Stellenwert der „neuen" Methode im Vergleich zum „Goldstandard" überprüfen. Mit der noch ausstehenden Publikation der Ergebnisse (von Voss et al. in Vorbereitung) verbinden sich sehr hohe Erwartungen bis hin zur Klärung der Frage der Integration in das krankenkassenfinanzierte Reha-System (Abb. 8.1).

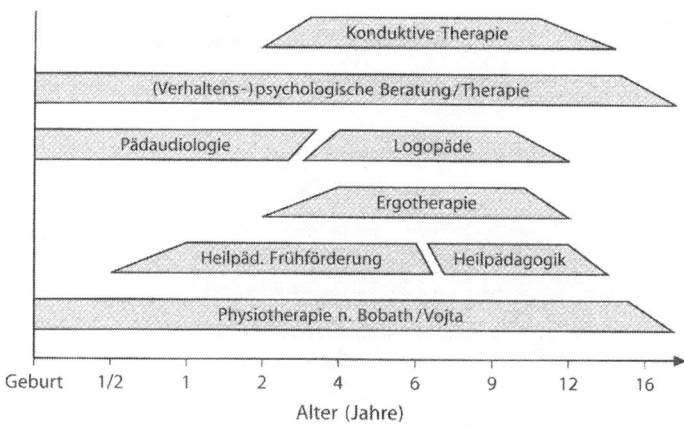

Abb. 8.1. Integration des Konduktiven Systems in der deutschen Frührehabilitation

Im Folgenden soll auf weitere Evaluationsansätze im Bereich der Konduktiven Rehabilitation am Institut in Oberhausen eingegangen werden, in der auch die AutorInnen tätig sind.

Für die Eltern von Kindern, die primär nicht unter die Indikation für eine Konduktive Rehabilitation fallen, die aber die ablehnende Entscheidung noch nicht akzeptieren können, wurde in Oberhausen eine „Elternschule" eingerichtet. Über 3 Monate wurden die Kinder und deren Eltern im Sinne der Konduktiven Therapie angeleitet. Im Vergleich zu einer Gruppe indizierter Kinder ließ sich ein signifikant schlechteres Rehabilitationsergebnis feststellen.

Die psychologische Evaluation der geförderten Kinder umfasst als Leistungstest den Kaufman-ABC sowie den Frostig-Test der visuellen Wahrnehmung (FEW).

Im Frostig-Test der visuellen Wahrnehmung (FEW) ließ sich eine lockere Kopplung mit den Intelligenzergebnissen feststellen. Erst bei einem FEW-Gesamtprozentrang unter 15 lag der IQ im Bereich der geistigen Behinderung.

Die Verlaufskontrolle der psychologischen Evaluation ergab nach einem Jahr der Förderung:
- Verbesserung einzelner Fertigkeiten (Subtests),
- Zunahme der allgemeinen Intelligenz (vereinzelt),
- gesteigerte Motivation,
- verbesserte Konzentration.

Die wissenschaftlichen Bemühungen werden absehbar Früchte tragen und innerhalb der nächsten 1–2 Jahre zu einer fundierteren Einschätzung des Stellenwertes der Konduktiven Therapie nach Petö führen.

8.4   Zusammenfassung

Die Konduktive Therapie ist in modifizierter Form langfristig gut geeignet, als ambulante intensivierte (Früh)-Rehabilitation in das deutsche Gesundheitswesen integriert zu werden. Idealerweise sollte die Konduktive Therapie erst sekundär zum Einsatz kommen, wenn die Basistherapiemethoden nicht ausreichen.

8.5   Kontaktadresse

Fortschritt im Revier e.V.
Falkensteinstr. 20
46047 Oberhausen

8.6   Literatur

Hän M, Horväth J, Kozma 1, Kökúti M (1992) Das Petö-System. Int Petö Institut, Budapest
Hän M (1997) Conductive Education. Occasional Papers (Suppl 1) Die Geschichte der Konduktiven Pädagogik. Int Petö Institute, Budapest
Rochel M (1999) Medizinische Verantwortung bei Konduktiver Förderung und Rehabilitation. Konduktive Förderung und Rehabilitation Bd 2. Verlag modernes lernen, Dortmund
Vojta V (1996) Das Vojta-Prinzip, 2. Aufl. Springer, Berlin Heidelberg New York
Voss v H (2001) Das Münchener Modellprojekt Konduktive Therapie. (In Vorbereitung)

Kapitel 9

Hippotherapie

E. TAUFFKIRCHEN

9.1 Definition

Die Hippotherapie ist eine physiotherapeutische Behandlung auf neurophysiologischer Grundlage mit und auf dem Pferd.

Sie wird vom Arzt verordnet und als Einzelbehandlung von Physiotherapeutinnen mit Zusatzausbildung für Hippotherapie durchgeführt. Die Physiotherpeutin ist verantwortlich für die Therapie, für den Einsatz der Helferin und für die angemessene Pferdebewegung im Schritt durch die Pferdeführerin.

Indiziert sind verschiedene neurologische Bewegungsstörungen des Kindes und des Erwachsenen.

9.2 Neurophysiologische Grundlagen

Die neurophysiologische Basis der Hippotherapie ist die Bewegungsanbahnung – Fazilitation – normaler automatischer Reaktionen der vertikalen Aufrichtung und Ausrichtung im Raum bei Übertragung der Schrittbewegung des Pferdes auf den behinderten Menschen. In der Gangart „Schritt" werden pro Minute 90–110 dreidimensionale Schwingungsimpulse vom Rücken des Pferdes auf den sitzenden Patienten übertragen.

Da der Schritt des Pferdes dem menschlichen Bewegungsmuster des Gehens gleicht und auch dabei kein Schritt genau wie der andere gesetzt wird, kann der Patient in einer kontinuierlichen, rhythmischen Fortbewegung, ohne Belastung seiner Beine, feine Variationen des Gangmusters erfahren und die eigenen Reaktionen wahrnehmen.

Es bestehen Wechselwirkungen im Kreislauf der rhythmischen Bewegung und zwar:

- neurophysiologische Bewegungsanbahnung,
- Reagieren mit automatischen Gleichgewichtsreaktionen,
- Wahrnehmen der Bewegung,

- Einsatz von Eigenregulation,
- Verbesserung des Haltungstonus,
- bessere Aufrichtung,
- Körperwahrnehmung, usw.

9.3   Eigenständige Wirkprinzipien

Wirkung auf die Sensomotorik

Haltungstonus

Ein möglichst guter Reitsitz ist erforderlich, damit die Schwingungen des Pferderückens vom Patienten verarbeitet werden können. Nur bei symmetrischer Hüftgelenkabduktion zugleich mit Außenrotation/Extension kann das Gesäß auch symmetrisch belastet und das Becken gerade aufgerichtet werden. Dann erst ist eine Aufrichtung der Wirbelsäule möglich. Das fällt den meisten Patienten sehr schwer. Die Physiotherapeutin muss Erfahrung in neurophysiologischer Behandlung haben, um dies bei den unterschiedlichen Patienten mit verschiedenen Tonusverhältnissen und den ihnen eigenen Bewegungsmustern erreichen zu können. Außerdem sind in der Vorwärtsbewegung immer wieder andere Bewegungsantworten notwendig, um den Sitz zu bewahren.

Die Abstimmung der Schrittbewegung des geführten Pferdes mit der Haltung des Kindes, das in jedem Moment auf das Getragenwerden im Schritt reagieren muss, ist von besonderer Bedeutung. Wenn der Schritt des Pferdes passt – nicht zu schwungvoll, aber auch nicht zu schleichend, nicht zu rasch, aber auch nicht zu langsam –, sondern für das spezielle Kind von der Therapeutin gerade ausgewählt, von der Pferdeführerin gut geführt und vom Pferd als angenehm empfunden wird, ist eine richtige Einwirkung auf den Haltungstonus gegeben.

Beachte: auch das Pferd kann Verspannung zeigen.

Bei möglichst gutem Reitsitz in angepasster rhythmischer Schrittbewegung ist eine Verbesserung des Haltungstonus zu erreichen. Dies hat weitere Einwirkung auf Atmung und Mundmotorik.

Atmung

Die Atmung wird zugleich mit Aufrichtung und dynamischer Stabilisation der Wirbelsäule im Schrittrhythmus ökonomisch reguliert. Thoraxbeweglichkeit bewirkt bessere Ventilation.

Mundmotorik

Über die Tonusregulierung werden Mundschluss, Zungenbewegungen, Laut- und Stimmbildung beeinflusst. Sowohl bei Halt als auch bei der Schrittbewegung des Pferdes sind die Kinder motiviert, sprachliche Kommunikation aufzunehmen. Bei aufrechter Sitzhaltung und dynamischer Stabilisation der Wirbelsäule ist dies durch verbesserte Atemfunktion leichter möglich.

Symmetrie und Gleichgewicht

Ein verbesserter Haltungstonus beeinflusst auch:
- die Symmetrie und
- das Gleichgewicht.

Die *Symmetrie* wird bei dem Sitz auf dem Pferd durch das beständige Wiederfinden der Balance geübt. Bei Bewegung und Haltung (= widerlagerte Bewegung) wird an Symmetrie gearbeitet.

Das *Gleichgewicht* wird permanent durch die Einwirkung der rhythmischen Schwingungsimpulse und das Halten der Balance gegen Schwer-, Schub- und Bremskraft sowie Fliehkräfte in der Vorwärtsbewegung gefordert. Da ein Anhalten am Gurt die Gleichgewichtsreaktionen verhindert, sollen – sobald das Kind dazu bereit ist – die Arme mit den Händen auf den Oberschenkeln abgelegt werden.

Die Gleichgewichtsreaktionen bei dem Sitz auf dem Pferderücken wirken sich funktionell wie folgt aus: es kommt zur Aktivität der Muskelketten in Spiralzügen vom Becken um den Brustkorb herum, die Schultern/Arme einbeziehend, zum Nacken und kompensatorisch an den Beinen von den Hüften in Abduktion/Außenrotation/Extension bis zur Dorsalextension der Füße/Zehen. Das heißt, es wird immer der gesamte Körper aktiviert. Es ist beachtlich wie sehr behinderte Kinder bemüht sind, ihre Reaktionen und Koordinationen so gut als möglich einzusetzen. Sie benötigen allerdings einer verlässlichen Hilfestellung durch die Therapeutin. Bei Schrittvariationen des Pferdes – bei langsamen/raschen Schritt mit mehr/weniger Rückenaktion des Pferdes durch vermehrtes/geringeres Untertreten seiner Hinterhand – kann, mit Feinabstimmung der Pferdebewegung dem Patienten entsprechend, die Hippotherapie variiert werden. Das Gefühl eines richtigen Sitzes kann das Kind durch Feed-back-Reaktionen bekommen. Wenn das Pferd in der Halle von der Pferdeführerin gerade geführt wird, wird doch an den kurzen Seiten abgerundet, dadurch hat das Pferd Lateralflexion im Rücken und dies erfordert eine Anpassung des Patienten mit zusätzlicher Rotation (negative oder positive Rotation des Beckens oder des Brustkorbs je nach Seitbiegung des Pferderückens). Wird das Pferd in gebogenen Linien geführt (wie Zirkel, Volte, Bögen und Schlangenlinien), erfordert dies vom Patienten feinste Anpassung an den Pferdeschritt, um nicht seitlich abzugleiten. Bei Halten und wieder Anreiten im Schritt soll koordinierte Widerlagerung der ventralen und dorsalen Muskelketten erfolgen. Das Kind lernt, Feed-forward-Reaktionen einzusetzen, um die überschießende Bewegung abzufangen.

Gelenkbeweglichkeit und Muskelspannung

Die Therapie führt zur Mobilisation der Gelenke mit Verbesserung der *Gelenkbeweglichkeit* und Zentrierung der Gelenke. Die vielfältigen Vibrationen, die vom Pferderücken übertragen werden, bewirken feine Gelenkbewegungen im Bereich der Wirbelsäule, der Gelenkfacetten, des Brustkorbs und Schultergürtels. In achsengerechter Gelenkstellung ist eine Zentrierung möglich. An den Extremitäten – vor allem an den Schulter – und Kniegelenken entstehen gelenkentlastende Traktionen durch Pendelaktivität.

Es ist ebenfalls eine Besserung der verkürzten Muskulatur zu beobachten. Adduktions-Flexions-Innenrotations-Kontrakturen der Hüftgelenke können über den breiten Rücken des Pferdes durch die Wärme (das Pferd hat eine um 1°C höhere Temperatur als der Mensch) und sanfte Druckmassage – bei rotierender Bewegung der Extremität – gelockert werden. Im Verlauf der Behandlung wird eine Verbesserung der Kontraktur deutlich.

Beachte: Neuroorthopädische Kontrollen sind wichtig!

Taktil-kinästhetisches Empfinden, Körperwahrnehmung und Raumlagebewusstsein

Die Sitzbasis, mit Kontaktstelle Gesäß und Teile der Oberschenkel, ist Unterstützungsfläche, auf der die Körperabschnitte Becken, Rumpf und Kopf ausbalanciert werden. Über Druck und Gegendruck des rhythmisch bewegten Körpers wird Tiefensensibilität, das Modell des eigenen Körpers und seiner Bewegungsfähigkeit wahrgenommen. Die Stellung des Beckens, Rumpfes, Schultergürtels, Nackens und des Kopfes kann dem Patienten bewusst gemacht werden, da jede Fehlhaltung die Sitzbalance beeinflusst und daher in diesen Bereichen Selbstkorrekturen oder Verbesserungen durch die Physiotherapeutin wichtig sind und auch dem Kind nützlich erscheinen. Über Hautkontakt, Streicheln, Abklopfen des Pferdes wird Berühren empfunden. Das Getragenwerden und sich dabei aufrecht halten im Raum, erhöht über die anderen, bedeutet ein überraschend neues Raumgefühl. Wahrnehmungen rund um das Pferd nehmen Kinder geradezu mit Wollust auf, wie z. B. Riechen, Befühlen und Umschlingen des Pferdekörpers.

Visuelle Wahrnehmung

Die visuelle Wahrnehmung – ein nach vorne Schauen, wohin das Pferd geht, mit Ausrichten der Kopfstellung, ist für eine aufrechte Sitzhaltung Voraussetzung. Die Konzentration auf bestimmte Bahnpunkte (= Tafeln mit Buchstaben oder Worten bei Schulkindern, Zeichnungen von Tieren bei Kleinkindern) hilft der visuellen Wahrnehmung und aktiviert Denkprozesse.

Weitere Wirkungen im Bewegungsdialog Kind – Pferd

Das Kind erfährt im engen Kontakt mit dem Pferd eine ganzheitliche Therapie:
- *Förderung der Konzentration*: Die Verarbeitung der vielen sensomotorischen Eindrücke bei der Vorwärtsbewegung auf dem Pferd im Raum erfordert die Mitarbeit des Kindes. Eine beachtliche Konzentration dabei ist durch die besondere Motivation möglich.
- *Förderung der Kommunikation*: Im engen Kontakt mit dem verlässlichen Therapiepferd entsteht eine liebevolle Beziehung, die schon bald auch die Personen bei der Hippotherapie einschließt, die sich um Kind und Pferd bemühen.
- *Selbständigkeit des Kindes*: Oft nach wenigen Therapieeinheiten sagt das Kind „ich kann allein auf's Pferd", „ich will allein sitzen",
- *Abschätzen der eigenen Fähigkeiten*: „Ich möchte heute..., aber hilfst du mir?"
- *Stärkung des Selbstwertgefühls*: Das Kind fühlt, dass es etwas leistet, wird zurecht gelobt und sogar von seiner Umgebung bewundert.
- *Erwecken einer sinnvollen Lebensfreude.*

9.4   Auswahl der Patienten – Indikation und Kontraindikation im Kindesalter

Die Patienten sind Kinder im Kindergarten- oder Schulalter, die in der Mehrzahl schon seit dem Säuglingsalter von speziellen ärztlichen und therapeutischen Fachleuten betreut werden.

Die Hippotherapie als nun neue Behandlungsmaßnahme ist häufig schon von dem Kind und seiner Familie ersehnt. Der Arzt, meist der Neuropädiater, der das Kind gut kennt, stellt die Indikation und verordnet Hippotherapie. Auch der Befund des Neuroorthopäden muss bei Bewegungsstörungen im Kindesalter für die Indikation beachtet werden. Bei bestimmten Patienten kann es vorerst unsicher sein, ob die positiven Erwartungen zur Zeit bei dem Kind erfüllt werden können, oder ob Hippotherapie Überforderung bedeutet. Da viele motorische und sensorische Reize bei Hippotherapie auf das Kind einwirken, ist es möglich, dass es die Stimulationen nicht ordnen und verarbeiten kann. Bei kognitiven Störungen und bei schweren sensorischen Integrationsstörungen kann Aufmerksamkeit im Behandlungsraum vielleicht besser erreicht werden als auf dem Pferd. Andererseits ist die Motivation bei manchen Kindern so groß, dass sie eigentlich nur bei der Hippotherapie erstaunlich konzentriert mitarbeiten. Das sollte mit den Eltern besprochen werden, denn die Wirksamkeit dieser Therapie kann vorher nicht immer abgeschätzt werden.

Die Indikation für Hippotherapie wird bei neurologischen Bewegungsstörungen gestellt.

Die ganzheitliche Behandlung des Kindes, die die Förderung motorischer, sensorischer, sozialer und kognitiver Fähigkeiten beinhaltet, ist bei der Therapie mit und auf dem Pferd in besonderer Weise gegeben. Die Physiotherapeutin hat mit ihrem Team vielfältige Möglichkeiten, das Pferd dem Patienten entsprechend einzusetzen. In einem Protokoll wird sie ihr Assessment – die ganzheitliche Untersuchung des Kindes mit den Eltern – aufzeichnen und ist sicher dankbar für Hinweise der Besonderheiten des Kindes. Für die Schwerpunkte wie Behandlungsziel und Behandlungsplan der Hippotherapie braucht sie gute Information des zuweisenden Arztes und der behandelnden Therapeutin, um die Hippotherapie genau dem Kind entsprechend zu planen (Tabelle 9.1).

9.5   Behandlung mit Hippotherapie

Physiotherapeutischer Befund („Assessment") und Verlaufsdokumentation

Es sollte eingeplant werden, dass zu Beginn der Hippotherapie die Physiotherapeutin, die mit dem Kind diese Therapie durchführt, den Patienten entkleidet im Raum untersucht und mit den Eltern den Therapieplan erstellt. Unter Assessment versteht man dabei das möglichst ganzheitliche Erfassen der Fähigkeiten und der Behinderung des Patienten. Die Therapeutin sollte dafür Vorinformationen und Befunde von Arzt und Therapeutin, die den Patienten kennen, erhalten haben. Das Assessment und der Therapieplan für die Hippotherapie sollten, wie in der neurophysiologischen Behandlung nach dem Bobath-Konzept, untrennbar verwoben sein. Je besser

Tabelle 9.1. Indikationen[a] und Kontraindikationen der Hippotherapie

Indikationen	Kontraindikationen
• *Kinder ab dem 4. Lebensjahr* Erst ab diesem Alter sind – reifungs-bedingt – im Reitsitz Wirbelsäulenauf-richtung und handlungskonzentrierte Mitarbeit möglich	Kind ist zu zart um auf die Schrittbewe-gungen des Pferdes funktionell reagieren zu können, oder es kann z. Z. nur spielerisch mit dem Pferd umgehen. Abwehr oder Angst, Pferdehaarallergie
• *Infantile Cerebralparese (ICP)* Grundsätzlich alle Erscheinungsformen der ICP, von minimaler, leichter bis schwerer Ausprägung. Förderung motorischer, sensorischer, sozialer und kognitiver Fähigkeiten	Auch mit Hilfe der Therapeutin Reitsitz nicht möglich, Schmerzen bei weiter Hüftabduktion, starke Flexion in Hüften bzw. Wirbelsäule, Patient zu groß und/oder schwer behindert, daher ungenügen-de Sicherung oder Kontrolle, Überforderung bei schwerer geistiger Retardierung
• *Schädel-Hirn-Trauma* Ab der Phase des Integrationsstadiums bzw. Defektstadiums im Rahmen ambulanter Rehabilitation, Indikation wie bei ICP	Wie oben bei ICP
• *Spina bifida* Dysbalancen der Muskulatur im Reitsitz ausgleichen und einen symmetrischen Haltungstonus aufbauen mit Kräftigung der intakten Muskulatur. Einwirkung auf bestehende Spastizität der Beine, Einwirkung auf Beckenbo-denmukulatur und Bauchpresse	Absprache mit Neuropädiater, -chirurgen, -orthopäden und Urologen. Gibbus oder fixierte Skoliose mit Skolio-sewinkel nach Cobb über 25°
• *Neuromuskuläre Erkrankungen* Funktionelle Innervation und Kräfti-gung hypotoner Muskelketten vom Becken nach kranial, Erreichen von dynamischer Stabilisa-tion der Wirbelsäule, Verbesserung der Atmung	Neuropädiatrische Abklärung und Ab-sprache! – Progredienz der Erkrankung, – rasche Ermüdbarkeit

[a] Indikation ist dann gegeben, wenn der Behandlungsplan des Patienten Maßnahmen erfordert, die nur durch Hippotherapie und nicht durch Physiotherapie im Behand-lungsraum möglich sind.

die Therapeutin auf das Kind eingeht, in Interaktion seine Handlung, Sprache, Gestik, die Vorlieben seines Spiels erlebt und dabei Haltungskontrolle und Qualität der Bewegungen beurteilt, desto eher erkennt sie, in welchen Bereichen Hippotherapie weiterhelfen kann. Aus dem Befund ergeben sich Behandlungsziel und Behandlungsplan, die im Verlauf der Hippotherapien genau beachtet und durch schriftliche Dokumentation erweitert werden müssen. Da im Kindesalter durch Entwicklung und Wachstum der Zustand sich ständig ändert, sind Videoaufnahmen für die Eltern und das Therapeutenteam besonders lehrreich. Es ist wichtig den Verlauf der Hippotherapie regelmäßig zu dokumentieren und eine Evaluation zu erstellen, denn nur dadurch kann der Wert dieser Therapie dem zuweisenden Arzt und auch den Stellen der Kostenübernahme bewiesen werden.

Neurophysiologische Behandlung nach dem Bobath-Konzept

Im heutigen Verständnis der Behandlung weiß man, wie wesentlich die von dem Kind initiierte Handlung und Verwirklichung seiner Pläne, die selbständige Bewegungsplanung, für die Selbstorganisation und Handlungskompetenz seiner Persönlichkeit ist. In der Therapiesituation gewähren wir heute dem bewegungsgestörten Kind viel Spielraum, damit es selbstbestimmt handeln kann. Bei guten Rahmenbedingungen der Therapie (was biete ich wo, wann, wie an?) wird die Hemmung abnormer Bewegungsmuster und assoziierter Reaktionen zu Gunsten der Aktivität und Motivation zurückgestellt. Die Erfahrung hat gezeigt, dass bei selbständigem Handeln durch Selbstregulationen auch Tonusqualitäten verändert und Funktionen leichter möglich werden.

Das Bobath-Konzept in der Hippotherapie hat als neurophysiologische Behandlung bei Kindern und auch bei Erwachsenen den Vorrang vor allen anderen neurophysiologischen Therapien. Denn auf dem Pferd können Patienten mit neurologischen Behinderungen genau dem Bobath-Konzept entsprechend in einer idealen Ausgangsstellung – dem Reitsitz – unter Stimulation der Aufrichtung und Haltung variable Schrittbewegung in rhythmischer Fortbewegung erfahren. Da kein Schritt des Pferdes dem anderen gleicht, kann der Patient lernen, differenzierte Gleichgewichtsreaktionen einzusetzen. Beim Angehen in den Schritt, bei einem Halten und in der Vorwärtsbewegung kann Koordination geübt werden. Da das Therapiepferd verlässlich von der Pferdeführerin geführt wird, kann sich der Patient ganz auf die eigene Bewegung konzentrieren.

Die Fazilitation – Bewegungsanbahnung – geschieht durch die angepasste Pferdebewegung. Bei der Behandlung auf dem Pferderücken wird die

Hilfe und Kontrolle der Therapeutin von dem Kind erwartet und verlangt, denn das Kind kann vorerst meist nicht ohne Hilfe auf die Pferdebewegung reagieren. Die Kontrolle der Therapeutin soll dem Patienten Sicherheit für die Bewegung vermitteln. „Aber die Kunst ist es, unsere Hände im richtigen Moment wegzunehmen und die Bewegung dem Patienten zu überlassen" (Berta Bobath in ihrem Kurs London 1968) – das gilt auch auf dem Pferd.

Durchführung der Hippotherapie

Praktische Vorbereitungen

Die Physiotherapeutin erstellt beim Assessment einen individuellen Therapieplan. Vor Durchführung der Hippotherapie sind einige Vorbereitungen erforderlich (s. hierzu auch Kap. 9.7):
- *Vorbereitung des Therapiepferdes*:
  - Für die Hippotherapie muss das Pferd von der Pferdeführerin durch Reiten oder Longearbeit gelöst werden.
  - Vor dem Einsatz mit Patienten muss man sich überzeugen, dass das Pferd in gutem Gehorsam, taktrein, mit fleißigem raumgreifendem Schritt, ruhig und in guter Anlehnung mit der Longe zu führen ist.
  - Wenn Hippotherapie mit Therapeutin hinter dem Kind geplant ist, sollte die Therapeutin zuerst allein auf dem Pferderücken sitzend ihren Schwerpunkt nach hinten verlagern, um das Pferd an Veränderung der Gewichtseinwirkung auf seinem Rücken zu gewöhnen.
- *Reithalle*:
  Störende Faktoren in der Reithalle sollten ausgeschaltet werden, da kein Risiko für den Patienten bestehen darf. In der Halle befinden sich nur Bezugspersonen zum Patienten, keine anderen Zuschauer, Reiter oder Tiere.
- *Ausrüstung des Pferdes*:
  Das Pferd muss entsprechend dem Behandlungsplan des Patienten ausgerüstet sein, z. B. Langzügelführung oder therapeutisches Longieren. Das ist Aufgabe der Pferdeführerin.
- *Kleidung des Patienten*:
  Die Kleidung sollte anliegend sein, damit die Haltung des Kindes gut erkennbar ist, sie darf die Bewegung aber nicht einschränken. Eine Reitkappe ist nur verlässlicher Kopfschutz bei richtigem Sitz der Kappe und Kinnschutz. Bei meist schlechter Kopf- und Rumpfhaltung der Kinder ist der richtige Sitz der Kappe nicht möglich, oder sie ist zu eng/zu weit und behindert das Kind in seiner Wahrnehmung. Unter den strengen

Voraussetzungen der Durchführung der Hippotherapie in Deutschland und Österreich, d. h. ausgebildete Physiotherapeutin und ausgebildetes Therapiepferd, das in einer Reithalle geführt wird, kann auf eine Reitkappe verzichtet werden.

Therapieverlauf

- *Aufsitzen*:
  Vor dem Aufsitzen begrüßt das Kind das Pferd. Das Aufsitzen erfolgt über eine Rampe, eine Aufstiegstreppe oder durch Hinaufheben. Der Transfer auf das Pferd soll unter Mitarbeit des Kindes und soweit als möglich auch selbständig geschehen. Auf- und Absitzen ist ein wichtiger Teil der Therapie, der entsprechend der Behinderung des Kindes geplant wird. Die Pferdeführerin steht vor dem Therapiepferd und sorgt dabei für ruhiges Stehen.
- *Physiotherapeutin sitzt hinter dem Kind auf dem Pferd*:
  Bei kleinen, ängstlichen, oder schwerbehinderten Kindern, deren Rumpf- bzw. Kopfbalance für den Sitz auf dem Pferd noch ungenügend ist, wählt die Therapeutin diese Therapieform. Die Sicherheit von Patient und Therapeutin muss dabei gegeben sein. Eine zweite Therapeutin oder Helferin ist bei Schwerbehinderten notwendig. Durch ein Heben der Arme, Strecken von Rumpf, und Rotation der Wirbelsäule mit Hilfe der Therapeutin, kann der Haltungstonus gebessert und die Atmung vertieft werden. Lautgebung und Sprechen wird durch die Bewegung stimuliert. Dem Kind ist das weite Ausstrecken sehr angenehm und anschließend sind ihm aktive, dissoziierte Bewegungen der Arme leichter möglich.
- *Patient sitzt allein auf dem Pferd*:
  Die Therapeutin geht an der schwerer behinderten Seite des Kindes. Eine Helferin an der anderen Seite ist bei den meisten Patienten wichtig, um eine symmetrische Haltung zu ermöglichen. Die richtige Anwendung der Kontrolle ist für die Sicherheit des Patienten und die Hilfe zum aktiven Übernehmen der Bewegung entscheidend. Die Berührungen gleichen einem „Modellieren", um dem Kind zu helfen sein Körpermodell zu erfassen.
- *Anpassen des Patienten an den Schritt des Pferdes*:
  Dabei muss umgekehrt auch der Schritt des Pferdes dem Patienten angepasst werden. Schrittvarianten/Halten, Richtungswechsel und Bahnfiguren können, dem Befund des Patienten entsprechend, durchgeführt werden. Das Getragenwerden im Raum mit unterschiedlichen Schwingungsimpulsen durch Schrittvarianten, Halten und wieder Anreiten in aufrechter Körperhaltung mit Abstützen der Hände auf den Oberschenkeln,

ist für Kinder mit zerebraler Bewegungsstörung eine Herausforderung für besondere Konzentration, die sie im Behandlungsraum kaum einsetzen würden.

- *Trabtritte*:
  Wenn ein guter Sitz auf dem Pferd erreicht und der Haltungstonus im Normbereich ist, kann der richtige Sitz durch einige Trabtritte (eine vom Pferderücken ausgehende „Kokontraktion") dem Patienten verstärkt spürbar gemacht werden.
  Vorsicht: das Therapiepferd muss ausgebildet sein, aus einem schnellen Schritt – Trabtritte – und wieder Schritte ruhig zu treten.

- *Lagewechsel, bestimmte Armhaltungen/-bewegungen, Hilfsmittel*:
  Hilfsmittel, z. B. Ball, Reifen, Stab, sollen nicht als Übungen eingesetzt werden, um Hippotherapie interessanter zu machen!
  Übungen sind bei Patienten mit neurologischen Bewegungsstörungen nur dann sinnvoll, wenn dadurch eine Funktion des Patienten erweitert oder gebessert wird. Da es nie zwei gleiche Patienten gibt, wenn sie auch diagnostisch dieselbe Bewegungsstörung haben, kann die spezielle Übung individuell für das eine Kind passen, dem anderen aber vielleicht nicht entsprechen. Das Behandlungsprogramm sollte auf das einzelne Kind mit seinen Fähigkeiten bei spezieller Behinderung ausgerichtet sein.

- *Anforderungen von visueller Wahrnehmung, Hören, Sprechen und Denkleistung*:
  Diese Anforderungen können bei der Hippotherapie, dem Stand der Fähigkeiten des Kindes entsprechend, eingebaut werden.
  Beachte: Die hohe Anforderung der sensomotorischen Leistungen in der Hippotherapie und die Verarbeitung weiterer Stimulationen darf das Kind nicht überfordern!

- *Absitzen*:
  Beim Absitzen, Verabschiedung und Weggehen sollen die erreichten Verbesserungen weiter wirken. Wenn Haltungstonus, Symmetrie, Aufrichtung u.a. gebessert wurde, sollte dies gleich nachwirken können, z.B. durch aufrechtes Sitzen im Rollstuhl, ruhiges Gehen mit symmetrischer Gewichtsverlagerung usw. Im Weiteren können Kind und Eltern Änderungen im Befinden registrieren und sollten es das nächste Mal der Therapeutin berichten.

Teamarbeit – Hippotherapie im Blickwinkel einer systemischen Therapie

Eine Besonderheit der Hippotherapie ist die Teamarbeit, in der alle Mitarbeiter ein gleiches Ziel verfolgen – unser Patient soll die Schrittbewegung auf dem Pferd erfahren, so gut als möglich allein aufnehmen und sich aneignen! Es ist ein beglückendes Zusammenspiel des gesamten Teams, das Kind, Pferd, Pferdeführerin, Therapeutin und Helferin in der gemeinsamen, rhythmischen Schrittbewegung und dem gleichen Mitschwingen von Wunsch und Ziel erfasst. In dieser systemischen Therapie stellen wir die Bewegung und Atmung aufeinander ein, geben unser Bestes und freuen uns am Erfolg.

Zeitaufwand

Da die Therapie sehr anstrengend ist, ist die Mitarbeit und Konzentration auf etwa 20 Minuten beschränkt. Manchmal ist das Limit schon eher erreicht, länger als 1/2 Stunde ist Hippotherapie aber Kindern nicht zumutbar. Die Therapie sollte beendet werden, wenn der Sitz auf dem Pferd und die Aufmerksamkeit des Kindes möglich ist, noch bevor es deutlich ermüdet.

Die Häufigkeit der Therapieeinheiten ist unterschiedlich, aber mindestens einmal pro Woche.

Im Anschluss an die Hippotherapie ist die Dokumentation – wie schon beschrieben – wichtig.

Finanzierung

In Deutschland wird Hippotherapie, sollte die Behandlung noch nicht im Verordnungkatalog der Krankenkasse stehen, im Zuge der Einzelentscheidung vergütet. Für die Kostenübernahme der Hippotherapie als Behandlung auf neurophysiologischer Grundlage müssen bestimmte Voraussetzungen erfüllt und nachweisbar sein. Diese Therapie muss vom Arzt bei Verordnung in Zeit und Aufwand beschrieben und begründet werden und die Physiotherapeutin muss die Qualifikation nachweisen.

In Österreich ist Hippotherapie als neurophysiologische Behandlung anerkannt und wird als solche, nach ärztlicher Verordnung, von den Krankenkassen übernommen, wenn die Physiotherapeutin die Ausbildung in Hippotherapie nachweisen kann. Die Kostenübernahme ist aber in den einzelnen Bundesländern unterschiedlich, und da nicht geringe Kosten für Einstellung und Haltung des Pferdes und die Arbeit der Pferdeführerin aufgebracht werden müssen, sind bei privat arbeitenden Physiotherapeutinnen meist zusätzliche Kosten der Eltern als Selbstbehalt aufzubringen.

9.6 Bedeutung der Hippotherapie für das behinderte Kind und die Eltern

Aus Gesprächen mit Kind und Eltern erfährt man, dass aus der Sicht des Kindes und auch der Familie die Hippotherapie sich von allen anderen Behandlungen in wesentlichen Punkten unterscheidet:

- Das Kind geht nicht zur Therapie, es geht „reiten", und das Umfeld und die Empfindungen (wie der Reitstall, der Pferdegeruch) sind fern von gewohnter Therapie.
- Kind und Familie freuen sich auf die Hippotherapie. Sie kommen pünktlich und regelmäßig. Nicht nur die Mutter, sondern Geschwister, Vater und Großeltern sind an der Hippotherapie interessiert.
- Das Therapiepferd hat als großes, verlässliches Tier wirklich die tragende Rolle und wird bald zu einem besonderen Freund. Das Pferd wertet nicht, jedes Kind ist ihm wertvoll – unabhängig von Aussehen, geistiger, körperlicher oder psychischer Behinderung. Es hat besondere Fähigkeiten des „Mitempfindens, Mitfühlens, Mitdenkens". Es empfindet und fühlt, was das Kind und die Menschen empfinden, wie sie sich fühlen und es kann sogar „Gedanken lesen". Jeder Reiter schätzt diese hervorragenden Eigenarten des Pferdes, die Beziehung, die Antenne zum Menschen, und ein Kind kann das gut erfassen. Zwischen Kind und Pferd besteht deutlich intuitive Verbindung.
- Das angenehme Getragenwerden auf dem Pferd ist wie ein Handling, auf das das Kind mit Ausrichten seines Körpers reagiert. Wenn es nun zu groß und zu schwer ist, von Mutter oder Vater getragen zu werden, kann das Pferd diese Aufgabe übernehmen.
- Das Pferd hat spezielle Verhaltensweisen, die zu berücksichtigen sind. Im Umgang mit dem Pferd lernt das Kind, bestimmte Regeln einzuhalten. Denn das Pferd ist sehr empfindsam auf Lärm und Unruhe, es hat einen so feinen Gehör- und Geruchsinn wie etwa ein Jagdhund. Das Pferd könnte sein angeborenes Fluchtverhalten einsetzen, wenn unerwartete, unvorhersehbare, dem Pferd angstmachende Geschehnisse auftreten.

Das Therapiepferd aber hat gelernt, sich in Gehorsam dem Menschen unterzuordnen. Das Kind kann in der Hippotherapie erkennen, dass das Pferd folgt und behutsam Rücksicht nimmt:

- es bleibt beim Auf- und Absitzen ruhig stehen,
- es passt seinen Schritt dem Patienten an,
- es versucht manchmal sogar das Kind zurecht zu setzen – durch koordinierte Aktivität von Abfussen und Rückenaktion
- es ist der Pferdeführerin gehorsam und folgt sofort auf ihre Stimme.

Das Kind versteht, dass das Verhalten des Therapiepferdes nicht selbstverständlich ist, sondern besonderes Lob verdient. Das Lob, das das Kind durch Streicheln, Abklopfen und Danke sagen gibt, fällt auf den Lobenden zurück und hat Wirkung auf sein Verhalten. Und auch das Therapiepferd wird in dieser Arbeit immer verlässlicher.

9.7   Voraussetzungen für die Durchführung der Hippotherapie (Abb. 9.1)

Therapiepferd

Das Therapiepferd muss gesund sein und folgende Voraussetzungen erfüllen:
- einwandfreier Charakter, Menschenfreundlichkeit,
- besondere Aufmerksamkeit, Wachheit bei größtmöglicher Scheufreiheit,
- Arbeitswilligkeit mit absolutem Gehorsam,

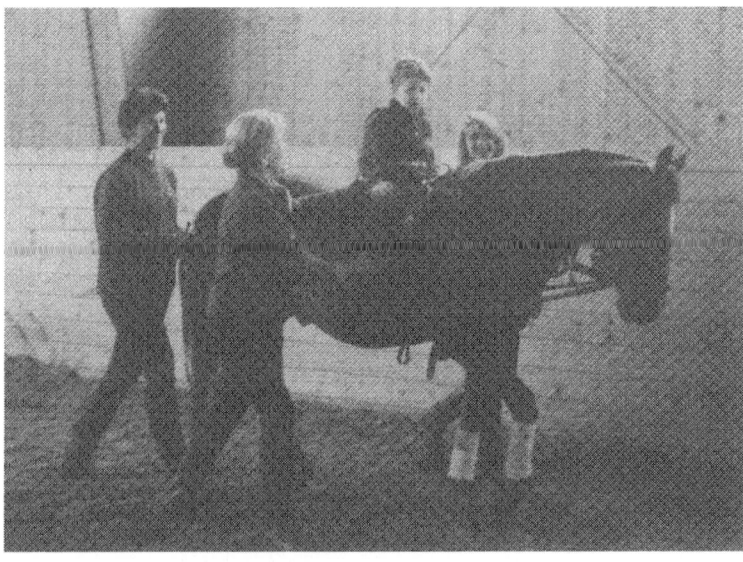

Abb. 9.1. Therapiesituation bei der Hippotherapie

- Einfühlsamkeit und besondere Sensibilität auf Gewichtsverlagerung des Reiters, aber keine Überempfindlichkeit,
- keine Pferderasse hat den Vorzug, sondern wichtig ist entsprechendes Exterieur und passende Größe für die jeweiligen Patienten,
- Alter ab 5–6 Jahre und Ausbildungsstand ab A-Dressur,
- Bewegungen gut trainiert mit fleißiger Hinterhand (= Aktivität der Hinterbeine),
- möglichst gut bemuskelter Rücken,
- raumgreifender Schritt – harmonisch zu variieren.

Das nach diesen Kriterien ausgewählte Pferd braucht noch spezielle Ausbildung für den Einsatz bei Kindern.

Es muss lernen, in engem Kontakt mit Menschen zu gehen und von links und rechts, von vorne und von hinten geführt zu werden. Es soll an die gebräuchlichen Führarten für die Therapie gewöhnen werden wie:
- *Therapeutisches Longieren*:
  Dabei wird das Pferd mit beiderseits gleich langen Ausbindern zwischen Longe und Peitsche geradeaus in gleicher Richtung geführt und sollte lernen, den Schritt zu variieren und gehorsam zu halten.
- *Langzügelführung*:
  Das Pferd wird an 2 kürzeren Longen von hinten geführt, dabei kann die Richtung geändert werden, und verschiedene Bahnfiguren (wie Zirkel, Volte usw.) sind möglich.
  Weitere Ausführungen s. Strauß 2000.

Das Pferd soll daran gewöhnt werden, nah an Rampe, Aufstiegstreppe, Rollstühle usw. herangeführt zu werden und beim Auf- bzw. Absitzen oder Abgleiten an seinem Körper ruhig zu stehen. Es muss lernen, die verschiedenen Gewichte und Gewichtsverlagerungen auf seinem Rücken zu tragen und sollte auch plötzlich auftretende Geräusche und neue Situationen ertragen. Dem Pferd soll bekannt sein, was bei der Therapie mit Kindern von ihm gefordert wird. Dies muss auch mit einem erfahrenen Therapiepferd immer wieder geübt werden.

Für die Geschmeidigkeit seiner Bewegungen und für seine Ausgeglichenheit muss außerhalb der Therapie ein erfahrener Reiter für gute Dressurarbeit, abwechslungreiche Beschäftigung mit dem Pferd und liebevolle Pflege Verantwortung übernehmen.

Ausrüstung des Therapiepferdes

Die spezielle Ausrüstung des Therapiepferdes für Hippotherapie beinhaltet neben angepasstem Sattel, Trense und Zaumzeug einen speziellen Therapiegurt aus Leder, der möglichst schmal ist und dem Pferd gut anliegt. Der Gurt darf Sitzposition und Beinstellung des Kindes nicht stören. Weitere Ausführungen s. Strauss 2000.

Physiotherapeutin mit Zusatzausbildung in Hippotherapie

Voraussetzungen der Physiotherapeutin für diese spezielle Ausbildung sind Kenntnisse und Erfahrung mit neurophysiologischer Behandlung neurologisch erkrankter/behinderter Kinder oder Erwachsener und gute reiterliche Fähigkeiten.

Die Ausbildung in Deutschland sowie in Österreich erfolgt in zwei 8–10 tägigen Kursen mit 1/2 jährigen Praktikum dazwischen. Die abschließende Prüfung wird von den jeweiligen Kuratorien in Zusammenarbeit mit den nationalen Reiterlichen Vereinigungen und dem Physiotherapieverband des Landes veranstaltet. (Anschrift der Kuratorien s. unten).

Die Physiotherapeutin erwirbt in dem Ausbildungskurs die Kenntnisse zur Durchführung der Hippotherapie. Sie trägt die Verantwortung in der Therapie auch für ihre Mitatbeiter und wird daher die Helferin und die Pferdeführerin genau instruieren.

Pferdeführerin

Wenn die Pferdeführerin bereits eine reiterlichen Ausbildung hat, dann sind Praxis und Vorwissen vorhanden, um die besonderen Aufgaben zu lernen, d. h. ein korrektes Führen des Pferdes nach Angabe der Physiotherapeutin zu übernehmen und vielleicht auch außerhalb der Therapie für das Training des Pferdes zu sorgen. Hat das Pferd eine Bezugsperson (Therapeutin oder Pferdeführerin), dankt es durch besonders gute Arbeit.

Reithalle

Eine Reithalle ist notwendig, um die Therapie unabhängig von Witterung und Umwelteinflüssen durchführen zu können. Für die Sicherheit und Konzentration des Patienten und die ruhige Führung des Pferdes dürfen zu den Zeiten, in denen Hippotherapie stattfindet, keine Reiter die Halle benützen. Da es sich um Therapie handelt, sind Zuschauer unerwünscht, nur die Familie des Kindes soll das Geschehen miterleben.

Abschluss einer Versicherung

Das Unfallrisiko unter den beschriebenen Bedingungen ist geringer als im täglichen Leben; es wurde von Riede* mit 0,003% statistisch errechnet. Trotzdem sollte ein Versicherungsschutz für Patienten und Therapeuten wahrgenommen werden.

9.8 Empirische und wissenschaftliche Wirksamkeitsnachweise

„Seit es Physiotherapie mit und auf dem Pferd gibt, wird auch ihre Wirksamkeit erforscht. Qualität und Empfehlung einer Behandlungsmethode stehen und fallen mit ihrer Dokumentation und Nachweisen ihrer Effektivität. Für die Hippotherapie liegen seit mehr als 30 Jahren ungezählte Behandlungsergebnisse vor – sie lassen sich ganz kurz zusammenfassen" (Strauß 2000):

- *Patientenberichte*: Verbesserung der Bewegungsstörung, Erzielen neuer Funktionen usw.,
- *Fremdberichte*: Angehörige, Pädagogen, Cotherapeuten bestätigen vielfache Besserungen,
- *Arzberichte*: Kontrolluntersuchungen belegen mit jeweiligem Befund die positiven Ergebnisse,
- *Physiotherapieplan*: Dokumentation der Behandlungsergebnisse,
- *Verlaufsdokumentation*: durch erarbeitete Parameter zur Beurteilung von Behandlungsergebnissen wie Maß- und Zeitmessung des Gangs, Messung von Rhythmus, Balance, Motoriktests usw.,
- *Videodokumentation*: über Beginn und Verlauf der Therapie,
- *Wissenschaftliche Arbeiten*: Die großen Erfolge der Hippotherapie waren und sind Herausforderung zu wissenschaftlichen Arbeiten über ihre Wirkungsmechanismen und Nachweise ihrer Effektivität; für die Anerkennung der Behandlungsmethode sind diese Ergebnisse Voraussetzung. Es folgen verschiedene Projekte der Forschung, z. B.:
  - subtile, klinische Beobachtungen wurden von namhaften Autoren jeweils mit aktuellen Ergebnissen neurophysiologischer Forschung belegt,
  - experimentelle wissenschaftliche Untersuchungen,
  - Messungen der mehrdimensionalen Schwingungsimpulse und Ganganalysen,

---

* Riede D (1986) Therapeutisches Reiten in der Krankengymnastik, Pflaume, München

– EMG-Messungen, um Veränderungen im Muskeltonus mit und ohne Pferd festzustellen,

– computergesteuerte Videoanalysen über Sitzstabilität, Gleichgewichtsverhalten, Gang und vieles mehr.

„Hippotherapie ist eine physiotherapeutische Methode, die eingehend klinisch, wissenschaftlich und experimentell erarbeitet, erforscht und dokumentiert wurde. An ihrer Effektivität besteht kein Zweifel" (Strauß 2000).

In Österreich wurde im Jahr 1989 die Hippotherapie als medizinische Behandlungsmethode durch den Obersten Sanitätsrat der Republik anerkannt. Die streng beurteilende medizinische Expertenkommission konnte von der Wirksamkeit dieser Therapie überzeugt werden.

9.9   Zusammenfassung

Hippotherapie ist für Kinder mit zerebralen Bewegungsstörungen und anderen neurologischen Behinderungen eine wertvolle neurophysiologische Behandlung im Rahmen der Physiotherapie. Die rhythmischen Schrittbewegungen des Pferdes werden dabei direkt vom Pferderücken auf den Menschen übertragen. Bei aufrechtem Sitz bewirken die Schwingungsimpulse in der Fortbewegung bei dem Patienten eine Anbahnung normaler funktioneller Reaktionen der vertikalen Aufrichtung und Ausrichtung im Raum. Die Behandlung des ganzen Kindes ist in dem Bewegungsdialog mit dem Pferd möglich und bedeutet für die Kinder starke Motivation zu konzentrierter Mitarbeit.

Die Verordnung stellt bei dem einzelnen bewegungsgestörten Kind der Arzt. Voraussetzungen für die korrekte Durchführung der Behandlung sind: zusätzliche Ausbildung der Physiotherapeutin, die, nach dem Behandlungsplan des Patienten, auch eine Pferdeführerin und die Helferin anleitet, ein speziell ausgewähltes und trainiertes Therapiepferd und eine Reithalle für die ungestörte Arbeit.

9.10   Kontaktadressen

Anschrift der Kuratorien, die die Ausbildung für Dipl. Physiotherapeutinnen in Hippotherapie durchführen:

• Deutschland
Deutsches Kuratorium für Therapeutisches Reiten
Bundesgeschäftsstelle,
Freiherr-von-Langen-Straße 13
482131 Warendorf

• Österreich
Österreichisches Kuratorium für Therapeutisches Reiten
Hofburg
Batthyany-Stiege
A-1010 Wien

9.11   Literatur

Folgendes Buch enthält alle näheren Angaben und Literaturhinweise:
Strauß I (2000) Hippotherapie – Neurophysiologische Therapie mit und auf dem Pferd. Mit einem Beitrag zur Kinder-Hippotherapie von Tauffkirchen E. Hippokrates, Stuttgart

Kapitel 10

Orthoptik

U. KLEIN-SCHARFF

10.1   Einführung

Was ist Orthoptik?

Orthoptik heißt wörtlich übersetzt „gerade sehen" und befasst sich mit Augenbewegungsstörungen und deren Folgen wie Schielen, Sehschwächen und Doppelsehen. Orthoptistinnen sind ausgebildet, sowohl diagnostisch als auch therapeutisch tätig zu sein. Im Gegensatz zu den meisten anderen Fachberufen im Gesundheitswesen liegt der Schwerpunkt der orthoptischen Tätigkeit auf der Diagnostik von Augenbewegungsstörungen und kindlichen Sehstörungen, immer in Zusammenarbeit mit einem Augenarzt. Bewegungsgestörte Kinder weisen häufig auch Augenbewegungsstörungen auf.

10.2   Theoretische Grundlagen: Schielen

Was ist Schielen?

Schielen bedeutet: das fixierende Auge blickt den Gegenstand des Interesses an, das andere weicht davon ab. Schielen kann in verschiedene Richtungen vorkommen: vertikal, horizontal und auch um die Sagittalachse. Kombinationen von zwei oder drei Komponenten sind häufig. Bei Schielen ist das beidäugige Sehen gestört.

Wie sieht ein Schielender?

Schielen kann man selbst simulieren, wenn man das Auge durch leichten Druck auf das Unterlid etwas nach oben schiebt: Es entsteht ein Vertikalschielen und man sieht höhenversetzte Doppelbilder. Tritt Schielen auf, wenn vorher normales beidäugiges Sehen vorlag, wird der Patient Doppelbilder wahrnehmen.

Besteht Schielen schon über einen längeren Zeitraum oder von früher Kindheit an, wird der störende Seheindruck eines Auges unterdrückt. Es kann, je nachdem mit welchem Auge fixiert wird, mal das Bild des einen, mal des anderen unterdrückt werden. Der Patient sieht dann trotz Schielens ein einfaches Bild. Schielende Kinder sind also beim Sehen nicht durch Doppelbilder gestört.

Schielt in den ersten Lebensjahren immer dasselbe Auge, kann es zu einer Sehschwäche kommen, der sog. Amblyopie oder Schielschwachsichtigkeit: amblyope Augen können eng nebeneinanderstehende Sehzeichen schlecht in der richtigen Reihenfolge lokalisieren. Für das tägliche Leben bedeutet das, dass flüssiges Lesen mit dem Schielauge allein nicht möglich ist. Solange das gute Auge zur Verfügung steht, wird der Patient beim Lesen nicht eingeschränkt sein.

Fehlt beidäugiges Sehen, kann auch nicht stereoskopisch gesehen werden. Da Patienten mit frühkindlichem Schielen an ihre Sehweise gut angepasst sind, stört fehlende Stereopsis praktisch nicht.

Was ist Stereopsis?

Stereopsis ist ein Seheindruck mit räumlicher Tiefe, der durch gemeinsame Verarbeitung der Bilder beider Augen entsteht. Stereopsis ist nur möglich, wenn die Fähigkeit zu gleichzeitiger beidäugiger Wahrnehmung besteht, also nicht bei Schielen oder Einäugigkeit.

Im täglichen Leben wird fehlende Stereopsis deshalb nicht auffallen, weil Patienten, die seit Kindheit schielen, gelernt haben, sich bezüglich Raumtiefe an anderen Merkmalen zu orientieren. Das sind z. B. Perspektive, unterschiedliche Farbgebung in Ferne und Nähe oder Bewegungsparallaxe.

Nur bei sehr feinen Naharbeiten, wie sie z. B. in der Mikrochirurgie und Feinmechanik gefordert werden, oder bei schnellen Ballspielen, wird jemand ohne Stereopsis unterlegen sein.

Für die Schielpatienten gilt daher, dass sie trotz fehlender Stereopsis normale Orientierung im Raum erlernen können.

Normale Raumwahrnehmung, also die Zuordnung bestimmter Dinge an ihre richtige Stelle im Raum ist auch einäugig möglich. Umgekehrt kann auch eine Störung der räumlichen Wahrnehmung bei völlig intakter Stereopsis vorhanden sein.

Dennoch kann Schielen Störungen hervorrufen: Orientierungsstörungen können für kurze Zeit dann auftreten, wenn ein Patient an das Sehen mit z. B. dem rechten Auge adaptiert ist und plötzlich das linke Auge benutzen soll. Er muss dann eine Augenbewegung machen, die der Größe des Schielwinkels entspricht. Er wird um den Betrag der Augenbewegung danebengreifen, weil das Objekt natürlich am Platz bleibt, die Augenbewegung jedoch eine Bewegung des Objekts vortäuscht. Glücklicherweise kann eine Umadaptation von einem auf das andere Auge meist innerhalb von Minuten stattfinden. Für bewegungsgestörte Kinder könnte eine solche Orientierungsstörung jedoch eine zusätzliche Schwierigkeit beim zielgerechten Greifen oder Treffen, z. B. von Stufen, bedeuten, wenn beim wechselseitigen Fixieren die Anpassung nicht rasch genug erfolgt. In einem solchen Fall wäre es von Vorteil, einen möglichst kleinen Schielwinkel zu erreichen.

Symptomatik:
Welches Verhalten lenkt den Verdacht auf eine Sehstörung?

Meidet ein Kind Augenbewegungen zu einer bestimmten Seite, könnte dies folgende Gründe haben:
- *Bewegungseinschränkung eines Auges in die „ungeliebte" Blickrichtung*:
  Liegt eine Augenbewegungsstörung eines Auges (Augenmuskellähmung) oder beider Augen (Blicklähmung) z. B. nach links vor, wird das Kind abnorme Kopfbewegungen beim Verfolgen bewegter Objekte zeigen: Es wird ein nach links geführtes Objekt nicht mit den Augen, sondern mit einer Kopfbewegung nach links verfolgen. Im Falle einer einseitigen Bewegungseinschränkung geschieht dies im Interesse paralleler Augenstellung und beidäugigen Sehens. Bei beidseitiger Bewegungseinschränkung wird das eingeengte Blickfeld durch Kopfbewegungen erweitert.
- *Gesichtsfeldausfall*:
  Blickt oder greift ein Kind bevorzugt nur nach einer Seite, könnte die Ursache auch in einem Gesichtsfeldausfall liegen.
  Das Gesichtsfeld ist die Gesamtheit aller gesehenen Punkte bei fester Fixation. Läge ein Gesichtsfeldausfall nach links vor, bedeutete das, dass an beiden Augen die linke Gesichtsfeldhälfte fehlt und das Gesichtsfeld in der Mitte endet. Daraus ließe sich erklären, dass die rechte, sehende Seite bevorzugt wird. Eine orientierende Gesichtsfelduntersuchung zur Aufdeckung solch großer Ausfälle ist auch schon bei kleineren Kindern möglich.
  Nicht selten findet man jedoch Gesichtsfeldausfälle bei Patienten, deren Verhalten als völlig unauffällig beurteilt wird. Die Patienten entwickeln so rasch Kompensationsstrategien, dass man Mühe hat, sie davon zu überzeugen, dass sie durch einen Gesichtsfeldausfall besonders gefährdet sind, z. B. im Straßenverkehr.

Liegt eine Sehstörung in eine Blickrichtung vor, sollte man, um die Entwicklung eines Kleinkinds zu fördern, Dinge in dem Bereich anbieten, den das Kind gut nutzen kann. Handelt es sich z. B. um eine Blickstörung nach unten, sollten Sehdinge vermehrt im oberen Blickfeld angeboten werden. Lediglich zur Übung von Kompensationsstrategien bietet man Sehdinge dann speziell im „schlechten" Bereich an.

Okuläre Ursachen anomaler Kopfhaltungen

Liegt eine Lähmung, z. B. des linken M. rectus lateralis vor, wird bei Linksblick ein Einwärtsschielen resultieren. Bei Rechtsblick wird kein oder nur ein geringer Schielwinkel vorhanden sein. Entsprechend wird der Patient Rechtsblick einnehmen und dazu den Kopf nach links drehen, um beidäugiges Sehen aufrecht erhalten zu können.

Eine Kopfneigung wird eingenommen, wenn ein sog. Schrägschielen vorliegt. Dabei handelt es sich um Vertikalschielen, welches durch Kopfneigung kompensiert werden kann.

Bei Kopfneigung zur Seite des betroffenen Auges weicht das Auge nach oben ab und beidäugiges Sehen ist unterbrochen. Bei Neigung zur Gegenseite verschwindet die Schielstellung und beidäugiges Sehen ist möglich. Diesen Patienten muss man ihre Kopfschiefhaltung erlauben, damit sie beschwerdefrei sehen können. Um die anomale Kopfhaltung zu beseitigen, ist eine Augenmuskeloperation erforderlich, die den Schielwinkel bei geradem Kopf und Neigung zur Gegenseite ausgleicht.

Auch beim frühkindlichen Einwärtsschielen sieht man regelmäßig anomale Kopfhaltungen. So besteht die Tendenz, die Augen möglichst symmetrisch in der Lidspalte einzustellen. Ein Patient mit Einwärtsschielen wird seinen Kopf so einstellen, dass beide Augen nasal stehen. Zur Fixation wird dann der Kopf jeweils zur Seite des fixierenden Auges gedreht. Außerdem findet sich häufig zusätzlich eine Neigekomponente zur Seite des fixierenden Auges.

Die Kopfdrehung bessert sich nach Korrektur des Schielwinkels, die Neigung bleibt häufig bestehen und kann sich spontan im Laufe von Jahren bessern.

Auch angeborenes Augenzittern kann eine anomale Kopfhaltung verursachen; und zwar, wenn das Zittern in einer anderen als der geraden Kopfposition ruhiger ist. Eine Augenmuskeloperation ist dann hilfreich, wenn zur Beruhigung des Augenzitterns immer die gleiche anomale Kopfhaltung eingenommen wird.

10.3   Therapeutische Möglichkeiten

Wie kann man Schielen behandeln?

Um Schielen zu behandeln, stehen je nach Schielform verschiedene Möglichkeiten zur Verfügung:
- Brille,
- Augenmuskeloperation,
- Pflasterabdeckung,
- orthoptische Übungssitzungen.

Bei manchen Schielformen genügt es, die Fehlsichtigkeit, meist eine Übersichtigkeit, mit *Brille* zu korrigieren. In den meisten Fällen kann der Schielwinkel jedoch nur durch eine *Augenmuskeloperation* verkleinert oder beseitigt werden. Dies ist besonders in folgenden Fällen sinnvoll:
- Wenn man mit der Möglichkeit rechnet, wieder beidäugiges Sehen zu erreichen.
  Diese Möglichkeit ist nur dann gegeben, wenn man davon ausgehen kann, dass Schielen nicht seit Säuglingsalter vorliegt. Nur in den ersten beiden Lebensjahren kann beidäugiges Sehen erlernt werden. Früher Schielauftritt stört die Entwicklung beidäugigen Sehens. Bei angeborenem oder früh erworbenem ständigem Schielen ist auch bei postoperativ optimaler Augenstellung eine Normalisierung der binokularen Sensorik unmöglich.
- Wenn aus Gründen des Sehens eine anomale Kopfhaltung eingenommen werden muss.
  Dies ist besonders bei allgemein bewegungsgestörten Kindern ein zusätzliches Handicap. Durch eine Augenmuskeloperation gelingt es meist, Kopfzwangshaltung und Schielstellung gleichzeitig zu bessern.
- Zur Besserung des Gesichtsausdrucks bei auffälligem Schielen.

Die allgemein bekannte Behandlungsmethode der *Pflasterabdeckung* eines Auges dient der Behandlung oder Vermeidung einer Schielschwachsichtigkeit. Auf den Schielwinkel hat die Pflasterabdeckung keinen Einfluss.

Orthoptische Übungssitzungen haben heute nur noch einen kleinen Stellenwert und führen nur bei wenigen Schielerkrankungen zu dauerhaftem Erfolg.

10.4   Zusammenfassung

Es gibt verschiedene Arten von Schielen. Patienten mit frühkindlichem Schielen haben zwar keine Stereopsis, sind jedoch an ihr Sehen so angepasst, dass sie im täglichen Leben kaum Nachteile empfinden. Eine Behandlung ist notwendig zur Beseitigung oder Vermeidung einer Schielschwachsichtigkeit. Der Schielwinkel lässt sich in der Regel nur operativ beseitigen. Eine Heilung der Schielerkrankung mit Wiederherstellung beidäugigen Sehens ist nur in Fällen von später aufgetretenem Schielen möglich. Liegt eine anomale Kopfhaltung aus okulären Gründen vor, lässt sich diese in der Regel durch eine Augenmuskeloperation bessern oder beseitigen.

Bestimmte Verhaltensmuster bewegungsgestörter Kinder könnten Folge einer Augenbewegungsstörung oder eines Gesichtsfeldausfalls sein.

Ansprechpartner in orthoptischen Fragen sind Orthoptistinnen, die in Kliniken oder Augenarztpraxen tätig sind.

10.5   Literatur

Burian HM, v Noorden GK (1974) Binoular vision and ocular motility: Theory and management of strabismus. Mosby, St. Louis Toronto London
Kaufmann H (1995) Strabismus. Enke, Stuttgart

Kapitel 11

Feldenkrais-Methode

R. KÜNZLER

11.1 Methode und Begründer der Methode

Moshé Feldenkrais

Die Feldenkrais-Methode – noch ein Angebot auf dem therapeutischen Markt der Möglichkeiten? Sie geht zurück auf ihren Begründer Moshé Feldenkrais. Er lebte von 1904–1984 und war Physiker und Ingenieur.

Erfahrungen im Judo, aber auch eigene körperliche Erkrankungen führten zur Beschäftigung mit therapeutischen Systemen verschiedenster Art, aber auch zum Studium von Grundlagenwissenschaften wie Anatomie, Physiologie und Neurowissenschaften. 1949 erschien sein erstes Buch „Body and Mature behavior", in dem er die theoretischen Grundlagen seiner Arbeit vorstellte.

In der praktischen Arbeit wie auch in der Suche nach theoretischen Erklärungsmodellen gab es viele Wegbereiter und Wegbegleiter.

Schon seit Beginn unseres Jahrhunderts gab es vielfältige Ansätze, sowohl in der Pädagogik als auch im therapeutischen Bereich, Bewegung und Bewegungserfahrung zur Entwicklung von körperlichen, geistigen und emotionalen Fähigkeiten zu nutzen.

Ohne Anspruch auf Vollständigkeit seien hier einige Namen genannt: Elsa Gindler, Gerda Alexander, Frederick Matthias Alexander, Jean Ayres, Marianne Frostig, Heinrich Jakoby, Ida Rolf.

Manche Überschneidungen der Feldenkrais-Methode mit anderen Techniken sind daher keineswegs zufällig.

Die Methode

Für Feldenkrais war Leben gleich Bewegung und Bewegung aufs Engste verknüpft mit kinästhetischen, kognitiven und emotionalen Erfahrungen. Veränderungen in diesen Bereichen erschienen ihm nur durch eine Verbesserung der eigenen Wahrnehmung möglich.

So war er selbst sein eigenes Studienobjekt und bis heute stellt die *Selbsterfahrung* einen wesentlichen Teil der Ausbildung zum Feldenkrais-Pädagogen dar.

Nicht zuletzt hat Feldenkrais viel von seinen Klienten und Patienten gelernt, die an den unterschiedlichsten Behinderungen litten, oder aber einfach bestimmte Funktionen in ihrem Alltag bei sich verbessern wollten. Feldenkrais begriff sich selbst als Lehrer und nicht in erster Linie als Therapeut, was bei seinen Schülern bis heute zu reichlicher, teilweise kontroverser, Diskussion führte.

Wichtig war ihm zu zeigen, dass alle Menschen (nicht nur Patienten) sich mit wenigen *Bewegungs- und Haltungsgewohnheiten* zufrieden geben und damit ihre *Wahlmöglichkeiten* des Handelns – ihr Potential – selbst limitieren, ohne sich dessen bewusst zu sein.

Neben seinem intensiven Studium und der Beobachtung neuromuskulärer Zusammenhänge galt seine besondere Aufmerksamkeit dem Studium der *psychomotorischen Entwicklung*, insbesondere der ersten Lebensjahre. Konsequenterweise richtet sich die therapeutische Arbeit nicht nur auf das Erspüren und *Verändern von Gewohnheiten*, sondern sie ist auch ein Versuch, *Entwicklungslücken zu schließen*, wo immer das möglich ist.

Zu Moshé Feldenkrais kamen Menschen, darunter auch viele Kinder, mit ganz unterschiedlichen Problemen. So kamen Patienten mit langjährigen Schmerzerfahrungen, Patienten mit Zerebralparesen, orthopädischen Problemen, Entwicklungsstörungen oder psychosomatischen Erkrankungen. Sein Ziel war es nicht, Zerebralparesen oder Bandscheibenvorfälle zu heilen. Erstaunlicherweise erfuhren die Patienten aber eine erhebliche Verbesserung ihrer Möglichkeiten dadurch, dass eine geeignete Umgebung geschaffen werden konnte, wo sie ihre eigene *Lernfähigkeit erweitern* konnten, Entwicklungsschritte aufholten oder lernten, mit Erinnerungen oder Verhaltensmustern anders als zuvor umzugehen.

Von Anfang an nutzten aber nicht nur Menschen mit therapeutischem Anliegen die Methode, sondern sowohl Feldenkrais-Lehrer als auch Schüler kamen aus ganz unterschiedlichen Berufen, auch und gerade aus den Bereichen Pädagogik und Kunst.

Medizin, Psychotherapie, Pädagogik und Kunst sind recht unterschiedliche Handlungsfelder mit ebenso unterschiedlichen Denk- und Beziehungssystemen, die alle ihre spezifische Eigenlogik haben. Dies kann den gemeinsamen Dialog durchaus erschweren, wenn Abgrenzung und Sprachregelungen im Vordergrund stehen. Andererseits kann es aber auch als Anregung verstanden werden, eine „Ein-Standpunkt-Sicht" zu verlassen und träfe damit eines der wesentlichen Merkmale der Feldenkrais-Methode selbst, nämlich Dinge von ganz unterschiedlichen Perspektiven zu betrachten (Abb. 11.1).

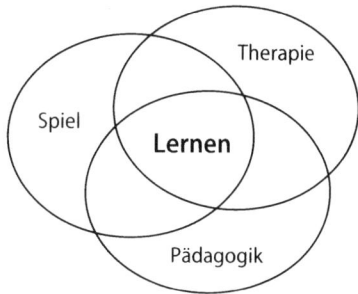

Abb. 11.1. Lernen in unterschiedlichem Kontext

Das Wort „Ganzheitlichkeit", in diesem Zusammenhang oft gebraucht, erscheint dabei vielleicht etwas nebulös und grandios, meint aber genau diese Bereitschaft, Phänomene wie etwa Symptome oder Verhalten, aus ganz unterschiedlichen Blickwinkeln und in verschiedenen Systemzusammenhängen zu betrachten, so dass neue Lernräume erschlossen werden können.

Die Frage, die die Feldenkrais-Pädagogik im therapeutischen Kontext verfolgt, ist: Wie kann aus einem oft sehr passiven Patienten ein *aktiv Lernender werden*? Oder anders ausgedrückt: Wie kann ein geeigneter Lernraum geschaffen werden, damit Patienten, die mit ganz unterschiedlichen Symptomen kommen, Veränderungen erfahren, die auch im Blick auf ihr Leiden zu einer Verbesserung ihrer Situation führen können?

Ausbildung und Qualifikation

Die Bezeichnungen „Feldenkrais", „Feldenkrais-Methode", „Bewusstheit durch Bewegung" und „Funktionale Integration" sind inzwischen rechtlich geschützte Begriffe. Ihre Verwendung ist damit nur Personen gestattet, die an einer Feldenkrais-Ausbildung teilgenommen und diese abgeschlossen haben. Die Ausbildung umfasst 800 Ausbildungsstunden über 4 Jahre, deren Organisation und inhaltliche Überwachung von Feldenkrais-Gilden durchgeführt wird.

Die Grundberufe sind recht unterschiedlich, obwohl ein großer Teil der künftigen Feldenkrais-Pädagogen aus therapeutischen und pädagogischen Berufen stammt. In der praktischen Anwendung und im Selbstverständnis gibt es recht große Unterschiede zwischen den einzelnen Anwendern der Methode. Hier ist, sicher nicht nur aufgrund der bisherigen beruflichen Orientierung oder der vorausgegangenen Ausbildungen, mit einer ähnlichen Vielfalt zu rechnen, wie wir sie auch von Psychotherapie-Methoden kennen.

11.2   Behandlung mit der Feldenkrais-Methode

Die zentrale Bedeutung von Bewegung und Bewegungserfahrung

Die Feldenkrais-Methode, wie manche anderen körperorientierten Methoden auch, beruht wesentlich auf der *Erfahrung* körperlicher Prozesse, was freilich sekundäre Beurteilung, Reflexion und Planung auslösen kann und soll.

Bewegung- und Bewegungserfahrung nimmt bei dieser Methode einen zentralen Raum ein. Aber Bewegung existiert nicht als isoliertes Phänomen. Sie ist begleitet von Empfindungen, Erfahrungen und Gedanken. Meist wird Bewegung durch Wahrnehmung in Gang gesetzt. Die Steuerung der Bewegungsabläufe schließt dann immer kinästhetische Reize und andere Sinneswahrnehmungen und deren Verarbeitung mit ein. Bewegung kann aber ebensogut von einem Gedanken ausgehen (z. B. dem Entschluss aufzustehen) oder Ausdruck von Gefühlen sein (z. B. Körperhaltung und Mimik).

Im Nervensystem finden wir auf allen Steuerungsebenen, angefangen von der Steuerung der Muskeleigenreflexe bis hin zu komplexeren Verarbeitungsprozessen unseres Bewusstseins, immer eine Dreiteilung von Wahrnehmen, Verarbeiten und Handeln. So kann auch motorisches Lernen nur in dieser Einheit richtig verstanden werden.

Schließlich ist Bewegung und Bewegungserfahrung wesentlich an der Ausbildung und Ausformung von *Körperbild und Körperschema* sowie *Raumschema* und *Beziehungsverhalten* beteiligt.

Feldenkrais war überzeugt, dass Entwicklung und Reifung nur über Veränderung der Körperwahrnehmung und des Selbstgebrauchs, letztlich über erweiterte Bewegungserfahrung möglich sind. Dabei spielen Gleichgewicht, Kraftaufwand, Koordination, Geschwindigkeit und Rhythmus sowie Ausdauer und Flexibilität gleichermaßen eine große Rolle.

Zielsetzung

Ziel ist jedoch nicht eine vermehrte Beweglichkeit um jeden Preis zu erreichen. Vielmehr soll immer wieder ein neues *Gleichgewicht zwischen Stabilität und Beweglichkeit*, zwischen Halt und Veränderung, zwischen Sicherheit und Weg gefunden werden.

So kann Bekanntes in neuem Kontext erfahren und verarbeitet werden oder Neues in den bekannten Kontext integriert werden.

Funktionale Integration (FI)

Feldenkrais begann zunächst mit den Händen, im Wesentlichen nonverbal, mit einzelnen Klienten zu arbeiten. Hier nutzte er Erfahrungen aus einem langen Judotraining, wo er gelernt hatte, die Bewegungen des Partners nicht zu blockieren, sondern ihrer Richtung zu folgen und ihre Energie auszunutzen. Darüber hinaus hat er Erfahrungen aus anderen Methoden teilweise übernommen, teilweise auch modifiziert und in seine Arbeit integriert.

Im Mittelpunkt der Einzelarbeit, die er „Funktionale Integration" (Tabelle 11.1) nannte, steht die Beziehung der *Knochen* und *Gelenke* zueinander, ihr Zusammenspiel in der Nutzung *angeborener Bewegungsmuster* und deren Verbindung mit den Hebelgesetzen der *Schwerkraft*. Die Einzelarbeit geschieht im Wesentlichen nonverbal. Es entsteht ein Dialog zwischen den Händen des Behandlers und dem Klienten, der *berührt und bewegt* wird.

Die so vermittelten sensomotorischen Erfahrungen können dann vom Klienten selbst in aktive Bewegungen, Haltungen und schließlich Verhalten integriert werden, so dass Veränderungen in verschiedenen Funktionsbereichen möglich werden.

Die Aufmerksamkeit des Therapeuten richtet sich dabei weniger auf Krankheiten, Behinderungen oder sog. „pathologische Teilmuster", sondern vielmehr auf die Ressourcen des Klienten, gegen die Erkrankung oder die Behinderung anzukämpfen und *alternative Möglichkeiten* auszuprobieren. Dabei sollte eine forcierte Zielorientiertheit vermieden werden, denn unsere alltägliche Erfahrung lehrt, dass diese das lernende Nervensystem nur verstärkt auf alte und bekannte Muster zurückgreifen lässt. Dem gegenüber reduziert ein *akzeptierendes Wahrnehmen* die Angst vor Neuem und lädt zu spielerischer Exploration ein.

Um Überforderungen zu vermeiden, aber auch um fehlende statomotorische Lernschritte (Achsenfindung) im Rahmen der Therapie nachholen zu können, beginnt die Arbeit einer längerfristigen Therapie oft im Liegen. Dies reduziert auch zunächst die Anstrengung, sich an der Schwerkraft aufrecht halten zu müssen. Auf der Basis einer möglichst optimalen Nut-

Tabelle 11.1. Arbeitsweisen der Feldenkrais-Methode

ATM	FI
= Awairness through movement	= Funktionale Integration
= Bewusstheit durch Bewegung	
Arbeit in der Gruppe	Einzelarbeit
Verbal angeleitet	Berührung, Bewegt-werden

zung von vorhandenen Ressourcen wird dann an der allmählichen Aufrichtung und schließlich an der Bewegung im Raum gearbeitet.

Von angeborenen Globalmustern ausgehend, geht die Entwicklung allmählich weiter zu immer differenzierteren Bewegungen. Als Vorbild gilt auch hier die *kindliche Entwicklung* in den ersten Lebensjahren.

Die Themen der einzelnen Behandlungsstunden orientieren sich in der Regel an dem, was der Patient als Anliegen mitbringt, was ihm möglicherweise schwer zu bewältigen erscheint. Gegen Ende der Stunde wird in einem „*Vorher-Nachher-Vergleich*" die anfänglich schwer oder vielleicht gar nicht ausführbare Funktion erneut durchgespielt. Damit wird ein wesentlicher Aspekt des Lernens angeboten, nämlich die *Wahrnehmung von Unterschieden* in der Ausführung von *Funktionen*. Der Patient oder Schüler kann so spüren, dass er verschiedene Möglichkeiten für sein Handeln hat und kann dabei lernen, zwischen verschiedenen Möglichkeiten auszuwählen. Im Verlauf einer längerfristigen Therapie verbessert und verfeinert sich allmählich die Wahrnehmungsfähigkeit auch für kleine Unterschiede. Eine Übersetzung des Gelernten in den Alltag gelingt dann deutlich besser. Dabei ist zu berücksichtigen, dass schon die Wahrnehmungsschulung, besonders aber die Integration neuer Möglichkeiten ins eigene Handlungsrepertoire, Zeit braucht.

Bewusstheit durch Bewegung (ATM)

Die zweite Arbeitsweise der Feldenkrais-Methode ist der Gruppenunterricht, genannt „Bewusstheit durch Bewegung" („awairness through movement", ATM, s. Tabelle 11.1). Hier werden vom Gruppenleiter *mündliche Anweisungen* für Bewegungsfolgen gegeben, ohne diese jedoch vorzuführen. Der Schüler oder Patient ist aufgefordert, die mündlichen Anweisungen unter Einbeziehung der eigenen Wahrnehmung in motorische Handlungen umzuwandeln

Für viele Patienten stellt dies eine optimale Ergänzung zur Einzelarbeit dar, zumal die Bewegungsinhalte denen der Funktionalen Integration gleichen und jetzt in *Verbindung mit Sprache* sowie mit dem Erleben in der Gruppe in einem neuen Kontext erfahren werden können.

Menschen mit schweren Bewegungsstörungen fällt es im Rahmen der Gruppenarbeit oft schwer, ohne Hilfestellung in diese spielerische Art der Bewegung zu finden, so dass hier eine Kombination mit der Einzelarbeit äußerst sinnvoll erscheint. Gleichzeitig bietet aber die *aktive Bewegungsexploration* die Gelegenheit, Einsichten und Veränderungen zu erfahren, die teilweise im Einzelunterricht nur schwer zu erlangen sind.

Bei schwerer kognitiver Einschränkung muss auf diese Arbeitsweise evtl. verzichtet werden, wenn etwa eine verbale Verständigungsmöglichkeit nicht in ausreichendem Maße möglich ist.

Alle Bewegungsabfolgen finden in der Gruppenarbeit zunächst im Liegen, d. h. auf dem Boden statt. Unter der verbalen Anweisung werden hier zunächst *Globalmuster* ausprobiert, entdeckt oder wieder neu entdeckt. Die Arbeit führt dann in eine zunehmende *Vertikalisierung* und *Differenzierung* hinein. Es werden Bewegungsmuster von Säuglingen und Kleinkindern wie Rollen, Kopf-Augen-Hand-Koordination, Kriechen und Krabbeln, aber auch Bewegungsabläufe aus den Kampfkünsten wie Fallen, Rollen und Drehen zur Exploration von anatomischen und funktionalen Zusammenhängen erprobt. Dieses Erproben geschieht möglichst spielerisch. Auch hier lernt der Schüler, dass die Unterschiedswahrnehmungen sich verbessern, wenn *Anstrengung reduziert* wird.

Grundprinzipien

Struktur

Wie alle Bewegungstherapien beschäftigt sich auch die Feldenkrais-Methode intensiv mit anatomischen Gegebenheiten. So ist das intensive Studium der Anatomie auf der Basis von Selbsterfahrung ein wesentlicher Bestandteil der Ausbildung zum Feldenkrais-Pädagogen.

Aber auch in der Arbeit mit dem Patienten spielt die Erforschung der Körperstrukturen eine entscheidende Rolle. Dabei geht es sowohl um die äußere Begrenzung des Körpers als auch, und sehr wesentlich, um ein allmähliches Erspüren der knöchernen Strukturen, die die Basis für Stabilität und Beweglichkeit und damit für einen effektiveren Körpergebrauch darstellen.

Dies lässt sich durch ein Experiment verdeutlichen, das jeder durchführen kann:

Die rechte Großzehe beugen und strecken. Das fällt jetzt nicht sonderlich schwer, weil das Nervensystem relativ genau die Struktur und den Ort der rechten Großzehe wie auch deren Bezug zum rechten Fuß und wiederum dessen Bezug zum restlichen Körper kennt. Freilich ist die Präzision der Bewegungen viel geringer als im Bereich der Hand. Wahrscheinlich werden große Schwierigkeiten auftreten, wenn man nun versucht, die dritte Zehe des rechten Fußes zu beugen und zu strecken, und zwar ohne Mitbewegung der übrigen Zehen. Dies wird erst dann möglich sein, wenn das Nervensystem Ort und Struktur der dritten Zehe des rechten Fußes genau erforscht und seine funktionalen Verbindungen zum Fuß und übrigen Körper verstanden hat.

Dabei wird deutlich, dass das, was man nicht spüren kann auch nicht der willentlichen Kontrolle zugänglich ist. Besonders deutlich wird das in der

Arbeit mit Patienten, die an einer zentralen Koordinationsstörung leiden, wo die verschiedenen Wahrnehmungseinschränkungen oft ausgeprägter und quälender sind als die rein motorischen Lähmungen.

Funktionen

Alle Bewegungsabläufe in der Feldenkrais-Arbeit zielen auf die *Verbesserung bestimmter Funktionen* ab. Wir Menschen müssen fast alles, was uns später dann ganz selbstverständlich erscheint, wie Stehen, Laufen, Sprechen, aber auch Wahrnehmung und Denken erst lernen. Freilich liegen angeborene Muster bereit, aber auch diese müssen mit den Schwerkraftgesetzen in Verbindung gebracht und auf die aktuellen Erfordernisse angepasst werden. Sogar Reflexbewegungen wie Schlucken und Atmen enthalten dann erlernte Teilmuster.

Diese Notwendigkeit zum Lernen ist gleichzeitig unsere Chance, wenn Umlernen notwendig wird. So kann sich unser Nervensystem (z.B. auch nach Verletzungen) auf neue Gegebenheiten einstellen. Wir sind damit anpassungsfähiger im Blick auf neue Lebenssituationen und Umweltbedingungen, aber auch wenn Kompensationsmöglichkeiten im Rahmen von Erkrankungen gefunden werden müssen.

In der Therapie werden Funktionen deshalb immer in einen für den Patienten deutlich sichtbaren und sinnvollen *Bezug zu Alltagshandlungen* gestellt. Widerstand, der sonst durch mechanisches Exerzieren von Übungen entstehen würde, kann so vermieden werden. Außerdem wird für den Patienten der Bezug zu den verschiedenen Sinnessystemen, aber auch zu Denken und Fühlen deutlicher. Er kann sich dann selbst besser als aktiv Lernender erleben.

Arbeit am Unterschied

Die Wahrnehmung feiner Unterschiede, bei denen muskuläre Aktivität beteiligt ist, ist zu einem entscheidenden Teil vom Tonus dieser Muskulatur abhängig. Ist der Tonus adäquat, d.h. der Handlung angemessen, können geringe *Änderungen in der Anstrengung* wahrgenommen werden. Wo aber dauernde muskuläre Anspannung besteht, die zur Gewohnheit geworden ist, und daher nicht mehr wahrgenommen werden kann, da ist nur noch die Empfindung grober Unterschiede möglich. Ein spielerisches Ausprobieren von neuen Bewegungsmöglichkeiten gelingt am besten, wenn *Anstrengung reduziert* wird.

Die Schulung der Unterschiedswahrnehmung ist weniger ein intellektueller Prozess, sondern beruht vielmehr auf *Spüren und Beobachten*. Unterschiedswahrnehmung ist ein wesentliches Element von Lernprozessen. Hier spielt das *Spiel mit dem Fehler* eine wesentliche Rolle. In unserer Gesellschaft ist Lernen oft von der Vorstellung geprägt, etwas möglichst schnell und richtig zu machen – und dann auch zu können. Dies fördert schon bei Kindern die Angst vor Fehlern bzw. das Verstecken und Überspielen von Fehlern. Damit bleibt nur wenig Raum für das Ausprobieren von Neuem. Gerade im Bewegungslernen, aber nicht nur dort, ist das Spiel mit dem Fehler aber eine notwendige Voraussetzung, um *Qualität* entstehen zu lassen auf der Basis des Ausprobierens, des Vergleichens und Neubewertens von möglichst vielen Möglichkeiten.

Aus Angst vor Fehlern oder unter der scheinbar pragmatischen Vorstellung, möglichst schnell ans Ziel zu kommen, wird oft versucht, auch Kindern sog. „richtige Bewegungsmuster", vielleicht sogar „richtige Denk- und Gefühlsmuster" nahezubringen.

Durch das Spiel mit Bewegung besteht die Möglichkeit, Gewohntes mit Neuem zu vergleichen und auf dem Hintergrund von Strukturgegebenheiten, angeborenen Bewegungsmustern und der persönlichen Lebensgeschichte, die für den Patienten zu dem jeweiligen Zeitpunkt optimale Lösung herauszufinden. Das System bleibt dabei offen, ein nächstes Mal anderes auszuprobieren und neue, bessere Lösungsmöglichkeiten zu finden.

Umgang mit Grenzen

Die Beschäftigung mit den eigenen Grenzen ist ein wesentlicher Bestandteil in allen Formen der Körperarbeit. Genaugenommen ist es ein Lebensthema vom Beginn des Lebens an. Gerade in der Bewegungsentwicklung wird das durch die ständige Auseinandersetzung mit den eigenen Möglichkeiten und den äußeren Bedingungen in immer neuen Zusammenhängen neu erfahren.

In der Therapie wird der Umgang mit Grenzen auf vielfältige Weise thematisiert. Das Erspüren der eigenen *Körpergrenzen*, etwa anhand der Auflagefläche des Körpers zum Boden in den unterschiedlichsten Körperstellungen oder aber durch *Berührung* ist ein wesentlicher Baustein für den Aufbau des Körperschemas.

Beim Lernen selbst geht es um Grenzen, es werden Grenzen der *eigenen Möglichkeiten* durch Lernprozesse verändert. Hier gilt es aber auch, eigene Grenzen akzeptieren zu lernen sowie die Grenzen von anderen wahren zu können.

Entgegenkommen oder „Ins Muster gehen"

„Erfolg setzt Anstrengung voraus." – Dieser Satz erscheint uns so vertraut und damit so selbstverständlich, dass wir ihn oft nicht mehr hinterfragen.

Tatsächlich bedeutet aber Anstrengung oft nur, dass die Muskelspannung erhöht wurde, nicht jedoch, dass damit die Qualität und die Wirksamkeit einer Handlung schon verbessert würde. Im Gegenteil. In dem Extrembeispiel der Spastik wird deutlich, dass erhöhte Spannung mit verminderter Beweglichkeit bezahlt werden muss. Auch steht die erhöhte Spannung dem weiteren Bewegungslernen hinderlich im Weg, dies auch, weil sie in der Regel nicht bewusst ist. Ein Ankämpfen gegen diese Spannung wird diese aber erfahrungsgemäß eher verstärken.

Eine grundlegende Strategie der Feldenkrais-Methode ist zunächst die *Verstärkung der bisherigen Bewegungsgewohnheiten*, einschließlich der Bewegungsmuster, die wir im üblichen medizinischen Sprachgebrauch „pathologische Muster" nennen würden. Dies führt zu einer *Entlastung* der betroffen oft tonisch kontrahierten Muskulatur, die dann wieder vom Nervensystem in ihrer Beweglichkeit allmählich neu entdeckt werden kann. Ebenso kann das Zusammenspiel mit den entsprechenden Antagonisten dann in einer neuen Weise ausprobiert werden, um ein *neues Gleichgewicht* zu finden. Für das planende und wahrnehmende Nervensystem kann sich das Bild einer Bewegung so neu klären und verändern.

Spielregeln – oder „Die passagere Barriere"

Sowohl in der Einzelarbeit als auch in der Gruppe wird mit den unterschiedlichsten Bewegungsabläufen experimentiert. Dabei werden Globalmuster und differenzierte Bewegungen vorgeschlagen. Das Erproben dieser Muster geschieht aber nicht beliebig, denn Beliebigkeit würde nur das Einspielen gewohnter Muster provozieren, nicht unbedingt aber das Finden und Erlernen von Neuem.

So gehört zum Aufbau einer Feldenkrais-Stunde immer auch eine *feste Bedingung*, die die Bewegungsmöglichkeiten in definierter Weise eingrenzt. Wenn diese Bedingungen oder Spielregeln respektiert werden, können gerade in der *Auseinandersetzung* mit diesen Beschränkungen *neue Lösungen* gefunden werden, die dann einen neuen Lernschritt ermöglichen und damit das Handlungsrepertoire erweitern. Schließlich lernen Schüler und Patienten dabei auch ihre Reaktionsweisen im Umgang mit Begrenzungen vermehrt kennen und können diese dabei auch kritisch überprüfen.

Überraschung

Im Laufe einer Unterrichtsstunde werden Bewegungselemente und Bewegungsabfolgen, die zu einer bestimmten Funktion gehören, typischerweise in ihre Bestandteile aufgeteilt. Die zugrundeliegende Funktion bleibt dem Schüler im Verlauf der Unterrichtsstunde oft lange verborgen. Er ist auf diese Weise befreit, ein bestimmtes Ziel unbedingt erreichen zu wollen, was unnötige Anstrengung und bewusste und unbewusste Abwehr, vielleicht aus Angst vor Schmerz oder Versagen, provozieren könnte.

Schließlich ergibt sich dieser Funktionszusammenhang gegen Ende der Stunde, so dass eine Bewegung, die vorher ausgesprochen schwierig oder gar nicht möglich erschien, auf einmal viel leichter oder überhaupt erstmals gelingen kann.

11.3 Erklärungsversuche zur Wirkungsweise der Feldenkrais-Methode

Recht interessant wäre es, hier verschiedene neurophysiologische Modelle vorzustellen, die die Wirkungsweise bewegungstherapeutischer Arbeit aus systemischer Sicht verdeutlichen können (vgl. Gschwend 1994).

Die Autorin möchte an dieser Stelle aber einen anderen Weg gehen und die Wirkungsweise der Feldenkrais-Methode und das therapeutische Selbstverständnis mit dem Umgang mit Stadtplänen und der Arbeit eines Stadtführers vergleichen.

Stadtpläne und Stadtführer

Feldenkrais für sog. „Gesunde"

Ein Stadtplan von Freiburg (Abb. 11.2) soll im Analogbild dem Körper- und Selbstbild eines Klienten entsprechen. Plan und Realität sind natürlich nicht identisch und doch wird dieser Plan die Grundlage für Orientierung und Handeln sein.

Je aktueller dieser Stadtplan ist, je präziser Details eingezeichnet sind (Körperschema) und je klarer die Außenorientierung ist – etwa die Frage: wo ist Norden? – (Raumschema), umso leichter wird es fallen, Wege und Ziele rasch zu finden – und dies wahrscheinlich auch ohne Hilfe eines Stadtführers.

Trotzdem könnte hier ein Stadtführer vielleicht helfen, uns jenseits der bekannten und gewohnten Strecken einiges Neue, Schöne und Interessante, vielleicht sogar deutlich günstigere Wege entdecken zu lassen.

Vergleichbar wäre diese Situation mit einem Klienten, der einfach mehr von sich verstehen möchte, ohne an spezifischen Symptomen oder Behinderungen zu leiden – *Feldenkrais für sog. „Gesunde".* Konkret kann das auch bedeuten, rückengerechter zu arbeiten, so dass damit späteren Symp-

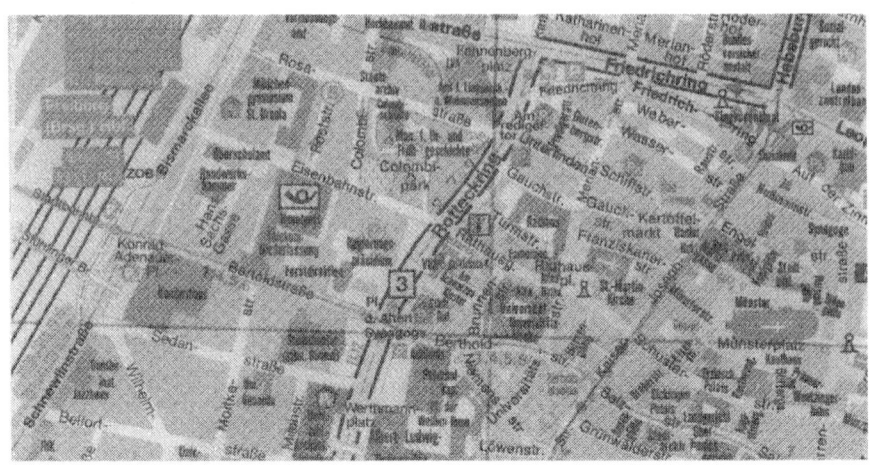

Abb. 11.2. Freiburg, aktueller Stadtplan von 1999, Feldenkrais für sog. „Gesunde"

tomen und Strukturschäden durch Fehlbelastungen vorgebeugt werden kann.

Wenn neuronale Strukturen fehlen

Wenn man sich vorstellt, der Stadtplan habe Löcher (Abb. 11.3), könnte dies der Situation einer zentralen Koordinationsstörung entsprechen. Je größer die Zahl und die Ausdehnung dieser Löcher ist, umso schwieriger wird es, noch Wege zum Münster zu finden. Vielleicht würde die gesamte Orientie-

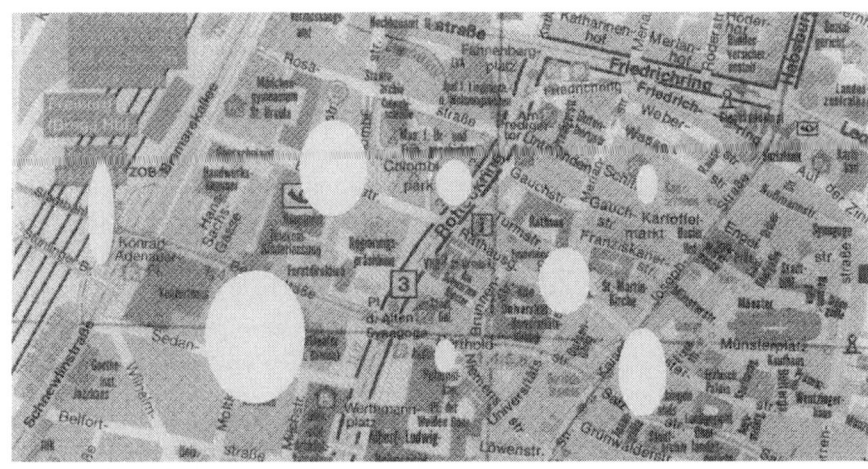

Abb. 11.3. Freiburg, Stadtplan mit Defekten, wenn neuronale Strukturen fehlen

rung auch unter dem massiven Informationsverlust leiden. Man befände sich in der Situation eines Kindes mit vielleicht frühkindlichem Hirnschaden, mit Lähmungen und multiplen Wahrnehmungstörungen. Umso dringlicher wären wir jetzt auf äußere Hilfe angewiesen.

Die Aufgabe eines Stadtführers ist nun nicht, diese Löcher zu stopfen. Das kann keine Therapie! Die therapeutische Aufgabe wird darin bestehen, zusammen mit dem Patienten die verbliebenen Möglichkeiten zu erforschen, so dass möglichst viel Selbständigkeit und Orientierung gefunden werden kann.

Ein „Feldenkrais-Stadtführer" würde den Patienten möglicherweise zunächst zum Münster tragen, etwa um ihm zu zeigen, dass es überhaupt ein Münster gibt, oder vielleicht, dass es überhaupt Wege zum Münster geben könnte. Dann würden die beiden möglichst viele Wege mit möglichst vielen Variationsmöglichkeiten erkunden. Dazu würde ein „Feldenkrais-Stadtführer" vielleicht für einige Zeit sehr vertraute Wege versperren, um unserem Patienten vielleicht ganz neue und ungewohnte Wege entdecken zu lassen („passagere Barriere").

Schließlich könnten die beiden Wege gehen, die es noch gar nicht gibt, indem sie einfach unwegsame Strecken beschreiten, vielleicht mehrere Male – und nach einer Weile – würde aus einer Idee eine Spur, aus einer Spur ein Trampelpfad und aus einem Trampelpfad ein Weg.

Neurophysiologisch ausgedrückt hieße das, ein *neues sensomotorisches Programm* ist entstanden.

Akute Erkrankungen

Bei einer akuten Notfallsituation, einer Hirnblutung oder einer akuten Entzündung (Abb. 11.4) braucht der Patient vielleicht auch einen Stadtführer, aber mit veränderten Prioritäten. Vermutlich ist jetzt auch die Zusammenarbeit mit anderen Berufsgruppen vermehrt gefragt und die Bedeutung der Wegsuche vom Bahnhof zum Münster tritt erst einmal in den Hintergrund. Möglicherweise könnte der „Feldenkrais-Stadtführer" jetzt helfen, den Weg zum Klinikum zu finden. Die Bedeutung des forschenden Suchens tritt – für eine Weile – in den Hintergrund.

An dieser Stelle wird deutlich, dass der „Feldenkrais-Stadtführer" die gesamte Stadt möglichst präzise kennen sollte, einschließlich der Nachbarschaftsbeziehungen. Auch sollte er über verschiedene Verkehrsmittel verfügen.

Selbstbild, Gewohnheiten und Ungereimtheiten

Um diese häufig auftretende Form der Störung zu verstehen, stellt man sich einen Stadtplan vor, der ganz anderen Elemente eines Stadtplans ent-

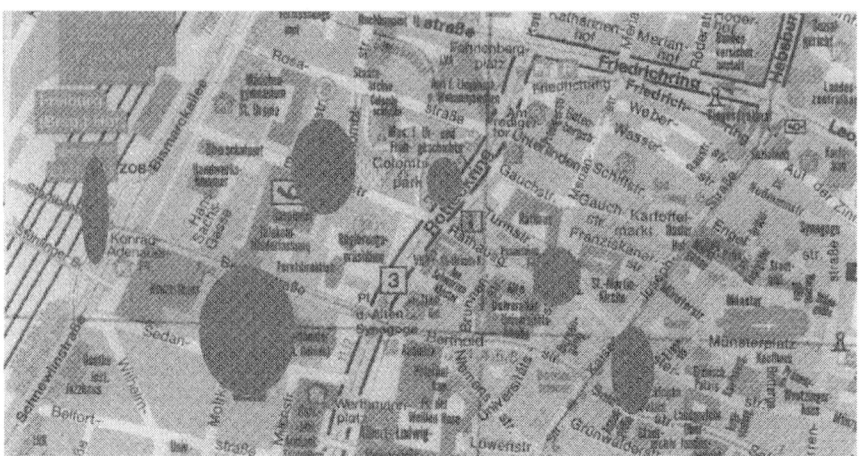

Abb. 11.4. Freiburg in Not, Beispiel für akute Erkrankung

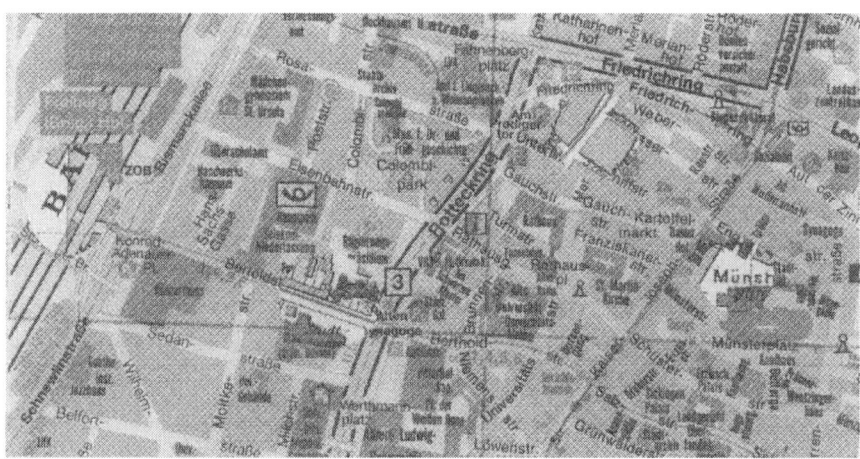

Abb. 11.5. Freiburg 1999 mit Elementen von 1909, Beispiel für Schonhaltungen und Störungen des Selbstbilds

hält, hier von 1909, und die auf den ersten Blick nicht erkennbar sind (Abb. 11.5).

Dieser Patient wird vielleicht wegen Schmerzen zur Therapie kommen. Oder er wird feststellen, dass er trotz intensiven Übens bestimmte Dinge einfach nicht bewältigen kann oder, dass sie ihm immer wieder Angst machen. Aber den entscheidenden Grund für seine Schwierigkeiten, den kennt er selbst nicht. Denn dieser ist Teil seines *Selbstbilds und Körperbilds*. Auch ist zunächst offen, wie die Störung irgendwann einmal entstanden ist. Sich immer wieder an der gleichen Stelle zu verirren, ganz umständliche, vielleicht höchst anstrengende Wege vom Bahnhof zum Münster gehen zu müssen (paradoxe Bewegung), den Rückweg nicht zu finden oder aber an der immer gleichen Stelle, Hilfe von außen zu brauchen, das kennt er.

Er wird begreiflicherweise Ängste entwickeln, wenn diese Teile seiner Persönlichkeit durch irgendwelche Therapien aufgedeckt und in Frage gestellt werden, denn sie sind Teil seiner Identität.

Ein „Feldenkrais-Stadtführer" wird mit seinem Patienten zunächst – und das ist sehr sinnvoll – unkomplizierte Wege erkunden und vermutlich werden die beiden dabei entdecken, dass es auch davon deutlich mehr geben wird, als zu Beginn der Arbeit zu vermuten war. Dabei kann der Patient viele Seiten von sich entdecken, die er bisher einfach nicht beachtet hatte. Und soweit wird er auch die gemeinsame Arbeit zunächst als ausgesprochen angenehm erleben. Aber je mehr er seinen aktuellen Stadtplan, seine Möglichkeiten und Begrenzungen kennenlernen wird, um so deutlicher werden die anachronistischen Muster hervortreten und er wird sie dann zunehmend als Störung oder als fremd erleben.

Besonders in der Einzelarbeit kann der Feldenkrais-Pädagoge dem Patienten dann Möglichkeiten aufzeigen, auf diese alten Muster zu verzichten. Das schließt aber ein, dass diese Muster zunächst, so wie sie sind, vielleicht noch nicht verstanden, aber doch akzeptiert werden. Das ist in vielerlei Hinsicht sinnvoll. Zum einen haben diese Muster ihre lebensgeschichtliche Logik (z. B. Schonhaltungen nach akuten Verletzungen oder spezifische Körperhaltungen als Ausdruck emotionaler Konflikte). Zum anderen kann Lernen von Neuem nur geschehen, wenn der Patient unterschiedliche Muster in sich wahrnehmen kann, um sich dann bewusster und situationsgerechter entscheiden zu können. Feldenkrais hat diesen Zusammenhang einmal so ausgedrückt: „Nur wenn man weiß was man tut, kann man tun was man will" (Feldenkrais 1995a).

Der Verzicht auf überholte Muster führt dann aber in der Regel in eine Phase der Instabilität, solange noch keine befriedigenden neuen Muster aufgebaut sind und manches noch recht widersprüchlich nebeneinander steht. In dieser Phase kann es dann sogar zu verstärkten Schmerzen oder aber auch zu einer emotionalen Destabilisierung kommen. Dies insbesondere dann, wenn primär emotionale Schwierigkeiten zu der Bewegungsstörung geführt hatten. Auch hier kann die Zusammenarbeit mit anderen Disziplinen sinnvoll sein.

Zum Unterschied von Realität und Bild

Die Analogbeispiele von Freiburg mit unterschiedlichen Stadtplanfehlern und entsprechend unterschiedlichen Interventionsmöglichkeiten eines Fel-

denkrais-Pädagogen könnten, bezogen auf unterschiedliche Erkrankungs-
gruppen, beliebig fortgesetzt werden.

Trotzdem bleiben diese Ausführungen noch sehr im Bereich der Theo-
rien. Um im Bild des Stadtführermodells zu bleiben, entspräche das dem
Bemühen eines Stadtführers, seine Stadt einem Besucher nur anhand eines
Stadtplans erklären zu wollen.

Einen kleinen *Einblick in die praktische Arbeit* kann folgende Übung
geben. Sie könnte Teil einer verbal angeleiteten Gruppenstunde (ATM)
sein.

Man schließt die Augen und nimmt wahr, wie man jetzt auf der Unterlage sitzt. Gibt es
einen Unterschied in der Bequemlichkeit der einen zur anderen Körperhälfte? Dann
wird eine Hand zu einer Schale geformt. Diese Hand wird unter den Sitzbeinhöcker
der entsprechenden Körperseite plaziert und dann versucht, sich folgendes Bild vorzustellen. Es regnet, dabei fallen viele Regentropfen, ein Regentropfen bleibt an einer
Dachrinne vor den Augen hängen. Dieser Regentropfen wird zunächst größer, dicker
und schwerer und löst sich dann von der Dachrinne und fällt schließlich zu Boden. In
dem Moment, wo man sich das Fallen dieses Regentropfens vorstellen kann, löst man
die Hand wieder vom Sitzbeinhöcker und beobachtet jetzt das Sitzen. Wo sind Unterschiede in den beiden Körperhälften? Kann man Unterschiede wahrnehmen, vielleicht
in der Muskelspannung, vielleicht in der Empfindung von Länge, vielleicht aber auch
in der Empfindung von Raum (etwa beim Atmen)? Gibt es Unterschiede zum Sitzen vor
diesem kleinen Selbstversuch?

Im Folgenden werden anhand konkreter Beispiele die bewegungstherapeutische Arbeit mit unterschiedlichen Patienten im Rahmen der Kinderheilkunde vorgestellt.

11.4 Anwendungsmöglichkeiten im Bereich der Kinderheilkunde

Um wen geht es und was sind Bewegungsstörungen?

Patienten werden gebracht oder kommen mit Symptomen, an denen sie leiden. Wir haben in der Medizin gelernt, diese Symptome sorgfältig wahr-
zunehmen, zu ordnen, nach weiteren versteckten Symptomen zu suchen
und diese Daten mit geeigneten Messwerten zu ergänzen. Der Weg führt
schließlich über differentialdiagnostische Überlegungen zur hoffentlich
richtigen Diagnose. Steht diese Diagnose dann fest, ist der therapeutische
Weg einigermaßen vorgezeichnet. Er führt dann über Überlegungen zu Indikationen und Kontraindikationen zu einer hoffentlich wirksamen und
möglichst nebenwirkungsarmen Therapie. Dies ist ein überaus bewährtes
System, besonders in der Akutmedizin, wo in der Regel schnell gehandelt
werden muss. So sollte vom Kopfschmerz – über die Differentialdiagnose

des Kopfschmerzes – zur richtigen Diagnose einer Meningitis und Einleitung einer adäquaten Therapie möglichst wenig Zeit vergehen.

In mehreren Bereichen der Medizin kommen wir jedoch mit diesem Modell nicht aus, so besonders bei den chronischen Erkrankungen und den sog. Befindlichkeitsstörungen. Auch dort haben wir in den vergangenen Jahren gelernt, in *Regelkreisen* und *Systemzusammenhängen* zu denken. Für die Entwicklungsförderung kann linear-kausales Denken schon deshalb nicht tauglich sein, weil Entwicklung, ob mit oder ohne körperlichen Handicaps, keinen einfachen Regeln folgt, sondern ein höchst komplexer Vorgang ist.

Ein wesentliches Merkmal der Bewegungstherapie nach Feldenkrais ist, dass Einzelsymptome oder Einzelphänomene (z. B. Schmerz, Schulterretraktion, einzelne Verhaltensstörungen) nicht im Vordergrund der Arbeit stehen. Beschwerden oder Einschränkungen in einem Teil des Körpers werden immer in einem *Gesamtzusammenhang* gesehen. Damit tritt auch das Entwicklungsthema mehr in den Vordergrund. Und die Erfahrung lehrt, dass eine verbesserte *Integrationsfähigkeit* der Teile untereinander, im Kontext von Entwicklung, letztlich auch zu einer besseren Organisation von Einzelfunktionen führt.

Das schließt eine Beeinflussbarkeit von Schwierigkeiten auf unterschiedlichen Wegen mit ein. So beeinflusst Denken und Fühlen die Bewegungsabläufe, umgekehrt kann Bewegungserfahrung aber auch das Denken und Fühlen verändern.

Die Begriffe „Bewegung" und „Bewegungsstörung" werden hier weit gefasst. Sie beschränken sich nicht nur auf Reflexmotorik, Willkürmotorik und Aufrichtung, sondern schließen ganz bewusst auch die Themen Atmung, Körperausdruck, Beziehungsverhalten sowie Wahrnehmung, Timing, Wahrnehmungssteuerung und Selbstbild mit ein.

Klinische Beispiele

Was typische Anwendungsbeispiele der Feldenkrais-Methode innerhalb der Medizin sein können, haben bisher weniger die Leistungsanbieter (d. h. die Feldenkrais-Pädagogen selbst) als vielmehr die Patienten und deren Eltern entschieden. Dies liegt unter anderem daran, dass die Methode noch recht jung und innerhalb der Medizin noch wenig bekannt ist. Auch werden die Kosten, in der Regel, nicht von den Krankenkassen übernommen und sind damit nur wenigen Patienten zugänglich.

Wie im Kap. 11.1 schon ausgeführt, hat sich Feldenkrais selbst nicht primär als Therapeut, sondern eher als Lehrer verstanden. Trotzdem kamen

von Anfang an Patienten mit unterschiedlichsten Schwierigkeiten zu ihm
und zu seinen Schülern.

Patienten mit neuromuskulären Erkrankungen

Neben der Arbeit mit Erwachsenen hat Feldenkrais selbst häufig und
gerne mit Kindern gearbeitet. Darunter war eine große Zahl von Kindern
mit neuromuskulären Erkrankungen, und hier besonders Patienten mit
zentralen Koordinationsstörungen verschiedenster Art und Schwere (vgl.
Abb. 11.3). Dabei geht und ging es nicht darum, strukturelle Defekte zu
heilen, sondern um die möglichst optimale Nutzung von vorhandenen Ressourcen. Patienten und Betreuer machten immer wieder die Erfahrung,
dass weit mehr Möglichkeiten vorhanden waren, als beide zu Beginn der
Therapie sich oft vorstellen konnten.

Die Arbeit konzentriert sich nicht auf abstrakte Ziele wie „Normalisierung des Muskeltonus" oder „Verbesserung der Feinmotorik", sondern versucht schon zu Beginn, gerade auch für den Patienten selbst nachvollziehbar, eine Synthese zu bilden von *Veränderungen in der Sensomotorik* und
für das Kind unmittelbar sinnvollem *Verhalten im Alltag* wie etwa Sitzen
im Rollstuhl, Aufstehen, Malen, Sprechen, Umgehen mit einem Ball. So
wird das neu Gelernte schon in der Therapiestunde für den Patienten als
Erweiterung und Verbesserung seiner Möglichkeiten erlebbar und muss
nicht erst zu Hause in Alltagsmotorik übersetzt werden. Damit reduzieren
sich Widerstände gegen die Therapie, auch müssen dann keine „Hausaufgaben" geübt werden, weil die Patienten erfahrungsgemäß das Gelernte zu
Hause weiter anwenden, das Neue mit dem Gewohnten in spielerischer
Weise vergleichen, wiederholen und üben, bis es allmählich Teil ihres eigenen Handlungsrepertoires geworden ist.

Wie in fast allen Bewegungstherapien spielt die *Arbeit an der Aufrichtung* eine zentrale Rolle. Neben der Bewegung einzelner Körperteile ist die
räumliche Orientierung eine wesentliche Voraussetzung für sinnvolles Handeln. Sinnliche, aber auch emotionale Wahrnehmung können ohne Bezug
zur räumlichen Orientierung nicht sicher beurteilt werden.

Freilich spielt auch der *Zusammenhang von Struktur und Funktion* sowie die *Unterschiedswahrnehmung* eine entscheidende Rolle. Die Förderung
der Wahrnehmungsfähigkeit und der Beweglichkeit geht auch hier aus von
angeborenen Globalmustern über einfache Bewegungen zu immer differenzierteren Bewegungsabläufen.

Intensität und die Ziele der Arbeit, insbesondere aber die Gestaltung der
Schrittlängen beim Lernen, sind entscheidend abhängig von der zugrundeliegenden Erkrankung. So wird die Arbeit mit einem Kind mit einer
schweren Tetraparese (beispielsweise nach einer ausgedehnten Hirnblu-

tung) ganz anders aussehen, als mit einem Patienten, der an einer Muskeldystrophie (vermutlich ohne kognitive Einschränkungen) leidet, und die wiederum anders als bei einem Patienten mit einer Spina bifida, einer peripheren Lähmung oder mit Teilleistungsstörungen.

Entscheidenden Einfluss auf die Arbeit wird neben dem Lebensalter des Patienten auch das jeweilige Erkrankungsstadium haben. Hier unterscheiden sich Defektsyndrome wesentlich von prozesshaften Erkrankungen. Immer muss das Gleichgewicht zwischen Akzeptanz von Begrenzungen und Erarbeitung von neuen Fähigkeiten neu ausgelotet werden.

Patienten mit orthopädischen Problemen

Ein weiterer Schwerpunkt der Arbeit waren und sind Patienten mit orthopädischen Problemen. In diesem Bereich liegen sicherlich die meisten Erfahrungen innerhalb der Feldenkrais-Arbeit vor. Wohl beziehen sich diese zum größten Teil aus Erfahrungen mit erwachsenen Patienten, die an chronischen Schmerzsyndromen litten.

Im Bereich der Kinderheilkunde stehen hier *Haltungsanomalien* und dabei besonders Skoliosen und Fußfehlstellungen im Vordergrund.

Patienten mit orthopädischen Problemen kommen in der Regel dann zum Feldenkrais-Pädagogen, wenn symptomorientierte Therapieansätze auf die Dauer zu keiner Verbesserung der Situation oder zur Linderung von Beschwerden geführt haben. Aus dem Wissen, dass Ursachen von Symptomen oft an einer ganz anderen Stelle zu suchen sind als die Symptome selbst, wird die Aufmerksamkeit des Feldenkrais-Pädagogen sich nicht primär auf das einzelne Symptom richten. Auch wird keine simplifizierende Aufteilung in sog. „richtige" und „falsche" Bewegungsmuster erfolgen. Bewegung wird verstanden als ein *dynamisches, sich veränderndes System*, das ständiger Regulation bedarf, um sich wechselnden Einflüssen von außen anzupassen und um sich weiter entwickeln zu können. Dies spielt im Wachstumsalter wegen der sich noch schnell verändernden Strukturen eine ganz besondere Rolle.

So kommt auch hier dem Zusammenhang von *Struktur und Funktion* eine entscheidende Bedeutung zu. Struktur ist nicht nur eine Voraussetzung für Funktionen, deren Basis und Begrenzung. Die Funktion schafft über die Zeit ihrerseits strukturelle Veränderungen, die wir dann schließlich teilweise in Röntgenbildern sehen können.

Patienten können lernen, dass Veränderungen ihrer Beweglichkeit, die Lage und Haltung einzelner Teile des Körpers zueinander eine *Umorganisation* des gesamten Körpers zur Folge haben müssen, wenn sich ein neues Gleichgewicht einstellen soll. Dabei spielt das Spüren von Knochen und Kraftanstrengung sowie die Wahrnehmung passiver Kräfte wie Trägheit und Schwerkraft, aber auch die Beobachtung der räumlichen und zeitlichen Zusammenhänge einer Bewegung gleichermaßen eine entscheidende Rolle.

So kompliziert dies in Worte gefasst auch klingen mag, so einfach kann das in der praktischen Umsetzung in der Arbeit erlebt werden. Bei Rollbewegungen etwa am Boden werden motorische und sensorische Muster des eigenen Bewegungspotentials in verschiedenen Möglichkeiten durchgespielt. Dabei werden Unterschiede in Kraftaufwand, Tempo, Begrenzung und Hebelmöglichkeiten des Skeletts wie auch die Nutzung unterschiedlicher sensorischer Informationen wie Gleichgewichtswahrnehmung, visuelle und taktile Wahrnehmung erfahren und spielerisch erprobt, um schließlich, auf dem Hintergrund eines individuellen Entwicklungsprozesses, eine zumindest vorläufig optimale Lösung finden zu können.

Dabei sollte das System immer offen bleiben für die Frage, ob es nicht noch andere, vielleicht adäquatere oder einfachere Lösungsmöglichkeiten geben könnte.

Patienten mit Schmerzsyndromen

Auch mit Schmerzpatienten liegt eine große Zahl von Erfahrungen vor. Gemeint sind hier nicht Patienten mit einer akuten Erkrankung, wo der Schmerz ein sinnvoller Indikator für Verletzungen oder Entzündungen sein kann und zunächst differentialdiagnostischer Klärungsbedarf besteht (vgl. Abb. 11.4).

Es geht vielmehr um Patienten mit chronischen Muskel- und Gelenkschmerzen, wo der immer wiederkehrende Schmerz Ausdruck eines *nicht optimalen Selbstgebrauchs* ist, d. h. Bewegungs- und Haltungsmuster sind nicht auf die eigene Struktur von Knochen und Gelenken abgestimmt. Die Ursachen sind vielfältig. Sie reichen von sog. paradoxen Bewegungen, wo widersprüchliche Bewegungsentwürfe gleichzeitig in Handlung umgesetzt werden, über einseitige Belastungen am Arbeitsplatz oder in der Schule, den Gebrauch von einengendem Schuhwerk oder Kleidung bis zu emotionalen Konflikten, die ihren körperlichen Ausdruck in muskulären Verspannungen und typischen einseitigen Haltungsmustern finden. Schließlich spielen auch Bewegungsvorbilder (Eltern, Erzieher, Geschwister) mit Bewegungseinschränkungen eine erhebliche Rolle.

Oft wird eine im Rahmen einer Verletzung oder akuten Erkrankung gelernte Schonhaltung über die begrenzte Dauer der akuten Erkrankung hinaus beibehalten. Wenn solche Kompensationsmechanismen dann unbewusst bleiben, werden die Schonhaltungen zu langfristigen Gewohnheiten, die den Körper aus seiner Balance bringen.

Wesentliches Merkmal solcher „Schmerzmuster" ist, dass ihre Elemente unbewusst sind. Vom Nervensystem werden sie dann als Norm wahrgenommen und Alternativen dazu als Abweichung und Fehler verworfen (vgl. Abb. 11.5).

Ziel der Therapie ist es hier, diese Muster möglichst bewusst zu machen. Über das Spiel mit alternativen Möglichkeiten kann sich dann ein neues Gleichgewicht etablieren.

Patienten mit psychosomatischen Erkrankungen

Obwohl Feldenkrais sich selbst wiederholt von Psychotherapeuten und seine Methode von Psychotherapien absetzte, ist die inhaltliche Nähe des Denkens zur Humanistischen Psychologie unverkennbar. Er selbst betonte wiederholt, dass unsere Handlungen immer ein integriertes Muster von vier Elementen sind:

- Bewegung,
- Wahrnehmung,
- Denken,
- Fühlen.

Die entsprechenden inneren Vorstellungen nannte er Selbstbild. Er war überzeugt, dass Bewegung dabei das am ehesten von uns selbst beeinflussbare Element sein könnte, und dass über eine vermehrte Bewusstheit (Aufmerksamkeit) in der Bewegung auch Veränderungen in den Bereichen Denken, Wahrnehmen und Fühlen mögliche wären.

Erinnerungen, seelische Konflikte und Einstellungen zum Leben führen zu körperlichen Haltungen mit spezifischen Bewegungsmustern und spezifischen Einschränkungen. Diese sind in der Regel nicht bewusst und werden im Laufe der Zeit in das Bewegungs- und Haltungsmuster integriert, sie sind dann Teil des Körper- und Selbstbilds. Diese Zusammenhänge sind im Bereich der Psychosomatik schon lange bekannt und sind besonders innerhalb spezifischer Therapiemethoden wie Gestaltpsychologie, Konzentrative Bewegungstherapie und Bioenergetik, Gegenstand von Forschung und Therapie.

In vielen Psychosomatischen Kliniken wird die Feldenkrais-Methode schon seit Jahren als ein Therapiemodul im Rahmen des therapeutischen Gesamtpakets als körperorientierte Psychotherapiemethode angeboten.

Besondere Bedeutung hat die Feldenkrais-Methode in den vergangen Jahren in der Arbeit mit schweren Körperbild- und Körperschemastörungen erlangt, insbesondere bei Patienten mit schweren Essstörungen wie Magersucht und Bulimie. Die Erfahrung zeigte erfreulicherweise, dass ein körpertherapeutischer Zugang schon sehr früh möglich ist, wo die Patienten aufgrund der Schwere ihrer Erkrankungen durch verbal orientierte Therapien noch nicht erreichbar zu sein scheinen. Auch vermutet man Entstehungsbedingungen für diese schweren psychosomatischen Erkrankungen teilweise in der Zeit der präverbalen Entwicklung des ersten Lebensjahrs.

Körpertherapien wie die Feldenkrais-Methode können Psychotherapien vorbereiten und sinnvoll begleiten.

Teilleistungsstörungen und Aufmerksamkeitsstörungen

Im Bereich der Frühförderung und Sonderpädagogik wird der pädagogische Aspekt der Feldenkrais-Arbeit besonders deutlich. Hier liegen Erfahrungen besonders mit Kindern mit *Wahrnehmungsstörungen* und *Verhaltensstörungen* vor. Über die Förderung der Aufmerksamkeit bei der Umsetzung verbaler Anweisungen in Handlungen hinaus entwickeln die Übungen hier:

- Orientierung,
- Sinneswahrnehmung,
- Sensibilität für den beteiligten Kraftaufwand,
- Sensibilität für den Umgang mit den eigenen Grenzen und Fehlern,
- verbesserte Wahrnehmung für den handelnden Umgang mit Partnern und Dingen.

Durch verfeinerte Fähigkeiten der Wahrnehmung in allen Modalitäten ist ein größeres Spektrum von Erfahrung möglich. Es können dann neue Wahlmöglichkeiten in Wahrnehmung und Handeln aufgezeigt und konkret erfahren werden, aus denen heraus Wandlung und Entwicklung möglich sind.

Patienten mit chronischen Atemwegserkrankungen

Lassen sich Atemwegserkrankungen als Bewegungsstörung bezeichnen? Durchaus, und das in vielerlei Hinsicht:

- Atemmechanik, Atemfluss und Atemrhythmus sind gestört.
- Es ist die körperliche Leistungsfähigkeit und damit die Bewegungsfreude eingeschränkt.
- Es müssen Kompensationsmöglichkeiten, wie der Einsatz der Atemhilfsmuskulatur, gefunden werden.

Oft werden auch hier die *Kompensationsmuster zu Gewohnheiten*, die dann auch über die akute Notfallsituation hinaus beibehalten werden und schließlich ihrerseits Bewegungsmöglichkeiten einschränken. So kann beispielsweise die Atemhilfsmuskulatur, wenn sie zum Heben und Senken des Brustkorbs benutzt wird, nicht mehr frei sein für die Rotation des Kopfes. Oft wird diese Einschränkung der Bewegungsmöglichkeit dann vom Patienten selbst gar nicht mehr wahrgenommen. Sekundäre Strukturveränderungen des Brustkorbs sind uns bei Patienten mit chronischen Atemwegserkrankungen leider gut bekannt (Fassthorax).

Bewegungstherapie nach Feldenkrais für diese Patienten ist sicher keine typische Indikation. Erfahrungen der Autorin mit Asthmapatienten und Mukoviszidosepatienten waren aber in den vergangenen Jahren ausgesprochen vielversprechend.

Bewegungstherapie will hier nicht als Alternative zur medikamentösen Therapie auftreten. Aber, so zeigen die Erfahrungen, sie kann zu einer Verbesserung der Atemmechanik beitragen. Über eine verbesserte Organisation der gesamten Wirbelsäule ist eine vermehrte Beweglichkeit des Brustkorbs zu erreichen, und dies erhöht typischerweise die Vitalkapazität sowie die inspiratorischen und exspiratorischen Flussraten. Dabei zeigte sich oft, dass langfristig atemwegserweiternde Medikamente eingespart werden konnten.

Schließlich werden angenehme Bewegungserfahrungen gemacht, die helfen, die eigene Bewegungsfreude wieder neu zu entdecken, was natürlich Auswirkungen auf die Stimmung der Kinder und auf ihre Einstellung zur ihrer chronischen Erkrankung hat.

Eine erhöhte Aufmerksamkeit und Wahrnehmungsfähigkeit für die eigenen Bewegungsmuster und für die eigene Atmung lässt die Kinder dann auch allmähliche Verschlechterungen ihrer Lungenfunktion leichter wahrnehmen, so dass sie dann ggf. selbständig ihre Therapie intensivieren können.

Feldenkrais-Arbeit bei Frühgeborenen und kranken Neugeborenen

Dies ist sicher kein typischer Indikationsbereich. Bisher nicht veröffentlichte Erfahrungen der Autorin im Rahmen der klinischen Tätigkeit an einer Kinderklinik waren in den vergangenen Jahren ausgesprochen vielversprechend. Sie können exemplarisch verdeutlichen, dass die Bandbreite der Anwendungsmöglichkeiten der Feldenkrais-Methode größer sein könnte als bisher angenommen.

Frühgeborene und kranke Neugeborene leiden an unterschiedlichen Handicaps, angefangen von chronischen Atemwegserkrankungen wie Bronchopulmonale Dysplasie über neurologische Probleme wie Zerebralparesen mit unterschiedlichen Wahrnehmungsstörungen bis zu psychosozialen Schwierigkeiten.

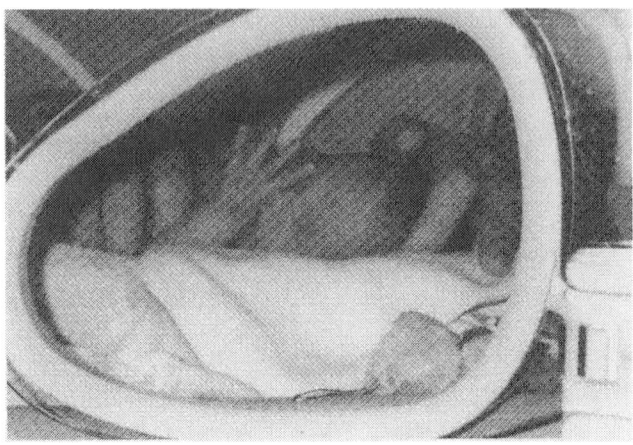

Abb. 11.6. Funktionale Integration bei einem Frühgeborenen mit Atemstörungen (Apnoeneigung)

Nach der Klinikentlassung sind oft mehrere Therapeuten an der hoffentlich gut aufeinander abgestimmten Förderung der kleinen Patienten beteiligt.

Schon in der Betreuung auf einer Kinderintensivstation zeigte sich bei sehr kleinen, noch beatmeten Frühgeborenen, dass über eine gezielte bewegungstherapeutische Arbeit eine deutliche Verbesserung der Atmung erreicht werden konnte, was sich auch in einer Reduktion der Beatmungsparameter niederschlug.

Ein weiterer Schwerpunkt bildet die Arbeit mit Patienten, die an Schluck- und Trinkstörungen leiden sowie einzelne Patienten mit Apnoeneigung (Abb. 11.6).

Die sehr feinen und nicht belastenden Techniken der Feldenkrais-Methode kommen dem erhöhten Schutzbedürfnis und der Empfindlichkeit der kleinen Patienten entgegen. Schließlich können durch geeignete Lagerungstechniken die zu früh einwirkende Last der Schwerkraft etwas reduziert und so späteren lagerungsbedingten Haltungsfehlern vorgebeugt werden.

Weitere Anwendungsmöglichkeiten

Die bisher hier beschriebenen klinischen Beispiele sind eine recht subjektive Auswahl, die jedoch die Bandbreite der verschiedenen Anwendungsmöglichkeiten innerhalb der Kinderheilkunde aufzeigen sollte.

Erwähnt werden muss jedoch noch die Arbeit mit Eltern, Pflegepersonal, Medizinstudenten und Physiotherapeuten in Ausbildung (Abb. 11.7).

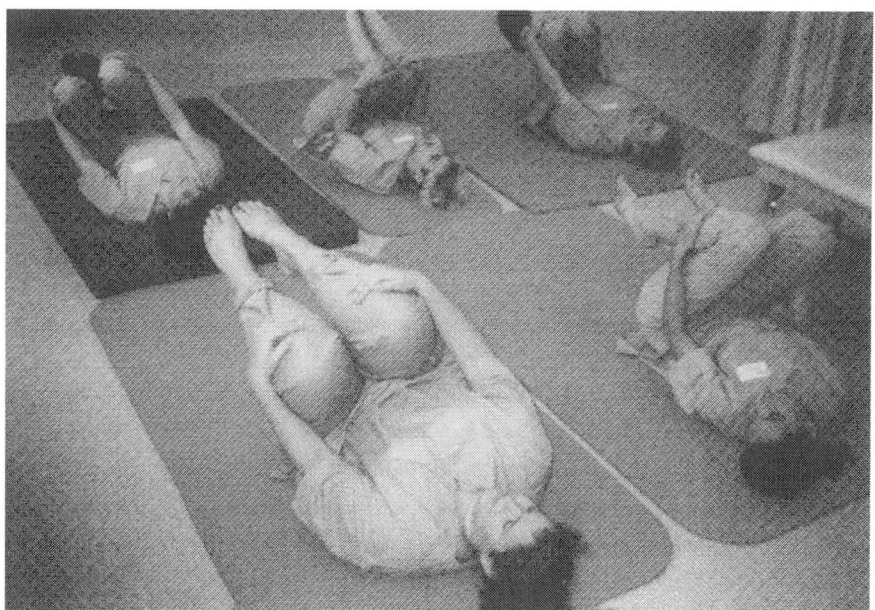

Abb. 11.7. Weiterbildungskurs (ATM) für Kinderkrankenschwestern

So führt die Arbeit mit Eltern und Pflegepersonal nicht nur zur Erleichterung von deren eigener täglicher Arbeit, z. B. über rückengerechteres Arbeiten, sondern sie erhöht wesentlich die Sensibilität für die Bedürfnisse der Patienten, verbessert Lagerungstechniken und Fütterstellungen sowie Tragehaltungen. Für Medizinstudenten und angehende Physiotherapeuten ist es oft eine neue und spannende Erfahrung, Entwicklungsneurologie nicht nur in der Theorie zu lernen, sondern diese auch einmal in der praktischen Selbsterfahrung konkret zu erleben.

Anwendungsbeschränkungen

Anwendungsbeschränkungen lassen sich nicht diagnosebezogen formulieren. Sie sind eher abhängig vom *Erkrankungsstadium* und von der *Lebenssituation* des Patienten. Verdeutlicht man sich, dass es in der Feldenkrais-Arbeit um Lernen und Auseinandersetzung mit Neuem und Alternativen geht, kann man sich durchaus Situationen vorstellen, wo Lernen zugunsten anderer Dinge in den Hintergrund treten muss, seien dies nun biographische Situationen oder Exazerbationen einer akuten Erkrankung.

Vorsicht ist auch bei unklaren Krankheitsbildern geboten, besonders bei Schmerzsyndromen. Hier hilft eine vorgeschaltete *differentialdiagnostische*

Klärung, schwerwiegende Verzögerungen einer dringend notwendigen Therapie zu vermeiden (z. B. bei Tumorerkrankungen).

Auch im Blick auf den *Verlauf einer Erkrankung* muss die Grenze, wo bewegungtherapeutisches Lernen zugunsten der Einleitung von medikamentösen, operativen bis hin zu intensivmedizinischen Maßnahmen zurückgestellt werden muss, sorgfältig bedacht werden. Verstanden als unterschiedliche Wege im Hilfsangebot muss das dann auch nicht notwendigerweise als Bruch erlebt werden.

Anwendungsbeschränkungen ergeben sich sicher auch von *Seiten des Therapeuten*. So stecken der Grundberuf, aber auch die inhaltlichen Schwerpunkte und die Erfahrung in der Arbeit einen gewissen Rahmen ab. Das heißt, dass nur ein Teil der Feldenkrais-Pädagogen im medizinisch-therapeutischen Bereich arbeiten wollen und können. Andere arbeiten verstärkt im Bereich der Pädagogik, Sonderpädagogik oder im künstlerischen Bereich.

Zeitaufwand

Anwendungsmöglichkeiten und therapeutische Erfolgsaussichten sollten immer auch in Beziehung gesetzt werden zu den zusätzlichen Belastungen für die Patienten und ihre Familien.

Für die Feldenkrais-Methode lassen sich keine einheitlichen Angaben zur jeweils notwendigen Stundenfrequenz oder Gesamtstundenzahl machen. Je nach Erkrankung und Erkrankungsverlauf, aber auch je nach Veränderungsbedarf ergeben sich dann *individuelle Vereinbarungen* zwischen Patient und Therapeut.

Hausaufgaben für Patienten oder deren Eltern müssen nicht erteilt werden. So wird schon in der Therapiestunde versucht, einen klaren Alltagsbezug herzustellen, so dass das neu Gelernte nicht erst zu Hause von den Patienten in Alltagsmotorik übersetzt werden muss. Auch wird die Unterschiedswahrnehmung geschult, so dass die Patienten damit in die Lage versetzt werden, selbständig mit verschiedenen Bewegungsalternativen zu spielen, so dass allmählich die jeweils optimale Lösung Teil ihres eigenen Handlungsrepertoires werden kann.

Typischerweise kommen die Kinder sehr gerne in die Bewegungstherapie, so dass Therapiewiderstand eher die Ausnahme darstellt.

Finanzierung

Leider werden die Kosten von den Krankenkassen nicht übernommen, so dass, zumindest für den ambulanten Bereich, die finanzielle Belastung in der Regel von den Familien selbst getragen werden muss.

11.5   Wie könnte es weitergehen?

Derzeit existieren nur wenige klinische Studien, die sich in der Regel nur mit Teilaspekten der Feldenkrais-Methode beschäftigen. Wünschenswert wäre hier ein gutes Stück *wissenschaftliche Basisarbeit* mit zunächst sorgfältiger Dokumentation von Behandlungsverläufen bis hin zu extern wissenschaftlichen Evaluationen für den Nachweis der Wirksamkeit und für eine bessere Einschätzung von Anwendungsmöglichkeiten und Anwendungsbegrenzungen bzw. einer besseren Ortsbestimmung zwischen den verschiedenen Anbietern von Bewegungstherapien.

Ausgesprochen wenig Dialog fand bisher zwischen Vertretern der Feldenkrais-Gilden mit Vertretern anderer bewegungstherapeutischer Methoden oder mit Vertretern der sog. Schulmedizin statt. Hier könnte ein *gemeinsamer Dialog* für alle Beteiligten ein fruchtbares Voneinanderlernen ermöglichen. Auch müssen die derzeitigen Vorstellungen zum eigenen Selbstverständnis und zum eigenen Aufgabengebiet nicht endgültig abgeschlossen sein.

11.6   Zusammenfassung

Die Feldenkrais-Methode ist ein bewegungstherapeutisches Angebot, das die Einheit von Körper, Geist und Seele konsequent versucht, methodisch umzusetzen.

Über Bewegung und Bewegungserfahrung werden Lernprozesse, Entwicklung und Nachreifung in unterschiedlichen Lebensbereichen gefördert.

Verbal angeleitete Gruppenlektionen (Bewusstheit durch Bewegung) und für die individuellen Bedürfnisse abgestimmte Einzelarbeit (Funktionale Integration) ermöglichen eine Verbesserung unterschiedlicher Funktionen. Dies führt über ein verbessertes Körper- und Raumschema auch zu einem veränderten Selbstbild mit mehr Handlungsspielraum und Selbstständigkeit.

In der klinischen Anwendung werden je nach Grunderkrankung unterschiedliche Schwerpunkte in der Arbeit gelegt.

11.7   Kontaktadressen

• Deutschland
Feldenkrais-Gilde e.V.
Schließheimer Straße 74
80797 München

Feldenkrais-Netzwerk
Angerstr. 2a
37073 Göttingen

• Österreich
Feldenkrais-Verband Österreich
Kufsteingasse 8/3
A-1149 Wien

• Schweiz
Schweizerischer Feldenkrais-Verband
Pützenstraße 26
CH-8910 Affoltern a. A.

11.8   Literatur

Bücher von Dr. Moshé Feldenkrais

Feldenkrais M (1981) Abenteuer im Dschungel des Gehirns. Der Fall Doris. Suhrkamp, Frankfurt
Feldenkrais M (1990a) Die Feldenkrais-Methode in Aktion. Eine ganzheitliche Bewegungslehre. Jungfermann, Paderborn
Feldenkrais M (1990b) Das starke Selbst. Anleitung zur Spontanität. Insel, Frankfurt
Feldenkrais M (1994) Der Weg zum reifen Selbst. Phänomene menschlichen Verhaltens. Jungfermann, Paderborn
Feldenkrais M (1995a) Die Entdeckung des Selbstverständlichen. Insel, Frankfurt
Feldenkrais M (1995b) Bewußtheit durch Bewegung. Der aufrechte Gang. Insel, Frankfurt

Auswahl von akademischen Studien, Publikationen und Projekten

Bost H, Burges S, Russell R, Rüttinger H, Schläfke U. (1993) Feldstudie zur Wirksamkeit der Feldenkrais Methode bei MS-Betroffenen. Deutschen Multiple-Sklerose Gesellschaft, Saarbrücken
Call S Evans K, Glass M, Gould C, Lowe J, Stephens J (1998) Awareness Through Movement as a Method of Improving Coordination, Efficiency of Movement and Gait,

Fatique and Quality of Life in Individuals with Multiple Sclerosis. Master's Thesis, Institute for Physical Therapy Education, Widener University.

Czetczok H-E (1987) Bewegungserziehung mit der Feldenkrais Methode. Historische Aspekte/Theorie und Praxis – mit einer experimentellen Untersuchung zum Einfluß dieser Methode auf die kinästhethische Diskriminationsleistung im Funktionsbereich Schultergürtel-Arme. Diplomarbeit an der Fakultät für Psychologie und Sportwissenschaft –Abteilung Psychologie, Universität Bielefeld

Deig D (1994) Self Image in Relationship to Feldenkrais Awareness Through Movement Classes. Independent Study Project. University of Indianapolis, Krannert Graduate School of Physical Therapy, Indianapolis, Indiana

Kegerreis RS (1992) Facilitating Cervical Flexion Using a Feldenkrais Method: Awareness Through Movement. J Sports Phys Ther 16 (1):25–29

Laumer U (1993) Wirkungen der Feldenkrais-Methode „Bewußtheit durch Bewegung" bei eßgestörten Patienten im Rahmen einer stationären Therapie. Psychologische Diplomarbeit, Universität Regensburg

Narula M, Jackson O, Kulig K (1992) The Effects of Feldenkrais Method on Selected Functional Parameters in a Subject with Rheumatoid Arthritis. Physical Therapy 72 (supp):86

Shelhav-Silberbusch Ch (1988) The Feldenkrais Method for Children with Cerebral Palsy MS Thesis. University School of Eduction, Boston. Published by Feldenkrais Resources, Berkeley CA

Shelhav-Silberbusch Ch (1998) Movement and Learning: The Feldenkrais Method as a Learning Model. PhD Dissertation, Universität Heidelberg

Weiterführende Literatur zum Verständnis der neurophysiologischen Grundlagen

Ambühl-Stamm D (1999) Früherkennung von Bewegungsstörungen beim Säugling. Neuromotorische Untersuchung und Diagnostik. Urban und Fischer, München

Conrad B, Ceballos-Baumann A (1996) Bewegungsstörungen in der Neurologie. Richtig erkennen und behandeln. Thieme, Stuttgart

Gschwend G (1994) Die neurophysiologischen Grundlagen der Rehabilitation, Documenta paediatrica Bd 20. Hanseatisches Verlagskontor, Lübeck

Russel R (1999) Feldenkrais im Überblick. Kaubisch, Karlsfeld

Shelhav-Silberbusch Ch (1999) Bewegung und Lernen. Die Feldenkrais-Methode als Lernmodell. Verlag modernes lernen, Dortmund

Straßburg HM, Dacheneder W, Kreß W (1997) Entwicklungsstörungen bei Kindern. Grundlagen der interdisziplinären Betreuung. Fischer, Lübeck Stuttgart

Zinke-Walter P (2000) Spüren – Bewegen – Lernen. Handbuch der mehrdimensionalen Förderung bei kindlichen Entwicklungsstörungen. Borgmann, Dortmund

Kapitel 12

Therapie nach Doman-Delacato
und ihr nah stehenden Behandlungen

T. WOLLWEBER

12.1   Einführung

Was heute keine Neuigkeit mehr ist, war vor 50 Jahren noch aufregend:

Glenn Doman rief manchmal Eltern, die sein Seminar besucht hatten, beim Weggehen nach: „Don't forget, the brain runs all!" (Vergessen Sie nicht, das Gehirn regelt alles).

Glenn Doman hatte während des 2. Weltkriegs als Physiotherapeut vorwiegend Kriegsverletzte behandelt. Anfang der 50er Jahre erlebte er zum ersten Mal schwer hirngeschädigte Kinder. Er war zutiefst erschüttert und wollte Wege suchen, ihnen zu helfen. Zugleich lernte er den bekannten Forscher und Gehirnchirurgen Temple Fay kennen. Doman konnte Temple Fay bei vielen Gehirnoperationen zusehen. Er war fasziniert von der Großartigkeit dieses Organs und gleichzeitig schockiert, wie hier kleinste Störungen zu einem schweren Schicksal des Menschen werden können.

Temple Fay hatte von dem deutschen Biologen Ernst Haeckel die Vorstellung vom biogenetischen Grundgesetz übernommen, nach der jeder Mensch, und damit sein Gehirn, noch einmal die Entwicklung der Stammesgeschichte vom Einzeller bis zum Homo Sapiens wiederholt, z.B. nach der Geburt vom Stadium des Fisches über Reptilien, Säugetiere bis zum aufrecht gehenden Menschen. Jahre zuvor hatten bereits Mediziner, Pädagogen und Psychologen den Entwicklungsgedanken in ihr Fachgebiet einbezogen.

Im Laufe jahrelanger eigener Forschungen und Beobachtungen verfolgten G. Doman und C. H. Delacato (er war Lehrer und Psychologe) unter diesen Gesichtspunkten die Entwicklung von Kindern in den verschiedensten Ländern und Kulturen.

Zunächst standen die Bewegungsmuster im Vordergrund wie Kriechen, Krabbeln und Gehen. Sie fanden überall die gleichen Abläufe. Später verfolgten sie die Entwicklungen von Handgeschicklichkeit, Sprache, Hören, Verstehen, Sehen und Tasten. Sie stellten Entwicklungsprofile auf, die nach heutigen Erkenntnissen z.T. korrektur- und ergänzungsbedürftig sind. Doch enthalten die Profile auch eine seitliche Einteilung nach Eingängen

Tabelle 12.1. Entwicklungsprofil. (Information des British Institute for Brain Injured Children 1983, übersetzt von T. Wollweber)

Name:

Alter:

Aufnahmedatum:

Beginn des Programms:

Sensorik/Input			Alter	Motorik/Output			
Sehen	Hören	Tastsinn		Stufe	Bewegung	Sprache	Handgeschick
Fähig, fließend zu lesen, mit entsprechender Augendominanz	Fähig, altersentsprechenden Wortschatz zu verstehen mit entsprechend dominantem Ohr	Fähig, mittels Berührung und unter Gebrauch der entsprechenden dominanten Hand Gegenstände zu erkennen	Über 6 Jahre	8	Fähig, sich dem Alter entsprechend zu bewegen mit dem entsprechend dominanten Fuß übereinstimmend	Fähig, altersgemäße Gespräche zu führen	Fähig, dem Alter entsprechend zu schreiben mit der dominanten Hand
Fähig, einzelne Wörter zu lesen	Fähig, komplizierte Sätze zu verstehen	Fähig, kleine Gegenstände durch Berührung zu erkennen	6 Jahre	7 Hochentwickelter Cortex	Fähig, zu hüpfen, Hindernis zu überspringen und einen Ball zu treten	Fähig, komplette Sätze zu sprechen	Fähig, einzelne Wörter zu schreiben
Fähig, Symbole und Buchstaben mit Erfahrung zu erkennen	Fähig, zweistufige Anordnungen zu verstehen sowie einfache Zeitbegriffe	Fähig, ähnliche Gegenstände zu erkennen	3 Jahre	6 3. Stufe d. Cortex	Fähig, im Kreuzmuster zu rennen	Fähig, in kurzen Sätzen zu sprechen	Fähig, beide Hände gleichzeitig zu einem bestimmten Zweck zu benutzen

Tabelle 12.1 (Fortsetzung)

| Sensorik/Input | | | | Motorik/Output | | | |
Sehen	Hören	Tastsinn	Alter	Stufe	Bewegung	Sprache	Handgeschick
Fähig, Bilder mit Erfahrung zu erkennen	Fähig, einfache Anordnungen zu verstehen	Fähig, unterschiedliche Gegenstände zu erkennen	18 Monate Mensch	5 2. Stufe d. Cortex	Fähig, zu gehen, ohne die Arme für das Gleichgewicht zu gebrauchen	Fähig, zwei zusammen gehörende Wörter zu sprechen	Fähig, Zeigefinger und Daumen beider Hände gleichzeitig entgegengesetzt zu bewegen
Fähig, beide Augen gleichzeitig zu fokusieren und die 3. Dimension zu erkennen	Fähig, einzelne Wörter zu verstehen	Wahrnehmung der 3. Dimension	12 Monate Säugetier (Affe)	4 Beginn d. unteren Cortex	Fähig, zu gehen mit Hilfe der Arme für das Gleichgewicht	Fähig, einzelne Wörter zu sprechen	Fähig, Zeigefinger und Daumen zusammen zu bringen
Fähig, Details innerhalb eines Umrisses zu sehen	Fähig, bedeutsame Töne zu erkennen	Fähig, auf leichte Berührung zu reagieren	6 Monate Säugetier (Reptil)	3 Mittelhirn	Fähig, im Kreuzmuster auf Händen und Knien zu krabbeln	Fähig, Laute zu bilden, die als Kommunikation gelten	Fähig, Gegenstände zielbewusst zu greifen
Fähig, Umrisse zu sehen	Lebenswichtige Reaktion auf drohende Geräusche	Empfindung lebenswichtiger Eindrücke	3 Monate (Amphibium)	2 Pons	Fähig, im Kreuzmuster auf dem Bauch zu kriechen	Fähig, bei Bedrohung zu weinen oder zu schreien	Fähig, auf einen Anreiz nachzugeben
Puppilarreflex	Schreckreflex	Babinskireflex	Geburt (Fisch)	1 Medulla	Freie, willkürliche Bewegung der Glieder	Fähig, zu weinen	Fähig, mit beiden Händen reflexartig zu zupacken

zum Gehirn (Input) und Ausgängen (Output), die auch heute noch sehr hilfreich sind und von manchen deutschen Forschern übernommen wurden (Tabelle 12.1).

12.2   Theoretische Grundlagen

Die *Gehirnfunktionen* sind zuständig für alle menschlichen motorischen und sensorischen Aktivitäten. Das weiß man heute genauer und differenzierter. Trotzdem wird es noch nicht genügend beachtet, z. B. trainiert man einzelne Muskeln, ohne den ganzen Bewegungsablauf, wie er im Gehirn vorgegeben ist, zu beachten. Die Grundprinzipien der Gehirnfunktion hat Glenn Doman so zusammengefasst:

1. Das Gehirn arbeitet als System. Die einzelnen Bereiche beeinflussen sich gegenseitig. Diagnose und Therapie müssen deshalb das Ganze erfassen. Die Arbeitsbereiche der verschiedenen Fachrichtungen müssen koordiniert werden.
2. Die Entwicklungsphasen der neurologischen Organisation müssen beachtet werden und alle diagnostisch erfasst sein. Je perfekter frühere Phasen trainiert sind, desto günstiger ist die Auswirkung auf die folgenden. Je koordinierter und flüssiger ein Kind im Kreuzmuster krabbeln lernt, desto besser kann das Gangbild werden, um nur ein Beispiel zu nennen.
3. Es gibt Milliarden von Hirnzellen. Sie bedürfen zu ihrer Entfaltung äußerer Anreize, die über *längere Zeit* sehr *häufig* und *intensiv* erfolgen müssen. Das gilt für alle Lernbereiche bei Gesunden und ganz besonders bei Patienten.
4. In den Wahrnehmungsbereichen werden Reize von draußen zum Gehirn transportiert und dort verarbeitet (Input).
   Die motorischen Nervenbahnen bringen die Reaktionen vom Gehirn in die Umwelt (Output).
   Beide Kreise wirken zusammen und müssen beide bei Diagnose und Therapie erfasst werden.

Diese vier Gesichtspunkte werden inzwischen von niemanden mehr bezweifelt. Sie haben allerdings zur Folge, dass die Therapie in manchen Fällen sehr *zeitaufwendig* und *umfangreich* wird. Dazu fehlen z. B. in Kliniken sowohl Personal als auch die finanziellen Mittel.

12.3   Behandlung nach Doman-Delacato

Doman und Delacato probierten einfach Vieles aus, um beeinträchtigten Kindern z.B. das Kriechen im Kreuzmuster beizubringen. Es zeigte sich dann bei Kindern, die sich in Bauchlage nur gleichzeitig mit beiden Armen nach vorne zogen und die Beine gestreckt ließen, dass sie das alternierende Kriechen im Kreuzmuster lernen konnten, wenn man sie zunächst auf der Stelle im Kreuzmuster bewegte. Später lernten diese Kinder dann leichter, zunächst mit Hilfe aus eigener Kraft vorwärts zu kommen. Auf diese Weise entstand eine Form des sog. *Kreuzmuster-Patternings* (Abb. 12.1), charakteristisch für Doman's Lehre. Das Kreuzmusterkriechen ist für Doman eine sehr wichtige Grundlage, um in der Entwicklung später folgende koordinierte Bewegungen zu erlernen.

Manchmal finden Forscher durch einfaches Ausprobieren neue Möglichkeiten, auch wenn sie zunächst noch kein theoretisches Konzept haben.

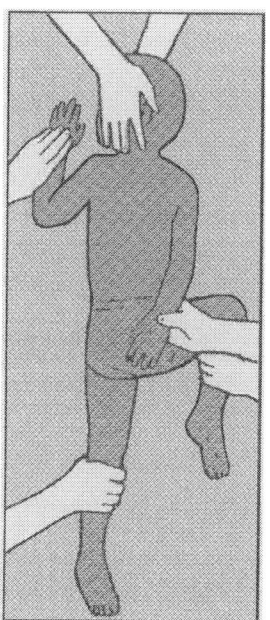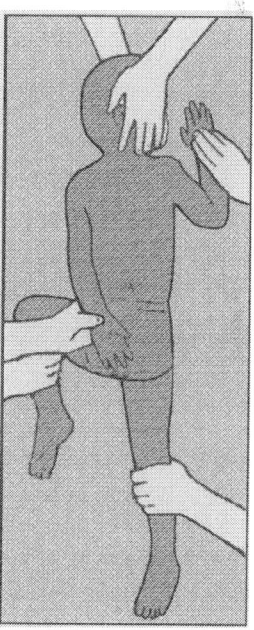

Abb. 12.1. Kreuzmuster-Patterning: Das Kind liegt auf dem Tisch. Drei Personen führen bei ihm passiv die Kriechbewegung durch. So wird das Kind vorbereitet, später selbst – evtl. mit Unterstützung – Vorwärtskriechen zu lernen

Diagnose

Nach dem Studium der klinischen Unterlagen über die Entstehung der Schädigung und den bisherigen Verlauf, werden die Beeinträchtigungen des Patienten möglichst genau festgestellt, in Deutschland auch nach den Entwicklungsprofilen von Kiphard (1984) oder Hellbrügge (1974). Zur Behebung der Störungen werden entsprechende Übungen eingesetzt.

Wichtig dabei ist, dass in jedem Bereich (Sehen, Hören, Tasten, Motorik, Sprache und Handgeschicklichkeit) auch die untersten Entwicklungsstufen überprüft werden und die Behandlung da einsetzt, wo die ersten Beeinträchtigungen erkennbar werden.

Therapeutisches Vorgehen

Sensorische und motorische Bereiche

Das folgende Beispiel aus dem visuellen Bereich soll am diagnostischen und therapeutischen Vorgehen zeigen, wie *alle Entwicklungsstufen* überprüft werden, z. B. von der untersten Ebene (Pupillarreflex im 1. Lebensjahr) bis zum Entwicklungsstand eines 7jährigen Kindes (Erkennnen von Buchstaben).

Wenn das *Sehen* an sich beeinträchtigt ist, wenn z. B. nur Umrisse wahrgenommen werden, können Lichtblitze, deren Stärke und Entfernung genau festgelegt sind, manchmal Sehnerven und Sehzentrum aktivieren und die visuelle Wahrnehmung verbessern. Lichtüberempfindlichkeit oder ein unregelmäßiger Pupillarreflex müssen ebenfalls therapiert werden.

Zur Behebung einer Störung der *Augenkonvergenz* gibt es verschiedene Verfahren des Augenmuskeltrainings, die oft wirksamer sind als Abkleben. Auch häufiges Krabbeln kann die Augenkonvergenz günstig beeinflussen, da die Augenmuskelnerven durch den Hirnstamm laufen, von wo aus auch das Krabbeln gesteuert wird.

Ob eine Operation erfolgen sollte, muss unter gegebenen Umständen mit Fachärzten geklärt werden. In diesem Zusammenhang werden zugleich das räumliche Sehen und das kontinuierliche Verfolgen eines sich bewegenden Gegenstands getestet und behandelt, ebenso das schnelle Erfassen von Gegenständen in verschiedenen Richtungen.

Als nächstes kann man das *Bildverständnis* überprüfen:
- Wird ein abgebildeter Gegenstand erkannt?
- Kann ein kompliziertes Bild verstanden werden?
- Wird der zeitliche Ablauf einer Handlung richtig beurteilt?
- Können schon einfache Oberbegriffe gebildet werden?

Die Bildkarten werden dann auf verschiedene Weisen eingesetzt, die sich nach der Art der Störung richtet.

Bei *Leseschwierigkeiten* werden groß und rot geschriebene Wortkarten jeweils kurz gezeigt. Die Art und Weise richtet sich an der Störung, d. h. ob es sich um eine Legasthenie handelt, um eines Vorstellungsschwäche, die Unfähigkeit, Details zu unterscheiden oder das Ganze zu erfassen. Probleme bei der Augenkonvergenz oder eine gemischte Seitigkeit müssen ebenso erkannt werden.

Im *motorischen Bereich* wird, wenn nötig, bei der Therapie auf der untersten Entwicklungsstufe begonnen. Hier gibt es Patternings verschiedener Art zur Verbesserung der *Spontanbewegung*, des Seitwärts-*Drehens*, *Kriechens* oder *Krabbelns*. Die einzelnen Bewegungsmuster werden mit dem Kind trainiert, zuerst durch passive „Eingabe", später mit Unterstützung bei der aktiven Ausführung. Für Störungen beim Sitzen, Knien, Stehen, Gehen, Hüpfen und Rennen gibt es ebenfalls bestimmte diagnostische und therapeutische Hilfen.

Eine starke *Spastik* ist ein großes Hindernis für die Bewegungstherapie. Hier müssen zuerst für längere Zeit *Dehnungs- und Lockerungsübungen* durchgeführt werden. *Warmwassertherapie* ist eine wirksame Hilfe, ebenso eine phasenweise eingeschaltete *Manualtherapie*. Über beide Methoden liegen positive Erfahrungen von Eltern bewegungsgestörter Kinder vor.

Wissenschaftler versuchen, noch wirksamere Medikamente gegen Spastik zu entwickeln.

Die *Gleichgewichtshaltung*, das *Lageempfinden*, die *Wahrnehmung* äußerer und innerer *Körperreize* sind für alle Bewegungsabläufe wichtig und können durch geeignete Übungen verbessert werden, z. B. durch Massagen, Warm-/Kaltbehandlung, Schleudern um die eigene Achse und Kraftübungen, soweit das Kind dazu fähig ist.

Hilfsmittel zur Therapie

Atemmaske

Besonders für motorisch stark eingeschränkte Kinder, die oft mangels Bewegung eine flache Atmung haben, kann die von Doman verwendete *Atemmaske* sehr wichtig sein. Sie vergrößert mit der Zeit das Atemvolumen. Durch geringe Einatmung von CO_2 erhöht sich vorübergehend der Sauerstoffspiegel im Blut, so dass das Gehirn mehr Sauerstoff erhält. In der Regel nimmt nach einiger Zeit der Brustumfang des Patienten zu und die Infektanfälligkeit geht zurück.

Die Atemmaske ist mit Vorsicht und mit genauer Anleitung anzuwenden. Es handelt sich um einen Plastikbeutel von etwa 15×18 cm Größe. Am unteren Ende befindet sich eine kleine Öffnung zur etwas eingeschränkten Luftzufuhr. Er wird für 30–40 Sekunden vor Nase und Mund gehalten, ungefähr 30- bis 40mal am Tag. So bestehen keine Bedenken. Wenn ein Kind sich dagegen wehrt oder die Eltern keine Atemmaske wollen, sind andere Möglichkeiten manueller Atemunterstützung angezeigt.

Die von Doman entwickelte *Atemmaschine*, die nach einstellbarem Rhythmus den Brustkorb bewegt, muss aus medizinischen und psychologischen Gründen abgelehnt werden.

Sprachprogramme

Die angebotenen Sprachprogramme sind sehr differenziert. Sie müssen an der Funktion ansetzen, die beeinträchtigt ist. Auf der untersten Stufe müssen u.a. *Schlucken, Atemluftsteuerung, Saugen* und *Pusten* gelingen. Um diese Vorgänge zu fördern, gibt es eine ganze Reihe von Anregungen. Es können dann folgen: *Gesichts- und Innenmundmassagen, Artikulationshilfen* für die Aussprache u.a. Eingebunden in ein Gesamtprogramm für Bewegung und Intelligenz, wirken die Sprachprogramme intensiver als bei isolierter Ausführung.

Hilfsgeräte

Es stehen verschiedene Hilfsgeräte zur Unterstützung der Therapie zur Verfügung. Besonders günstig ist das *Krabbeltuch mit Krabbelgestell* (Abb. 12.2), das an einer Schiene läuft und in der Höhe und Größe genau einstellbar ist, Arm- und Beinfreiheit zulässt und auch Fehlhaltungen der Wirbelsäule günstig beeinflussen kann. Desweiteren sind z.B. die Überkopfleiter und der Kriechkasten zu nennen, die von den Eltern im Eigenbau hergestellt werden können.

Auswirkungen der Therapie auf Patienten mit epileptischen Anfällen

Für Kinder mit BNS-Krämpfen ist die Therapie kein Risiko. Gelegentlich kann es in den ersten Wochen zu einem leichten Anstieg der Krämpfe kommen, der bald wieder zurückgeht. In einigen Fällen ging auf die Dauer die Anzahl der Krämpfe deutlich zurück.

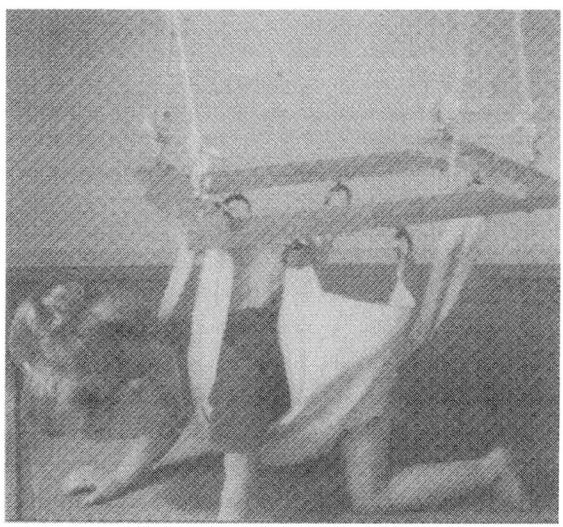

Abb. 12.2. Das Krabbeltuch wird an der Halterung eingehängt. Das gesamte Krabbel-gestell läuft an einer Schiene, die an der Decke angebracht ist. Die Höhe der Halterung wird so eingestellt, dass das Kind auf Händen und Knien leichter Krabbeln lernen kann

Bei Zunahme der Krämpfe wird festgestellt, welche Übungen die Ursa-che sein könnten. Dann kann man die betreffende Übung auslassen und in dem Bereich eine vorsichtige Desensibilisierung versuchen.

Effektivität

Die an Doman orientierte Therapie wurde von verantwortlichen Leuten entwickelt und weiter differenziert. Wie bei anderen Therapien auch, liegen genügend Krankenberichte vor. Es existieren aber, soweit bekannt, keine wissenschaftlichen Beweise.

Nach einer Befragung von 120 Eltern, deren Kinder bei dem Autor in Behandlung waren und zuvor schon andere Therapien absolviert hatten, stellte etwa ein Drittel gute Erfolge fest, ein Drittel mittlere bis mäßige und ein Drittel keine Fortschritte. Das ist natürlich keine wissenschaftliche Stu-die, sondern eher eine Art Meinungsumfrage.

Zeitaufwand und Finanzierung

Mit der Doman-Therapie werden schwer hirnverletzte Kinder und auch Kinder mit sehr leichten, neurologischen Störungen in der Regel im Alter von 6 Monaten bis zu 12 Jahren behandelt.

Da es inzwischen wissenschaftlich belegt ist, dass in vielen Fällen von Hirnverletzungen der Therapieerfolg auch von der eingesetzten Zeit und Häufigkeit abhängt, sind einige Kliniken dazu übergegangen, Angehörige und Helfer für die Durchführung der Therapie zu Hause kompetent zu machen.

Doman hatte diese Gesichtspunkte schon vor über 30 Jahren erfasst. Er schulte die Eltern für die Durchführung der Therapie zu Hause. Dies blieb ein wichtiges Kennzeichen der Doman-Therapie. Es kommt allerdings vor, dass am Institut von Doman in den USA gelegentlich in kaum zu verantwortender Weise übertrieben wird; die Therapiezeiten betragen teilweise täglich 10 Stunden. Das wird in Deutschland von Therapeuten, die manches von der Doman-Therapie als effektiv übernommen haben, entschieden abgelehnt.

In Deutschland beträgt die obere Grenze für schwer geschädigte Kinder 4–5 Stunden über den Tag verteilt. In der Regel dauert die einzelne Übung 3 Minuten, wird aber mehrmals am Tag wiederholt. Zwischen anstrengenden Übungen liegen immer auch mehr spielerische Sequenzen, so dass das Therapieprogramm nicht in Stress ausarten muss. Bei leichten Störungen beträgt der Zeitaufwand 30 Minuten täglich.

Im *Doman-Institut* in Philadelphia werden die Eltern *gruppenweise* zunächst ohne Kinder eine Woche lang geschult. Später bei einem zweiten Besuch erfolgen Untersuchung und Programmaufstellung für die Kinder. Die Gesamtkosten dürften sich mit Reise und Unterkunft auf etwa 20000 DM belaufen.

In *englischen Instituten* werden Schulungen mit anschließender Therapieerstellung jeweils innerhalb einer Woche in Gruppen durchgeführt. Die Kosten dürften insgesamt ca. 6000 DM betragen.

Nur in *wenigen deutschen Praxen* wird die Therapie nach Doman-Delacato durchgeführt. In der Regel erfolgt die Einführung in die Therapieform, die Therapieplanung und die Einübung für jedes Kind einzeln und nicht in der Gruppe. Lange Schulungen entfallen, weil sich die Eltern vorher durch Lektüre oder Informationsgespräche kundig machen können. Die Gesamtzeit der Therapieplanung und Einübung beträgt 3–5 Stunden, die Kosten liegen zwischen 400 und 500 DM. In manchen Fällen übernahmen Krankenkassen einen Teil der Kosten.

Kontrolluntersuchungen und Neuplanungen erfolgen alle 3–4 Monate.

12.3 Zusammenfassung

Die Doman-Therapie und Therapien, die sich auch an Doman orientieren, sind Behandlungen, die Eltern und Therapiehelfer unter Anleitung und Kontrolle zu Hause durchführen können. Es werden alle Bereiche aus Motorik, Sensorik und Intelligenz in die Untersuchung und Planung mit einbezogen. Zu Hause kann schon aus Zeitgründen die Therapie umfangreicher und intensiver sein.

Wünschenswert sind Therapeuten, die über die eigene Fachrichtung hinaus auch für andere Therapien und für die seelischen Probleme bei Kindern und Eltern offen sind.

12.4 Kontaktadressen

* Deutschland
Carl-H. Delacato
W. Hunze
Buschdorfer Str. 8
53117 Bonn
Tel.: 0228/873919

Stufe 8 e.V.
Auskünfte über verschiedene Behandlungsmethoden für hirngeschädigte Kinder
Christa Bartrow
Fliederstr. 6
72474 Winterlingen
Tel.: 07577/3744

* USA
The Institutes for the Achievement of Human Potential
8301 Strenten Avenue
Philadelphia Pennsylvania 19118 USA
Tel.: 215/233 2050

* Schweiz
Hilfe für hirnverletzte Kinder
Mühlebachstrasse 43
CH-80008 Zürich

* England
St. Brivels Centre for Child Development
Dixton Road Mommouth,
Gwent NP 5 3 P R Wales
Tel.: 0600/3822

British Institute for Brain Injured Children
Knowle Hall/Bridgwater
Tel.: 0278/684060

12.5   Literatur

Delacato C-H (1985) „Der unheimliche Fremdling, das autistische Kind". Hyperion, Freiburg

Delacato C-H (1996) „Diagnose und Behandlung der Sprach- und Lernstörungen". Hyperion, Freiburg

Delacato C-H (1973) „Ein neuer Start für Kinder mit Lesestörungen". Hyperion, Freiburg

Doman C-H (1986) „Was können Sie für Ihr hirnverletztes Kind tun?" Hyperion, Freiburg

Kiphard EJ (1984) Sensomotorisches Entwicklungsgitter. Verlag modernes lernen, Dortmund

Kapitel 13

Akupunktur

R. Pothmann

13.1 Einführung

Die Behandlung der infantilen Zerebralparese stößt immer wieder im Einzelfall an ihre therapeutischen Grenzen. Diese sind sowohl durch den Schweregrad des individuellen Krankheitsfalles wie auch die Motivation von Eltern und Kind als auch durch eine Überforderung gekennzeichnet, die sich aus einer Übertherapie ergeben kann. Hieraus ergibt sich für die Eltern das Bedürfnis nach neuen und bahnbrechenden Behandlungsmethoden.

Allen additiven (komplementären) Methoden ist gemeinsam, dass sie auf Basistherapien wie Krankengymnastik und Ergotherapie zurückgreifen müssen, so auch bei der Akupunktur. So verwies bereits Tenk 1978 auf den Stellenwert einer Akupressur bzw. Akupunktur unmittelbar vor einer Krankengymnastik hin, was zu einem besseren Muskeltonus und damit zur Erleichterung und Wirkungssteigerung der Physiotherapie beitragen kann.

13.2 Theoretische Grundlagen

Die wichtigste Grundlagenarbeit auf dem Gebiet der spasmolytischen Wirkungsweise der Akupunktur stammt von Riederer et al. (1975). Er konnte bei zerebralparetischen Kindern nachweisen, dass die muskelrelaxierende Wirkung der Akupunktur des Punktes Le 3 (Taichong) mit einer erhöhten Ausscheidung von 5-OH-Indolessigsäure, einem Stoffwechselprodukt des Serotonins, im Urin einherging. Durch Kombination mit den Punkten Gb 34 und Ma 36 ließ sich die Wirksamkeit weiter steigern, wobei andere Neurotransmitter beeinflusst werden. Ein segmentaler Ansatz wurde von Pothmann und Stux (1982) beschrieben, wobei LG 2 und 6 (lumbosakral) miteinander elektrisch verbunden wurden. Die klinische Bedeutung ließ sich bei ca. einem Drittel der Patienten nutzen. Zugrunde liegen tierexperimentelle Befunde von Chang Hsiang Tung (zitiert nach Pothmann u. Stux

1982), der mit entsprechender Elektrostimulation eine signifikante Muskeltonusminderung beim Kaninchen innerhalb von 40 Minuten bewirkte. Dabei kam es im Raphe-System zu einem Anstieg von Serotonin, zu einem Abfall der Konzentration von Noradrenalin sowie im Nucleus caudatus zu einem Anstieg von Dopamin und Homovanillinsäure.

Die Entwicklung der japanischen Schädelakupunktur brachte in den 80er Jahren neue Impulse in die Rehabilitation mittels Akupunktur (Yamamoto u. Mariç-Oehler 1991).

13.3   Behandlung mit Akupunktur

Therapeutisches Vorgehen

Akupunkur ist in jedem Fall eingebettet in die Standardverfahren wie Krankengymnastik, Ergotherapie und heilpädagogische Frühförderung anzuwenden. Im Wesentlichen eignet sie sich in Form der vorbereitenden oder zwischenzeitlichen Mikromassage („Akupressur"). Diese kann von einer versierten Therapeutin bzw. von der Mutter im Vorfeld oder zu Hause durchgeführt werden. Eine entsprechende Einweisung in die Verwendung der benötigten Punkte muss auch bei der Punktförmigen Transkutanen Nervenstimulation (PuTENS) erfolgen (Pothmann u. Meng 1996). Hierbei werden die Punkte mit der stiftförmigen Spitze einer elektrisch geladenen Rolle gereizt. Zum Teil gibt es sogar Überschneidungen zwischen Akupunkten und Reizpunkten der neurophysiologischen Krankengymnastik nach Vojta. Folgende *Punkte* haben sich als *wirkungsvoll erwiesen*:

- Le 3,
- Gb 34,
- Ma 36,
- Gb 30,
- BI 23,
- Di 4,11.

Ausschließlich für die *Stimulation mit Nadel, Laser und PuTENS* eignen sich:

- Yamamoto-Schädelakupunkturpunkte (Areale) YNSA C (obere Extremität) an der Stirn in Verlängerung des Scheitels und
- YNSA D (untere Extremität) an der Schläfe oberhalb des Jochbeins, darüber hinaus die
- Motorikzone der chinesischen Schädelakupunktur beidseits (Zeitler 1977).

Es handelt sich dabei um wirkungsvolle Punkte im Bereich von Muskeln und Sehnen, z. T. auch Nerven mit z. T. eindrucksvollen schnellen Effekten. Die manuelle Massage erfogt mit Daumen oder Finger, in der Regel kreisend, Dauer 2–3 Minuten/Punkt, 1- bis 3mal/Tag.

Für die *PuTENS* gilt: 10–30 Sekunden/Punkt. Darüber hinaus eignet sich die elektrische Rolle zur Stimulation von größeren Arealen wie z. B. der hypotonen Rückenmuskulatur. Die Einstellung des Apparates erfolgt in jedem Fall unterhalb der Schmerzschwelle, so dass diese Form der Stimulation für das Kind angenehm ist. PuTENS kann auf Rezept leihweise anfangs für einen, später auch 3 Monate ausgeliehen werden.

Indikationen und Kontraindikation

In erster Linie sind es die hypertonen Formen der zerebralen Bewegungsstörung, die sich für den Einsatz der spasmolytisch wirksamen Akupunktur eigenen. Darüber hinaus lässt sich aber auch der tonusanregende Effekt der Akustimulation u. a. mit elektrischer Unterstützung nutzen (PuTENS). Weniger geeignet ist Akupunktur bei choreoatetotischen Bewegungsstörungen.

Eine relative Kontraindikation ergibt sich aus der Überlegung heraus, dass keine effektiveren Methoden dem Kind vorenthalten werden dürfen.

Ergebnisse

Die Messung des Erfolgs von Akupunktur und assoziierten Verfahren gestaltet sich ähnlich schwierig wie auch bei anderen Verfahren, selbst bei der Krankengymnastik. So sind bisher nur sehr wenige Ergebnisberichte verfügbar (Riederer et al. 1975; Pothmann u. Stux 1982; Tenk u. Haidvogl 1993). Als Fazit lässt sich jedoch festhalten, dass klinisch fassbare und nutzbare Effekte von unterschiedlich langer Dauer bei 2/3 der behandelten Kinder bestehen. Es kommt somit oft auf den Versuch einer wiederholten Anwendung an, um den therapeutischen Wert im Kontext mit anderen zum Einsatz kommenden Verfahren beim einzelnen Kind bestimmen zu können.

13.4   Zusammenfassung

Akupunktur und assoziierte Verfahren (z. B. PuTens, Softlaser, Nadel) stellen eine Ergänzung des rehabilitativen Arsenals dar. Bei sorgfältiger lndikationsstellung lassen sich im Einzelfall positive Wirkungen erzielen, die zum Erreichen des Therapieziels beitragen können.

13.5   Kontaktadresse

Deutsche Ärztegesellschaft für Akupunktur (DAEGfA)
Würmtalstr. 54
81375 München
Fax: 089-71005-25
E-mail: geschaeftsstelle@daegfa.de
Homepage: www.daegfa.de

13.6   Literatur

Jiao Shuen Fa (1978) Die Therapie mit der Kopfnadel. Übers. Meng A Chao-lai, zit. bei Zeitler H (1977) Einführung in die Schädelakupunktur. Haug, Heidelberg
Pothmann R, Stux G (1982) Zur Behandlung der spastischen Bewegungsstörung mit Akupunktur unter besonderer Berücksichtigung des Kindesalters. Orthopädische Praxis 18,6:457–458
Pothmann R, Meng A C-L (1996) Akupunktur in der Kinderheilkunde. Hippokrates, Stuttgart
Riederer P, Tenk H, Werner H, Birkmayer (1975) Manipulation of neurotransmitters by acupuncture? J Neural Transmission 37:81–94
Tenk H (1978) Die physiologische Grundlage der chinesischen Akupunkturtherapie bei behinderten Kindern. Akupunktur – Theorie und Praxis 6:167
Tenk H, Haidvogl M (1993) Akupunktur-Praktikum für die Therapie des behinderten Kindes, 2. Aufl. Maudrich, Wien
Yamamoto T, Mariç-Oehler W (1991) Yamamoto Neue Schädelakupunktur. Shen Yo, Freiburg
Zeitler H (1977) Chinesische Schädelakupunktur. Zitiert in Tenk H, Haidvogl M (1993) Akupunktur-Praktikum für die Therapie des behinderten Kindes, 2. Aufl. Maudrich, Wien

Kapitel 14

Medikamentöse Therapiemöglichkeiten

R. KORINTHENBERG

14.1 Neurophysiologische Grundlagen

Vor der Besprechung der medikamentösen Therapiemöglichkeiten ist zunächst der Begriff der Bewegungsstörung genauer zu definieren. Wir stellen diese Diagnose bei Patienten, die durch eine Anomalie der Planung, Ausführung oder Kontrolle von Bewegungen auffällig werden. Ursachen für die Bewegungsanomalien können Läsionen oder Funktionsstörungen im zentralen (Gehirn, Rückenmark) oder peripheren (Nerven, Muskeln) motorischen und/oder sensorischen Nervensystem sein.

Bei der Beschreibung der anatomischen Komponenten der zentralen Bewegungssteuerung unterscheidet man üblicherweise das sog. pyramidale System vom extrapyramidalen System. Das *pyramidale System* steuert in erster Linie die Willkürmotorik. Es entspricht in seinen wesentlichen Teilen den Ursprungszellen in der Präzentralwindung, deren Axone in der Pyramidenbahn zum Rückenmark verlaufen und dort an der motorischen Vorderhornzelle enden. Das *extrapyramidale System* übernimmt Funktionen der automatischen Bewegungssteuerung und Haltungsanpassung. Sein anatomisches Substrat findet sich im motorischen Assoziationskortex und vor allem in den Stammganglien einschließlich Nucleus ruber und Nucleus niger.

Die Informationsübertragung sowohl im pyramidalen als auch im extrapyramidalen motorischen System erfolgt wie bei allen Nervenzellen durch Synapsen und die dort freigesetzten Neurotransmitter. Man unterscheidet grundsätzlich bahnende und hemmende Transmittersysteme. Die Freisetzung und Wirkung der Transmitter wird durch präsynaptische und synaptische Mechanismen gesteuert. Vor allem im Bereich der Stammganglien liegen relativ detaillierte Kenntnisse über die Schaltkreise vor. So gibt es einen *„direkten Regelweg"* von der Hirnrinde über das Striatum und den inneren Abschnitt des Globus pallidus, der aktivierend auf die kortikothalamischen Bahnen wirkt. Bei seinem Ausfall resultiert ein Mangel an Aktivierung, klinisch die Hypokinese und Rigidität des Parkinson-Syndroms. Beim *„indirekten Regelweg"* werden über die äußeren Abschnitte des Glo-

bus pallidus in der Summe hemmende Einflüsse auf die kortikothalamischen Funktionssysteme ausgeübt. Bei Störung dieses Systems resultiert
klinisch das Bild der Chorea.

14.2   Prinzipien der medikamentösen Therapie

Orientiert an diesen komplizierten Regelkreisen kann eine medikamentöse
Therapie von Bewegungsstörungen auf verschiedenen Prinzipien aufbauen:
- Behandlung der Erkrankungsursache,
- Ersatz eines verminderten oder Suppression eines vermehrten Neuro-
  transmitters,
- Wiederherstellung des Neurotransmittergleichgewichts durch Manipula-
  tion eines antagonistischen Transmitters,
- Blockierung des peripheren Bewegungseffekts am Muskel.

14.3   Verschiedene Krankheitsbilder und ihre Behandlung

In Abhängigkeit vom Störungsort im Nervensystem resultieren sehr unterschiedliche klinische Syndrome. Zu nennen sind das spastische Syndrom,
die Dystonie/Athetose, das Parkinson-Syndrom mit Rigor und Ruhetremor,
die Chorea, Tics und Myoklonien, Tremor, Ataxie, Paresen vom peripheren
Typ und die myasthene Reaktion. Alle diese klinischen Erscheinungsformen
können sehr unterschiedliche erworbene, aber auch genetisch bedingte Ursachen haben, von welchen eine Auswahl in Tabelle 14.1 aufgelistet sind.

Spastik

Bei der Spastik handelt es sich um ein außerordentlich komplexes
Störungsbild, das heute noch nicht wirklich schlüssig anatomisch und phy-
siologisch erklärt werden kann. Charakterisiert ist es durch geschwindig-
keitsabhängige Tonussteigerung bei passiver Bewegung, gleichzeitig aber
auch Tonussteigerung durch intrinsische Veränderungen des Muskels selbst
und verminderte Dehnbarkeit der Sehnen. Hinzu treten als Zeichen der
spinalen Enthemmung gesteigerte Sehnendehnungsreflexe, gesteigerte Beu-
gereflexe, Reflexorspasmen, eine gesteigerte Schmerzempfindung, abnorme
Kokontraktionen und eine spastische Fehlhaltung mit resultierenden Kontrakturen. Paresen, abnorme Synkinesien und Mangel an Geschicklichkeit
und differenzierter Bewegungsfähigkeit vervollständigen das Bild.

Tabelle 14.1. Ursachen von Bewegungsstörungen bei Kindern

	Erworben	Genetisch
Spastik	ICP, postnatale Läsion der „Pyramidenbahn"	Stoffwechselleiden, spastische Spinalparalyse
Dystonie/Athetose	Kernikterus, Asphyxie, Medikamente	Idiopathische Torsionsdystonie, Segawa-Syndrom
Chorea	Chorea minor	Huntington Chorea
Parkinsonismus	Enzephalitis, Medikamente	Juveniles Parkinsonsyndrom
Tremor	Schädigung von Kleinhirn oder Hirnstamm	Essentieller Tremor
Ataxie	Kleinhirntumor, postinfektiös	Spinozerebelläre Ataxien, M. Friedreich
Periphere Paresen	Neuritis, Guillain-Barré-Syndrom, Myositis	Hereditäre Neuropathien, Myopathien
Myasthenie	Myasthenia gravis	Kongenitale Myasthenie

Diese Aufzählung der wichtigsten Symptome und Funktionsstörungen zeigt, dass eine medikamentöse Therapie der Spastik ohne engagierte funktionelle Übungsbehandlung erfolglos bleiben muss.

Prinzipiell sind die medikamentösen Behandlungsmöglichkeiten sehr begrenzt. Sie umfassen Medikamente zur Verminderung der Reflexaktivität auf spinalem Niveau und zur Hemmung der intramuskulären Erregungsübertragung. Zur ersten Gruppe gehören als Mittel der ersten Wahl Diazepam und Baclofen als γ-Aminobuttersäureagonisten. In zweiter Linie können Tizanidin, Tetrazepam und Memantine mit mäßigem Erfolg eingesetzt werden. Auf die periphere Impulsübertragung wirken Dantrolen und Phenothiazine.

Aufgrund der geschilderten Angriffspunkte kann mit einer medikamentösen Therapie der Spastik allenfalls eine pathologisch erhöhte Muskelspannung mit ihren unmittelbaren Folgen gemildert werden, nie kann aber die Geschicklichkeit verbessert werden und nie wird sich die Kraft bessern. Als effektivste, aber auch invasivste Form der medikamentösen Spastikbehandlung hat sich bei schwersten, mit Schmerzen verbundenen Tonussteigerungen die intrathekale Dauerinfusion von Baclofen über ein Pumpensystem sehr bewährt. Das Prinzip der Induzierung einer peripheren Muskelparese durch Botulinum Toxin A wird in Kap. 15 beschrieben.

Extrapyramidale Bewegungsstörungen

Dystonien und Athetosen können Ausdruck einer primären Erbkrankheit und Funktionsstörung der Stammganglien sein, oder aber Symptom einer übergeordneten neurodegenerativen Erkrankung oder Stoffwechselerkrankung. Eine erworbene Ursache durch Kernikterus, Asphyxie oder Tumoren tritt eher an Häufigkeit zurück. Beim *Segawa-Syndrom* handelt es sich um eine dominant erbliche Dystonieform, die sich im ersten Lebensjahrzehnt manifestiert, und die nach dem Schlafen sehr viel geringer ausgeprägt ist als im späteren Tagesablauf. Ursache ist ein Synthesedefekt im Dopaminstoffwechsel. Die Patienten können durch geringe Mengen von L-Dopa auf Dauer völlig symptomfrei werden. Die *idiopathischen Torsionsdystonien*, welche mit Veränderungen im DYT 1-Gen assoziiert sind, können hingegen nur symptomatisch mit Anticholinergika und GABA-Agonisten behandelt werden. Bewährt hat sich vor allem Trihexyphenidyl, daneben aber auch Baclofen, Diazepam oder Tetrabenazin. Eigentümliche Erberkrankungen sind die sog. *paroxysmalen Dystonien*, bei welchen es durch Muskelaktivität zu einschießenden dystonen Fehlhaltungen kommt. Diese Patienten sprechen häufig vollständig auf eine Behandlung mit Antiepileptika wie Carbamazepin an. Ein schwieriges therapeutisches Problem stellen die *medikamentös induzierten Dyskinesien* unter langfristiger Neuroleptikabehandlung und auch die ICP-Mischformen dar. Auch hier wird man am ehesten mit einer symptomatischen Behandlung wie bei den idiopathischen Torsionsdystonien erfolgreich sein.

Das Syndrom der *Chorea* ist durch zahlreiche kleine unwillkürliche Bewegungen vor allem der distalen Extremitätenabschnitte und des Gesichtes auf dem Boden eines verminderten Muskeltonus gekennzeichnet. Die klassische Erbkrankheit des Erwachsenen ist die Chorea Huntington, welche mit Dopaminantagonisten allenfalls im Verlauf gemildert werden kann. Daneben gibt es bereits im Kindesalter beginnende benigne familiäre Choreaformen. Typisch für das Kindesalter ist aber die erworbene Chorea minor, welche zum Symptomenkomplex des akuten rheumatischen Fiebers gehört. Hier kann bei ausgeprägten Symptomen neben der ursächlichen Behandlung mit Penicillin eine Unterdrückung der choreatischen Symptomatik mit Carbamazepin, Valproat, Pimozid oder Haloperidol gelingen.

Myoklonien und Tics

Myoklonien sind unsystematische Muskelzuckungen. Sie können ihren Ursprung im Rahmen von Epilepsien und komplexen Stoffwechselkrankheiten in der Hirnrinde, im Hirnstamm oder auch im Rückenmark nehmen. Kortikale Myoklonien werden am besten mit Valproat oder Clonazepam, in zweiter Linie mit Piracetam oder 5-Hydroxytryptophan behandelt. Auch das *posthypoxische Lance-Adams-Syndrom* spricht auf diese Medikamente an. Das für das Kleinkindesalter typische *Opsoklonus-Myoklonus-Syndrom Kinsbourne* wird am erfolgreichsten mit Kortisonpräparaten behandelt. Hier ist immer nach einem möglicherweise ursächlichen Neuroblastom zu fahnden.

Zerebelläre Ataxien kommen durch erbliche oder exogene Funktionsstörungen verschiedener Kleinhirnabschnitte zustande. Die medikamentöse Beeinflussung der chronischen zerebellären Ataxien ist überwiegend frustrierend. 5-Hydroxytryptophan, Buspiron und Amantadin sind als wirksam beschrieben worden, enttäuschen jedoch in der Regel. Eine Sonderform von zerebellären Ataxien stellt die episodische familiäre Ataxie dar. Es handelt sich hierbei um eine ererbte Funktionsstörung bestimmter Ionenkanäle. Mit Acetazolamid oder Phenytoin ist ein vollkommene Symptombeherrschung in der Regel möglich.

Ebenfalls zu den zerebralen Bewegungsstörungen zu zählen sind schließlich die *Tics* und das *Gilles-de-la-Tourette-Syndrom*. Ursächlich wird hier eine funktionelle Schwäche von Rückkopplungsmechanismen zwischen Stirnhirn und vorderen Basalganglien angenommen. Psychische Belastungsfaktoren wirken zusätzlich auslösend. Angesichts der Gutartigkeit der meisten Tic-Erkrankungen im Kindesalter und der prinzipiell beträchtlichen Nebenwirkungen der medikamentösen Therapie ist diese nur bei schweren und multiplen chronischen Tics mit erheblichem Krankheitswert indiziert. In aufsteigender Reihe wegen des zunehmenden Nebenwirkungsrisikos sind dann Behandlungsversuche mit Clonidin, Tiaprid, Pimozid oder Fluphenacin indiziert.

14.4 Zusammenfassung

Bei Erwägung einer medikamentösen Behandlung von Bewegungsstörungen bei Kindern wie bei Erwachsenen ist zunächst eine sehr genaue klinische und ätiologische Analyse erforderlich. Bei einigen seltenen Erbkrankheiten kann durch eine gut verträgliche Behandlung eine vollständige Symptomfreiheit erreicht werden. Bei der überwiegenden Zahl der extrapyramidalen und pyramidalen Funktionsstörungen ist aber nur eine Symptomlinderung möglich, wobei stets das Nebenwirkungsrisiko einer langjährigen Therapie gegenüber dem Krankheitswert der Symptomatik abzuwägen ist.

Kapitel 15

Botulinum Toxin A

V. MALL, J. HERRMANN, S. BERWECK[1], R. KORINTHENBERG,
F. HEINEN[1]

15.1 Einführung

Bereits der Name Botulinum Toxin A verrät viel über die Historie einer
Substanz, die in den letzten Jahren eine sprunghafte Karriere vom Gift
zum Arzneimittel erfahren hat. Bekannt geworden ist das Toxin als Verursacher des Botulismus, einer Lebensmittelvergiftung, die durch verdorbene Wurst- und Konservenwaren (Botulus lat. für Wurst) hervorgerufen
wird. Im Jahr 1895 konnte das Bakterium Clostridium botulinum vom Mi-
krobiologen von Ermengem als Verursacher des Botulismus und Erzeuger
des Botulinum Toxins identifiziert werden. Die wissenschaftliche Erstbe-
schreibung der Erkrankung geht 1817 auf den Arzt und Dichter Julius
Kerner zurück, der erstaunlicherweise schon damals über einen therapeutischen Nutzen der Substanz spekulierte (Kerner 1817).

15.2 Theoretische Grundlagen

Wie wirkt Botulinum Toxin A?

Insgesamt sind mittlerweile sieben serologisch verschiedene Typen von Bo-
tulinum Toxinen bekannt (benannt mit A–G), wovon das Botulinum Toxin
A als Medikament zugelassen wurde. Botulinum Toxin A verhindert die
Ausschüttung des Neurotransmitters Acetylcholin an der neuromuskulären
Endplatte und unterbindet so die Übertragung von Nervenimpulsen auf
die Muskulatur. Die Folge ist, je nach Dosis, die Schwächung bis schlaffe
Lähmung der behandelten Muskeln. Der Maximaleffekt wird nach ca. 7–14

Aus der Arbeitsgruppe Bewegungsstörungen, Abteilung Neuropädiatrie und Muskelerkrankungen, Universitäts-Kinderklinik Freiburg.
Leitung: Prof. R. Korinthenberg.
Weitere Mitarbeiter: Bernius P, Fietzek U, Kirschner J, Linder M, Michaelis U, Stein S.
[1]Klinik für Kinderheilkunde und Jugendmedizin, Klinikum Duisburg, Wedau Kliniken

Tagen erreicht. Die Wirkung hält bei intramuskulärer Injektion etwa 3 Monate an (Blasi et al. 1993; Hambleton u. Moore 1997).

Auch unter pharmakologisch-neurophysiologischen Gesichtspunkten ist die Wirkung von Botulinum Toxin A reversibel. Die Blockade der Transmitterfreisetzung an der Endplatte durch Botulinum Toxin A wird zunächst durch das Aussprossen von neuen Nervenendigungen (sog. „Sprouts") kompensiert. Etwa 3 Monate nach Injektion erfolgt die Reaktivierung der ursprünglichen Endplatte. Die „Sprouts", die bis zu diesem Zeitpunkt einen Teil der Überleitungsfunktion übernommen haben, werden wieder abgebaut (de Paiva et al. 1999).

Die Entdeckung als therapeutische Substanz

Der Arzt Alan Scott experimentierte Anfang der 70er Jahre mit Botulinum Toxin A mit der Absicht einer selektiven Schwächung der äußeren Augenmuskeln (Scott et al. 1973). 1980 publizierte er die Ergebnisse einer erfolgreichen Behandlung von über 50 Kindern mit Strabismus durch intramuskuläre Injektion von Botulinum Toxin A (Scott 1980). Er bemerkte keine systemischen Nebenwirkungen. Schon bald folgten Studien zu weiteren Indikationen, so dass man mittlerweile auf einen umfassenden Erfahrungsschatz mit der Botulinum Toxin A-Therapie zurückblicken kann.

Erfahrungen in der Erwachsenenneurologie

In der Erwachsenenneurologie findet das Toxin mittlerweile regelmäßigen Einsatz in der Behandlung von fokalen dystonen Störungen. Die Therapie des Blepharospasmus und des Torticollis erfolgt primär mit Botulinum Toxin A (Deuschl 1994). Auch bei den spasmodischen Dystonien der Extremitäten, wie dem Schreib- und Musikerkrampf, lassen sich gute Ergebnisse erzielen (Tsui et al. 1993). Die Anzahl der bisher mit Botulinum Toxin A behandelten Patienten mit einer spastischen Bewegungsstörung, die im Erwachsenenalter im Rahmen einer Multiplen Sklerose, nach Schlaganfällen oder Rückenmarksverletzungen auftreten kann, ist insgesamt geringer. Auch hier kann man eine signifikante Reduktion des muskulären Hypertonus und damit ein erhöhtes Bewegungsmaß erreichen, so dass die Botulinum Toxin A-Behandlung für die Indikation Spastik als eine vielversprechende Option erscheint (Hallett 1999).

15.3   Einsatz von Botulinum Toxin A in der Pädiatrie

Im Kindesalter kommt Botulinum Toxin A vorrangig in der Therapie von spastischen Bewegungsstörungen zum Einsatz, denen ätiologisch häufig eine Cerebralparese (CP) zugrunde liegt. Fokale Dystonien, wie sie im Erwachsenenalter auftreten, sind im jungen Alter selten und zudem oft symptomatisch, können aber prinzipiell gut mit Botulinum Toxin A behandelt werden (Heinen et al. 1996).

Die CP stellt kein einheitliches Krankheitsbild dar, sondern umfasst eine Gruppe von Erkrankungen, die prä- oder perinatal entstanden sind, keine Progredienz zeigen und die neben einer neurologisch klar definierten Bewegungsstörung (Spastik, Ataxie, Dyskinesie) noch andere Symptome beinhalten können (Krageloh-Mann et al. 1995). Der Begriff spastische Bewegungsstörung meint in den folgenden Abschnitten eine spastisch-muskuläre Hyperaktivität aufgrund einer CP. Hierbei handelt es sich um eine generalisierte Bewegungsstörung, in deren Rahmen Botulinum Toxin A effektiv zur Reduktion einer fokalen spastisch-muskulären Hyperaktivität eingesetzt werden kann. Inwieweit dieses lokale Behandlungsprinzip auch zu einer funktionellen Verbesserung der Kinder führt, ist eine zentrale Frage bei der Therapieevaluation.

In den letzten Jahren sind zahlreiche klinische Studien zur Behandlung spastischer Bewegungsstörungen mit Botulinum Toxin A im Kindesalter publiziert worden. Tabelle 15.1 fasst eine Auswahl dieser Studien zusammen und macht deutlich, dass aus dem Spektrum der spastischen Bewegungsstörungen zwei Behandlungsindikationen eine herausragende Rolle spielen:
- der Pes equinus und
- der Adduktorenspasmus.

Zusätzlich kann eine dritte Gruppe abgegrenzt werden, die verschiedene fokale motorische Probleme umfasst.

Pes equinus

Die häufigste Indikation zur Botulinum Toxin A-Therapie bei Kindern ist die Pes-equinus-Fehlstellung. In mehreren randomisierten, kontrollierten Studien konnte ein lokaler wie funktioneller Gewinn bezüglich des Gangbilds nach Botulinum Toxin A-Injektion in die Mm. gastrocnemii gezeigt werden (Corry et al. 1997; Flett et al. 1999; Koman et al. 1994; Sutherland et al. 1999; Wissel et al. 1999).

Tabelle 15.1. Studien zur Botulinum Toxin A-Therapie bei Kindern mit spastischen Bewegungsstörungen

Studie	Studien-design	Stufe[a]	N	Alter	Indikationen[b]
Wall et al. 1993	Prospektiv	V	5		OE
Koman et al. 1993	Prospektiv	V	27	2–13	PE, AS, PS
Calderon-Gonzales et al. 1994	Prospektiv	V	15	2–20	PE, FS, OE
Koman et al. 1994	Prospektiv, Placebo kontr.	II	12	4–11	PE
Cosgrove et al. 1994	Prospektiv	V	26	2–17	PE, FS
Chutorian u. Root 1994	Prospektiv, Placebo kontr.	II	16		PE
Garcia et al. 1996	Prospektiv	V	6		PE
Sutherland et al. 1996	Prospektiv	V	26	2–16	PE
Gooch u. Sandell 1996	Fallberichte	V	3	3–17	PE, AS, RS, FS, OE
Zelnik et al. 1997	Prospektiv	V	14	3–8	PE
Arens et al. 1997	Prospektiv	V	15	5–17	PE, AS, OE
Heinen et al. 1997	Prospektiv	V	38	0,5–18	PE, AS, FS, OE
Pascual-Pascual et al. 1997	Prospektiv	V	39	1–23	PE, AS
Corry et al. 1997	Prospektiv	II	14	4–19	OE
Corry et al. 1998	Prospektiv	II	20	2–9	PE
Wong et al. 1997	Prospektiv	V	17	2–15	PE, AS, FS, RS
Watanabe et al. 1998	Prospektiv	V	13	5–61	PE, AS, OE
Eames et al. 1999	Prospektiv	V	39	3–13	PE
Flett et al. 1999	Prospektiv	II	20	2–8	PE
Massin u. Allington 1999	Prospektiv	V	15	4–13	PE
Mall et al. 2000	Prospektiv	V	18	5–21	AS
Sutherland et al. 1999	Prospektiv Placebo kontr.	II	20	3–12	PE
Wissel et al. 1999	Prospektiv	II	33	3–21	PE
Wissel et al. 1999	Retrospektiv	V	204	3–91	PE, AS, FS, OE

[a] Nach Sackett 1986, *Stufe I*: Große kontrollierte Studie, randomisiert und prospektiv; *Stufe II*: Wie Stufe I, aber kleineres Kollektiv, *Stufe III*: Kontrollierte Studie, nicht randomisiert, prospektiv zeitgleicher Beobachtungszeitraum; *Stufe IV*: kontrollierte (Kohorten-) Studie nicht randomisiert, retrospektiv zeitversetzter Beobachtungszeitraum; *Stufe V*: Unkontrollierte Fallstudie, klinische Verlaufsbeobachtung, Therapieeffekt nicht nachweisbar.

[b] *PE* Pes equinus, *AS* Adduktorenspasmus, *FS* Flexorenspasmus (Knie), *RS* Rectusspasmus, *PS* Paraspinaler Spasmus, *OE* Obere Extremität.

Eames et al. (1999) fanden einen signifikanten Muskellängenzuwachs 4 Monate nach Erstinjektion, jedoch nur noch einzelne Verbesserungen nach 12-monatiger Beobachtungsdauer (Eames et al. 1999). Dies bestätigt klinisch das pharmakologische Wirkprofil der Substanz und zeigt erneut, dass dauerhafte Funktionsverbesserungen nach einmaliger Injektion Einzelfällen vorbehalten bleiben. Die Mehrzahl der Patienten benötigt eine regelmäßige Behandlung der betroffenen Muskulatur in 3- bis 6-monatigen Abständen.

Entscheidend für die Wirksamkeit der Therapie ist ein hoher dynamischer Anteil an der Spitzfußhaltung, der ein geringes Maß an strukturellen, bindegewebigen Veränderungen des Muskels wahrscheinlich macht. Vor diesem Hintergrund ist ein früher Behandlungsbeginn (<6 Jahre) wünschenswert. Ein mittelfristiges Ziel einer Botulinum Toxin A-Therapie kann es sein, eine orthopädische Korrekturoperation in ein späteres Lebensalter (>6 Jahre) zu verschieben, in dem ein Eingriff in der Regel ein geringeres Rezidivrisiko zeigt.

Adduktorenspasmus

Der Adduktorenspasmus ist die zweithäufigste Therapieindikation für Botulinum Toxin A im Kindesalter. Verschiedene Studien zeigten unter der Botulinum Toxin A-Therapie eine signifikante Reduktion der Spastik, woraus ein erhöhter Bewegungsumfang im Hüftgelenk resultierte (Heinen et al. 1997; Mall et al. 1999). Bei gehfähigen Kindern kann durch ein vermindertes Überkreuzen der Beine ein ökonomischerer und sichererer Gang und damit eine längere Gehstrecke erreicht werden (Heinen et al. 1997). Die Behandlung des Adduktorenspasmus lässt häufig eine verbesserte Sitzposition zu und kann bei schwerer betroffenen Patienten eine erhebliche Erleichterung im Hinblick auf die tägliche Pflege bringen (Heinen et al. 1999).

Als Langzeitziel der Behandlung der Adduktorenspastik erhofft man sich die Protektion der Hüftgelenke, denn bei vielen Kindern mit einer spastischen Tetraparese stellt die Hüftluxation eine schwerwiegende und häufige Komplikation dar (Miller u. Bagg 1995). In welchem Maß eine regelmäßige Botulinum Toxin A-Behandlung eine Luxations-/Subluxationsstellung verhindern kann, ist z.Z. Gegenstand multizentrischer Studien.

Weitere Behandlungsindikationen

Eine weitere Behandlungsindikation ist die Flexorenspastik im Bereich der oberen Extremität. Corry et al. (1997) wiesen an einem kleinen Kollektiv von Kindern (n = 14) die Verbesserung der lokalen Winkelmaße nach. Ein funktioneller Gewinn blieb Einzelfällen vorbehalten (Corry et al. 1997). Trotzdem scheint ein Therapieversuch, bei Motivation von Patient und Umfeld, indiziert zu sein. Neben den nicht leicht erreichbaren funktionellen Zielen können auch pflegerische Aspekte bei einer Behandlung der oberen Extremität im Vordergrund stehen. Ein Beispiel ist die Mazeration der Handinnenflächen bei einer sog. „Thumb-in-palm"-Deformität. Weitere Behandlungsoptionen ergeben sich bei einer Spastik der paravertebralen Muskulatur und Schultergürtelmuskulatur, bei der durch die Botulinum Toxin A-Injektion Fehlhaltungen und resultierende Schmerzen in Einzelfällen gut behandelt werden konnten (Mall et al. 1997).

„Multi-level-Behandlung"

Zum heutigen Zeitpunkt noch nicht ausreichend belegt, aber als Therapiekonzept vielversprechend, ist die sog. „Multi-level-Behandlung". Häufig ist der M. iliopsoas als stärkster Hüftbeuger bei Kindern mit einer beinbetonten spastischen Tetraparese beteiligt, sodass die Behandlung neben den Adduktoren, der medialen ischiokruralen Muskulatur und den Mm. Gastrocnemii durchaus sinnvoll erscheint. Problematisch bleibt jedoch die aufwendige Injektionsprozedur, die eine Kurzzeitnarkose notwendig macht. Hinzu kommt, dass für eine adäquate Behandlung von mehreren Muskelgruppen eine erhöhte Gesamtdosis Botulinum Toxin A pro Kilogramm Körpergewicht benutzt werden muss, für die hinsichtlich unerwünschter Effekte nur begrenzte Erfahrungen bestehen. Aus diesem Grund bleibt diese Therapie erfahrenen Anwendern vorbehalten und ist z. Z. als experimentell einzustufen.

Nebenwirkungen

Der entscheidende Sicherheitsaspekt für die lokale Botulinum Toxin A-Behandlung ist ihre auf die Zielmuskelgruppe beschränkte Wirkung. Pharmakologisch ist zwar ein retrograder Transport von Botulinum Toxin A entlang des peripheren Nervenaxons demonstriert worden, aber eine Übertragung auf das erste Motoneuron findet nicht statt. Es gibt keinen Hinweis auf eine zentrale Wirkung bei lokaler Applikation (Wiegand et al. 1976).

Folgende *systemische Nebenwirkungen* im Sinne einer milden generalisierten Muskelschwäche sind vereinzelt beschrieben worden:
- vermehrte Restharnmenge,
- Schluckbeschwerden.

Sie sind jedoch vorübergehend und klinisch voll reversibel (Greene 1994). Systemische Nebenwirkungen sind dosisabhängig und unter der Beachtung der Höchstdosen und einer entsprechenden Injektionstechnik sicher zu vermeiden.

Die seltene Komplikation einer *Aspirationspneumonie* ist vor allem für die Gruppe der schwer tetraspastischen Patienten mit vorbestehenden Schluckstörungen zu beachten. Die Betreuer müssen aufgeklärt werden, im Falle eines Aspirationsverdachts bzw. von Fieber den Arzt zum Ausschluss einer Pneumonie zu konsultieren.

Lokale Nebenwirkungen resultieren aus einer Schwächung der Muskulatur. So kann die Behandlung der Extremitäten die Kinder zu Anfang verunsichern. Eine Adaptation an die neue Situation findet aber in der Regel schnell statt. Das Infektions- und Blutungsrisiko der intramuskulären Injektion kann als gering angesehen werden.

15.4 Praktisches Vorgehen – 10 Punkte-Check-Liste

1. *Klärung der Ätiologie*
   Die Behandlung der muskulären Hyperaktivität mit Botulinum Toxin A stellt ein wirksames, aber symptomatisches Therapieverfahren dar. Eine ausführliche ätiologische Klärung der zugrundeliegenden Bewegungsstörung ist im Kindesalter von zentraler Bedeutung, um ursächlich behandelbare Erkrankungen nicht zu übersehen. Gerade der unscharfe Begriff Cerebralparese verleitet zur Subsummierung unterschiedlicher Ätiologien. Zahlreiche Literaturstellen verweisen auf die Fehldiagnose Zerebralparese bei anderen Grunderkrankungen, z. B. bei bestehender Dopa-sensitiver Dystonie (Bandmann et al. 1998; Boyd u. Patterson 1989; Nygaard et al. 1994).

2. *Grenzen in der Behandlung spastischer Bewegungsstörungen mit Botulinum Toxin A*
   - Die spastische Bewegungsstörung kann eines von vielen Symptomen bei der CP sein, die in ihrer Summe zu einer funktionellen Beeinträchtigung im Alltag führen.
   - Die spastische Bewegungsstörung im Rahmen einer CP stellt eine generalisierte Erkrankung dar. Die Identifizierung eines fokalen motorischen Problems ist die Voraussetzung für die Therapie mit Botulinum Toxin A. Die Dosisobergrenzen bedingen, dass nicht beliebig viele Muskeln injiziert werden können.
   - Die Spastik ist eine chronische Störung, die mit einem nur temporär wirksamen Medikament (Botulinum Toxin A) behandelt wird.

Für einen dauerhaften Therapieerfolg sind, wie bei den meisten chronischen Erkrankungen, auch die Faktoren der Schwere der körperlich-geistigen Behinderung, der Motivation, der psychosozialen Einbindung und Erwartungshaltung mitentscheidend.

3. *Günstige Faktoren für eine Botulinum Toxin A-Behandlung*
   - Hoher dynamischer und geringer bindegewebig/kontrakter Anteil des Muskels,
   - gute selektive motorische Kontrolle,
   - mentale Kompetenz zur Adaptation an eine veränderte motorische Situation,
   - zu erwartender funktioneller Gewinn,
   - Behandlungsbeginn im frühen Lebensalter (<6 Jahre).

Für den Behandlungsbeginn im frühen Lebensalter sprechen vor allem drei Argumente:
   (A) Erfahrungsgemäß nehmen die bindegewebig-kontrakten Anteile im Muskel mit dem Alter zu. Der Behandlungserfolg hängt vom Anteil der dynamischen Komponente ab.
   (B) Die frühe, effektive Behandlung spastisch-muskulärer Hyperaktivität kann potentiell sekundäre ossäre Folgeschäden verhindern bzw. reduzieren.
   (C) Sowohl gesunde als auch cerebralparetische Kinder erwerben ihre motorischen Grundfertigkeiten in den ersten 6 Lebensjahren (Scrutton u. Rosenbaum 1997). Durch eine frühe therapeutische Intervention besteht somit die besondere Chance, die motorische Entwicklung zu fördern.

4. *Indikationen Adduktorenspasmus*
   - Verbesserung des Gangbilds/Sitzposition,
   - Pflegeerleichterung,
   - Schmerzreduktion,
   - möglicherweise Hüftprotektion (Ausgangsbedingung: Hüftmigrationsindex unter 50%).

5. *Indikationen Pes equinus*
   - Sicherer Gang/längere Gehstrecke,
   - bessere Orthesentoleranz,
   - Schmerzreduktion,
   - möglicherweise Verhinderung ossärer Deformitäten.

6. *Festlegung eines individuellen Therapieziels*
Nach der Auswahl geeigneter Patienten sollte ein individuelles Therapieziel festgelegt werden. Das Ziel sollte konkret und realistisch sein und schriftlich fixiert werden. Bei jeder Wiedervorstellung erfolgt die Überprüfung, welche Stufe nach der Therapie erreicht wurde. So werden Missverständnisse über das Therapieziel zwischen Eltern, Patient, Physiotherapeuten und Arzt vermieden, die Compliance gefördert und die Indikationsstellung erleichtert. Palisano et al. (1993) haben hierzu die Goal-Attainment-Scale adaptiert und für Kinder mit einer Cerebralparese validiert (Palisano 1993). Das realistische Therapieziel erhält den Wert Null und wird präzise beschrieben, ein „weniger" im Therapieerfolg reicht von „–2" bis „–1", ein „mehr" von „+1" bis „+2" (Übersicht 15.1).

Übersicht 15.1. Goal Attainment Scale

–2 Ausgangssituation,
–1 leichte Veränderung, unterhalb des festgelegten Therapieziels,
 0 Erreichen des festgelegten Therapieziels,
 1 Kind erreicht mehr als das festgelegte Therapieziel,
 2 Veränderungen liegen deutlich über dem festgelegten Therapieziel.

---

7. *Aufklärung der Patienten*
Bei der Botulinum Toxin A-Therapie handelt es sich um ein relativ neues Therapieverfahren, sodass eine ausführliche Aufklärung erfolgen muss und die schriftliche Einverständniserklärung der Eltern eingeholt werden sollte. In diesem Rahmen sollte neben der Besprechung möglicher Nebenwirkungen eine Erläuterung des Wirkprofils erfolgen, mit besonderer Berücksichtigung von Wirkungseintritt, Wirkungsdauer und Wirkungsmaximum (Übersicht 15.2).

Übersicht 15.2. Aufklärung

- Wirkungsweise,
- Wirkungseintritt, -dauer, -ende,
- lokale Nebenwirkungen,
- systemische Nebenwirkungen,
- Bildung von Antikörpern,
- Technik der Behandlung,
- Alternativen und Kombinationsmöglichkeiten.

8. *Wirkungsdynamik – Dosierungsrichtlinien*
Die Wirkung nach der intramuskulären Injektion von Botulinum Toxin A setzt etwa am 3. Tag post injectionem ein und erreicht das lokale Wirkungsmaximum in der Regel bis zum 10. Tag. Das Maximum der funktionellen Wirksamkeit wird ggf. erst später, nach Adaption an die neue Situation, erzielt.
Bei der Anwendung von Botulinum Toxin A bei Kindern sind folgende Prinzipien zu berücksichtigen:
– Dosis pro Individuum (pro Kilogramm Körpergewicht),
– Dosis pro Muskel,
– Reinjektionsintervall.

Es sei darauf hingewiesen, dass die Dosierungsempfehlungen für die Präparate Botox und Dysport nicht kompatibel sind. Als in der Literatur ausreichend sicher belegt gelten die Gesamtdosen 12 U pro Kilogramm Körpergewicht Botox bzw. 30 U pro Kilogramm Körpergewicht Dysport. Ein Reinjektionsintervall von mindestens 12 Wochen sollte strikt eingehalten werden. Entscheidend für die Sicherheit ist neben der Gesamtdosis, dass die Dosis pro Muskel nicht überschritten wird. Dies gründet auf der Vorstellung unterschiedlicher Sättigungskapazitäten verschiedener Muskeln.

9. *Dokumentation und Evaluation*
Eine *Basisdokumentation* zum Nachweis der Wirksamkeit bei der Behandlung mit Botulinum Toxin A umfasst:
– die Gelenkwinkelmessung (Neutral-Null-Methode) bei betont langsamer Gelenkbewegung,
– die „Provokation" spastisch-muskulärer Aktivität durch schnelle Gelenkbewegung, sog. „stretch" und damit ein bewusstes Hinzufügen von „Geschwindigkeit" zum Untersuchungsgang,
– die Testung der selektiven motorischen Kontrolle (willkürliche Bewegung),
– die schriftliche Fixierung des Therapieziels, z.B. anhand einer Fünf-Punkte-Skala, dem Goal Attainment Scaling (Palisano 1993).

Die *optionale Dokumentation* umfasst:
– *Modifizierte Ashworth-Skala*
  Die modifizierte Ashworth-Skala ist ein weitverbreitetes Instrument zur Bestimmung des Grades der „Spastizität" und dient dem lokalen Wirkungsnachweis der Substanz.
– *Video-Dokumentation*
  Eine Video- und Photodokumentation kann ausgesprochen hilfreich sein. Sinnvoll ist die Auswertung von „Standardsequenzen" (z.B.

Gangbild von vorne, hinten und von der Seite mit immer gleichem Abstand der Kamera vom Kind).

– *Gross Motor Function Measure*
  Hierbei handelt es sich um ein standardisiertes und validiertes Instrument zur quantitativen Beurteilung grobmotorischer Fähigkeiten bei Kindern mit spastischen Bewegungsstörungen. Der Test umfasst die fünf Dimensionen (1) Liegen und Rollen, (2) Sitzen, (3) Krabbeln und Knien, (4) Stehen sowie (5) Gehen, Laufen und Springen (Russell et al. 1989).

– *Ganganalyse*
  Eine Ganganalyse ist sehr aufwendig und steht nur an wenigen Zentren im Rahmen von Forschungsprojekten zur Verfügung. Sie erlaubt eine differenzierte Analyse des Gangbilds und eine präzise Lokalisation funktionell im Vordergrund stehender Muskelgruppen. Eine objektive Aussage zu allen physikalisch fassbaren Parametern des Gehens ist mit einer Ganganalyse möglich und damit ein validierter Vergleich vor und nach Therapie.

– *Andere Instrumente*
  Instrumente zur Evaluierung der Alltagsrelevanz der lokalen Veränderungen, beispielsweise standardisierte Fragebögen für Eltern und Physiotherapeuten (z. B. Pediatric Evaluation of Disability Inventory, PEDI (Haley et al. 1991)).

10. *Begleitende Therapiemaßnahmen – Multidisziplinarität*
  Die Behandlung mit Botulinum Toxin A ersetzt in der Regel nicht die bewährten und etablierten Therapiemöglichkeiten spastischer Bewegungsstörungen, sondern erleichtert sie, verbessert die Ergebnisse und lässt den Zeitpunkt der operativen Versorgung ohne Zeitdruck planen. Zum sinnvollen Einsatz gehört deswegen ein inhaltlich multidisziplinär abgestimmtes Konzept, in dem der zeitliche Ablauf der verschiedenen Therapien im Konsens geplant wird. Entscheidet man sich zu einer Behandlung mit Botulinum Toxin A, so kann die „therapeutische Umgebung" folgendermaßen aussehen:

– *Physiotherapie*
  Die physiotherapeutische Untersuchung ist zur Verlaufsbeurteilung von Bewegungsstörungen hervorragend geeignet. Sie hilft bei der Auswahl von Zielen und Zielmuskeln für die Therapie, liefert Untersuchungsinstrumente für die Therapieevaluation und unterstützt die Umsetzung der durch Botulinum Toxin A initiierten Veränderungen. Die Therapie mit Botulinum Toxin A kann umgekehrt die physiotherapeutische Arbeit unterstützen.

– *Orthesen*

Das Tragen von Orthesen wird durch die Therapie mit Botulinum Toxin A erleichtert oder auch erst ermöglicht. Lagerungsschienen führen zur Dehnung und zur Beeinflussung fixiert-kontrakter Muskel-Sehnen-Veränderungen, die durch Botulinum Toxin A nicht wesentlich beeinflusst werden können.

– *Therapiegipse*

Der Therapiegips beeinflusst einerseits die fixiert-kontrakten Veränderungen an Sehnen und Muskeln, andererseits führt er auch initial zu einer Vordehnung und somit Aktivierung der dynamischen Anteile der Muskulatur. Da Botulinum Toxin A im aktiven Muskel besser wirkt, wird durch die Gipsbehandlung möglicherweise eine Verstärkung des Effekts erreicht. Es ist individuell festzulegen, wann und für wie lange die Kombination von Therapiegips und Botulinum Toxin A sinnvoll ist. Möglicherweise ist die kombinierte Behandlung des Spitzfußes mit Gipsen und Botulinum Toxin A der Einzelbehandlung überlegen.

– *Intrathekale Applikation von Baclofen*

Der kombinierte Einsatz von Botulinum Toxin A und einer Baclofenpumpe ist z. B. in der Rehabilitationsmedizin überlegenswert. Additive Effekte sind anzunehmen.

– *Orthopädisch-chirurgische Verfahren*

Für einen großen Teil der Patienten wird die Botulinum Toxin A-Behandlung eine endgültige operative Versorgung nicht ersetzen, sondern kann helfen, den Zeitraum bis zum optimalen Operationszeitpunkt zu überbrücken. Zunehmend spielt der unmittelbar perioperative Einsatz von Botulinum Toxin A eine Rolle. Erfahrungsberichte versprechen eine Schmerzreduktion, eine Erleichterung der postoperativen Versorgung und evtl. eine Verkürzung der Rekonvaleszenz.

15.5 Zusammenfassung

Seit Anfang der 80er Jahre wird Botulinum Toxin A therapeutisch eingesetzt. Es gilt als Medikament der ersten Wahl zur Behandlung fokaler Dystonien in der Erwachsenenneurologie und wird zunehmend auch zur Behandlung muskulärer Hyperaktivität bei spastischen Bewegungsstörungen im Kindesalter eingesetzt. Als Hauptindikationen gelten der Pes equinus und der Adduktorenspasmus. Placebokontrollierte doppelblinde Studien belegen den lokalen und funktionellen Gewinn bei der Behandlung des Pes equinus. Offene Studien weisen auf die Verbesserung des Gangbilds und des Sitzens sowie auf pflegerische Gewinne nach der Behandlung des Adduktorenspasmus mit

Botulinum Toxin A hin. Erfolgversprechende therapeutische Ansätze wie die Behandlung der oberen Extremität und die Multi-level-Behandlung bedürfen der weiteren Evaluation. Als temporäres effektives Therapieverfahren mit geringer Invasivität öffnet Botulinum Toxin A ein therapeutisches Fenster für Kinder, die für operative Therapieverfahren aufgrund ihres Alters noch nicht in Frage kommen.

15.6   Literatur

Arens LJ, Leary PM, Goldschmidt RB (1997) Experience with botulinum toxin in the treatment of cerebral palsy. S Afr Med J 87:1001–1003

Bandmann O, Marsden CD, Wood NW (1998) Atypical presentations of dopa-responsive dystonia. Adv Neurol 78:283–290

Blasi J, Chapman E, Link E, Binz T, Yamasaki S, De Camilli P, Südhof T, Niemann H (1993) Botulinum neurotoxin A selectively cleaves the synaptic protein. SNAP 25, Nature 365:160–163

Boyd K, Patterson V (1989) Dopa responsive dystonia: a treatable condition misdiagnosed as cerebral palsy. BMJ, 298:1019–1020

Calderon-Gonzalez R, Calderon-Sepulveda R, Rincon-Reyes M, Garcia-Ramirez J, Mino-Arango E (1994) Botulinum toxin A in management of cerebral palsy. Ped Neurol 10:284–288

Chutorian AM, Root L (1994) Management of spasticity in children with Botulinum-A Toxin. International Pediatrics 9:35–43

Corry IS, Cosgrove AP, Walsh EG, McClean D, Graham HK (1997) Botulinum toxin A in the hemiplegic upper limb: a double-blind trial. Dev Med Child Neurol 39: 185–193

Corry IS, Cosgrove AP, Duffy CM, McNeill S, Taylor TC, Graham HK (1998) Botulinum toxin A compared with stretching casts in the treatment of spastic equinus: a randomised prospective trial. J Pediatr Orthop 18:304–311

Cosgrove AP, Corry IS, Graham HK (1994) Botulinum toxin in the management of the lower limb in cerebral palsy. Dev Med Child Neurol 36:386–396

de Paiva A, Meunier FA, Molgo J, Aoki KR, Dolly JO (1999) Functional repair of motor endplates after botulinum neurotoxin type A poisoning: biphasic switch of synaptic activity between nerve sprouts and their parent terminals. Proc Natl Acad Sci USA 96:3200–3205

Deuschl G (1994) Botulinumtoxin zur Behandlung Hyperkinetischer Störungen. Arzneimitteltherapie 8:235–237

Eames NW, Baker R, Hill N, Graham K, Taylor T, Cosgrove A (1999) The effect of botulinum toxin A on gastrocnemius length: magnitude and duration of response. Dev Med Child Neurol 41:226–232

Flett PJ, Stern LM, Waddy H, Connell TM, Seeger JD, Gibson SK (1999) Botulinum toxin A versus fixed cast stretching for dynamic calf tightness in cerebral palsy. J Paediatr Child Health 35:71–77

Garcia RPJ, Sanchez BV, Urcelay V, San MV, Castillo F, Ferrer A, Campos J, Garcia de Y (1996) Botulinum A toxins in the treatment of spasticity in cerebral palsy during childhood. Neurologia 11:34–36

Gooch JL, Sandell TV (1996) Botulinum toxin for spasticity and athetosis in children with cerebral palsy. Arch Phys Med Rehabil 77:508–511

Greene P (1994) Controlled trials of botulinum toxin for cervical dystonia: a critical review. In: Jankowich J, Hallet M (eds) Therapy with Botulinum Toxin. Dekker, New York Basel Hong Kong, pp 279–287

Haley SM, Coster WJ, Ruth MF (1991). A Content Validity Study of the Pediatric Evaluation of Disability Inventory. Pediatric Physical Therapy 177–184

Hallett M (1999) One man's poison – clinical applications of botulinum toxin. N Engl J Med 341:118–120

Hambleton P, Moore P (1997) Botulinum Neurotoxins: Origin, Structure, Molecular Actions and Antibodies. In: Moore P (ed) Botulinum Toxin Treatment. Blackwell Science Ltd, Oxford, Cambridge, pp 16–27

Heinen F, Mall V, Wissel J, Bernius P, Stücker R, Linder M, Philipsen A, Korinthenberg R (1997) Botulinum-Toxin A: Neue Möglichkeiten in der Behandlung spastischer Bewegungsstörungen. Monatsschrift Kinderheilkunde 145:1088–1092

Heinen F, Wissel J, Philipsen A, Mall V, Leititis JU, Schenkel A, Stucker R, Korinthenberg R (1997) Interventional neuropediatrics: treatment of dystonic and spastic muscular hyperactivity with botulinum toxin A. Neuropediatrics 28:307–313

Heinen F, Wissel J, Mall V, Philipsen A, Korinthenberg R (1998) Interventionelle Neuropädiatrie: Behandlungsmöglichkeiten mit Botulinum Toxin A. Aktuelle Neuropädiatrie 1997:251–259

Heinen F, Linder M, Mall V, Kirschner J, Korinthenberg R (1999) Adductor spasticity in children with cerebral palsy and treatment with botulinum toxin type A – the parents' view of functional outcome. European Journal of Neurology 6 (Suppl 4):47–50

Kerner J (1817) Vergiftung durch verdorbene Würste. Tübinger Blätter für Naturwissenschaft und Arzneikunde 3:1–25

Koman LA, Mooney F, Smith B, Goodman A, Mulvaney T (1993) Management of cerebral palsy with botulinum A toxin: preliminary investigation. J Pediatr Orthop 13:489–495

Koman LA, Mooney JF, Smith BP, Goodman A, Mulvaney T (1994) Management of spasticity in cerebral palsy with botulinum-A toxin: report of a preliminary, randomized, double-blind trial. J Pediatr Orthop 14:299–303

Krageloh-Mann I, Hagberg G, Meisner C, Haas G, Eeg-Olofsson KE, Selbmann HK, Hagberg B, Michaelis R (1995) Bilateral spastic cerebral palsy – a collaborative study between southwest Germany and western Sweden. III: Aetiology. Dev Med Child Neurol 37:191–203

Mall V, Heinen F, Linder M, Philipsen A, Korinthenberg R (1997) Treatment of cerebral palsy with botulinum toxin A: functional benefit and reduction of disability. Three case reports. Pediatric rehabilitation 1:235–237

Mall V, Heinen F, Kirschner J, Linder M, Stein S, Michaelis U, Bernius P, Lane M, Korinthenberg R (2000) Evaluation of botulinum toxin A therapy in children with adductor spasm by gross motor function measure. J Child Neurol 15 (4):214–217

Massin M, Allington N (1999) Role of exercise testing in the functional assessment of cerebral palsy children after botulinum A toxin injection. J Pediatr Orthop 19:362–365

Miller F, Bagg MR (1995) Age and migration percentage as risk factors for progression in spastic hip disease. Dev Med Child Neurol 37:449–455

Nygaard TG, Waran SP, Levine RA, Naini AB, Chutorian AM (1994) Dopa-responsive dystonia simulating cerebral palsy. Pediatr Neurol 11:236–240

Palisano RJ (1993) Validity of goal attainment scaling in infants with motor delays. Phys Ther 73:651–658

Pascual-Pascual SI, Sanchez de M, Roche MC, Pascual-Castroviejo I (1997) Botulinum toxin as a treatment for infantile cerebral palsy. Rev Neurol 25:1369–1375

Russell DJ, Rosenbaum PL, Cadman DT, Gowland C, Hardy S, Jarvis S (1989) The gross motor function measure: a means to evaluate the effects of physical therapy. Dev Med Child Neurol 31:341–352

Sackett DL (1986) Rules of evidence and clinical recommendations on the use of anti-thrombotic agents. Chest 95 (Suppl 2):2–4

Scott AB, Rosenbaum A, Collins CC (1973) Pharmacologic weakening of extraocular muscles. Invest Ophthalmol 12:924–927

Scott AB (1980) Botulinum toxin injection into extraocular muscles as an alternative to strabismus surgery. Ophthalmology 87:1044–1049

Scrutton D, Rosenbaum P (1997) Locomotor development in children with cerebral palsy. In: Connolly KJ, Forssberg H (eds) Neurophysiology & neuropsychology of motor development, Vol 1. MacKeith Press, London, pp 101–123

Sutherland D, Kaufman K, Wyatt M, Chambers H (1996) Injection of botulinum A toxin into the gastrocnemius muscle of patients with cerebral palsy: a 3-dimensional motion analysis study. Gait & Posture 4:269–279

Sutherland DH, Kaufman KR, Wyatt MP, Chambers HG, Mubarak SJ (1999) Double-blind study of botulinum A toxin injections into the gastrocnemius muscle in patients with cerebral palsy. Gait & Posture 10:1–9

Tsui JK, Bhatt M, Calne S, Calne DB (1993) Botulinum toxin in the treatment of writer's cramp: a double-blind study. Neurology 43:183–185

Wall S, Chait LA, Temlett JA, Perkins B, Hillen G, Becker P (1993) Botulinum a chemodenervation: a new modality in cerebral palsied hands. Br J Plast Surg 46:703–706

Watanabe Y, Bakheit AM, McLellan DL (1998) A study of the effectiveness of botulinum toxin type A (Dysport) in the management of muscle spasticity. Disabil Rehabil 20:62–65

Wiegand H, Erdmann G, Wellhoner HH (1976) 125I-labelled botulinum a neurotoxin: pharmacokinetics in cats after intramuscular injection. Naunyn Schmiedebergs Arch Pharmacol 292 (2):161–165

Wissel J, Heinen F, Schenkel A, Doll B, Ebersbach G, Müller J, Poewe W (1999) Botulinum Toxin A in the Management of Spastic Gait Disorders in Children and Young Adults with Cerebral Palsy: A Randomized, Double-Blind Study of "High-Dose" versus "Low-Dose" Treatment. Neuropediatrics 30:120–124

Wissel J, Muller JJ, Heinen F, Mall V, Sojer M, Ebersbach G, Poewe W (1999) Safety and tolerance of single-dose botulinum toxin type A treatment in 204 patients with spasticity and localized associated symptoms. Austrian and German botulinum toxin A spasticity study group. Wien Klin Wochenschr 111:837–842

Wong V (1997) Use of botulinum toxin injection in 17 children with spastic cerebral palsy. Pediatr Neurol 18:124–131

Zelnik N, Giladi N, Goikhman I, Keren G, Moris R, Honigman S (1997) The role of Botulinum Toxin in the Treatment of Lower Limb Spasticity in Children with Cerebral Palsy – A pilot study. Israel J Medical Sci 33:129–133

Kapitel 16

Manuelle Medizin
bei bewegungsgestörten Säuglingen

W. COENEN

16.1 Einführung

In seiner 1981 erschienenen Monographie – Die sog. „Säuglingsskoliose" –
erwähnt H. Mau bei der Darstellung ätiologischer und pathogenetischer
Hypothesen den „interessanten Hinweis" von Gutmann auf eine traumati-
sche Störung in der Okzipitozervikalregion als Auslösefaktor der frühkindlichen Skoliose. Gutmann hatte dies bereits 1968 publiziert und einen
Symptomenkomplex mit Kopfschiefhaltung, Kopfhalteschwäche, gestörter
Körperhaltung, motorischer Unruhe usw. beschrieben. Er nannte es „zervi-
kal-dienzephal-statisches Syndrom". Die erste Beschreibung dieses Syn-
droms war von ihm allerdings bereits 1953 veröffentlicht worden! Seine Beobachtungen wurden zwar zur Kenntnis genommen, aber nicht weiter diskutiert. Später griff Buchmann den Gedanken auf und berichtete über die
Zusammenhänge zwischen motorischer Entwicklung und Wirbelsäulenfunktionsstörungen und funktionellen Kopfgelenksstörungen bei Neugeborenen (Buchmann 1983, 1988). Arlen veröffentlichte 1985 erste Ergebnisse
über reversible Veränderungen von Hirnstammpotentialen nach Atlastherapie bei zervikoenzephalen Syndromen. Diese Untersuchungen waren allerdings nicht an Säuglingen oder Kindern vorgenommen worden. 1987, also
drei Jahre vor seinem Tod, berichtete Gutmann über „Das Atlas-Blockierungs-Syndrom des Säuglings und des Kleinkindes". Er nennt es inzwischen „zervikal-dienzephal-kinesiologisches Syndrom" und erläutert ausführlich die klinische und neurologische Symptomatik. Weitere Publikationen anderer Autoren folgen: 1989 erscheint die Monographie von Buchmann und Bülow über asymmetrische frühkindliche Kopfgelenksbeweglichkeit, ein Jahr später berichtet Schick über die Atlasblockierung des
Säuglings und das zerviko-dienzephal-kinesiologische Syndrom. Coenen
publizierte 1992 die Ergebnisse einer prospektiven Studie an 38 Säuglingen
und 31 Schulkindern, die wegen neuromotorischer Entwicklungsverzögerung bzw. Störungen der sensomotorischen Integration mit der Atlastherapie nach Arlen behandelt worden waren. Biedermann, Gutmanns Schüler,
führte die Arbeit seines Lehrers mit Publikationen über Symmetriestörun-

gen bei Kleinkindern fort (Biedermann 1991, 1993), wobei er für die etwas umständliche Gutmann-Bezeichnung „zervikal-dienzephal-kinesiologisches Syndrom" den eingängigeren Begriff „kopfgelenksinduzierte Symmetriestörungen (KISS)" prägte. Gutmann, der bereits 40 Jahre zuvor auf den Zusammenhang zwischen Funktionsstörungen der Zervikookzipitalregion und Entwicklungsverzögerung von Säuglingen hingewiesen hatte, war immer bemüht, seine Beobachtungen der Fachwelt mitzuteilen. Er blieb der einsame Rufer in der Wüste, dem nur wenige folgten. Es ist das Verdienst seines Schülers Biedermann, durch Publikationen in der Laienpresse die Aufmerksamkeit von betroffenen Eltern und in zunehmendem Maße auch der Pädiater auf dieses Phänomen gelenkt zu haben.

16.2 Neurophysiologische Grundlagen

Bei der Diskussion über die Bedeutung von sog. Kopfgelenksfunktionsstörungen für die neuromotorische Entwicklung von Säuglingen darf nicht übersehen werden, dass es sich hier um eine pathogenetische Komponente handelt, die für sich genommen noch nichts über die Ätiologie des Symptomenbilds aussagt. Zudem ist seit längerem bekannt, dass nicht nur Kopfgelenksdysfunktionen ein Tonusasymmetriesyndrom (TAS) hervorrufen, sondern dass auch segmentale Dysfunktionen an anderen, weiter kaudal gelegenen Wirbelsäulenabschnitten eine sehr ähnliche Symptomatik verursachen können (Coenen 1995, 1996, 1998). Für Prognose und therapeutische Strategie ist es zudem von großer Bedeutung, ob die klinische Symptomatik eines TAS auf eine reversible segmentale Dysfunktion des Achsenorgans zurückzuführen ist oder im Rahmen einer zerebralen Störung auftritt. Dass sich die klinischen Bilder zum Verwechseln ähneln können, hat neurophysiologische Gründe, auf die kurz eingegangen wird:

Wesentliches Merkmal der neuromotorischen Entwicklung des Säuglings ist die Aufrichtung des Körpers gegen die Schwerkraft zum zweibeinigen Stand und zur raum-zeitlichen Bewegung in dieser aufrechten Haltung. Die Raumvorstellung, die durch diese artspezifische Körperposition ermöglicht wird, ist eine Grundvoraussetzung für das begriffliche Denken, für die kognitiven Fähigkeiten und auch für die Entwicklung der Wortsprache. Diese räumliche Bewegung in orthograder Körperhaltung gehört zu den bestgesicherten Fundamentalfunktionen des ZNS. Der Verlust oder die Beeinträchtigung dieser Funktion ist das essentielle pathologische Substrat jeder Bewegungsstörung im Kindesalter, gleich welcher Ätiologie.

Eine Therapiemethode wird also umso wirksamer sein, je mehr es ihr gelingt, diese gestörte Funktion zu verbessern oder wiederherzustellen. Das Bewegungssystem wird neurophysiologisch als informationsverarbeitendes dynamisches System beschrieben (Wolff 1996): ein kybernetisches Modell, in dem Sensorik und Motorik in Wechselbeziehung zueinander stehen. Die therapeutische Beeinflussung dieses Systems ist aus naheliegenden anatomischen Gründen nur über die Sensorik möglich, die den Hauptanteil an Haltungs- und Bewegungsleistung hat. Durch die Änderung des sensorischen Musters bzw. der Informationsverarbeitung kann das motorische Resultat beeinflusst werden.

Dies geschieht in der manuellen Medizin durch den Zugriff auf propriozeptive und exterozeptive Sensoren und mittelbar auch auf vestibuläre Rezeptoren.

Nozizeption

Definitionsgemäß beschäftigt sich die Manuelle Medizin mit der Erkennung und Behandlung reversibler Funktionsstörungen des Bewegungssystems; bezogen auf die Wirbelsäule spricht man von segmentaler Dysfunktion oder schlicht von „Blockierung". Diese segmentalen Dysfunktionen zeigen (neben einem gelenkmechanischen Aspekt, der jedoch zu vernachlässigen ist) als wesentlichen Faktor die neurologische Komponente, gekennzeichnet durch nozireaktive Veränderungen an den segmentalen Strukturen und Störung zentraler Steuerungselemente (Übersicht 16.1). Wolff (1983, 1996) weist darauf hin, dass die Verknüpfung des Nozizeptorensystems mit der Gammaschleife für die klinische Ausgestaltung einer Blockierung von großer Bedeutung ist. Das Prinzip ist in Abb. 16.1 schematisch dargestellt: Nozizeptive Afferenzen aus geschädigten Gewebsstrukturen lassen im Rückenmarkshinterhorn die Nozireaktion entstehen, die über Aktivierung der α- und γ-Motoneurone eine intrafusale Kontraktion des Spindelrezeptors bewirkt und damit eine Dauerkontraktion des segmentalen Muskels. Der Spindelrezeptor ist in diesem Zustande aufgrund der inadäquaten nozireaktiven Afferenzanflutung nicht imstande, adäquate Wahrnehmungsinformationen zu verarbeiten und zu verrechnen. Er kann also seinen bestimmungsgemäßen propriozeptiven Aufgaben nicht nachkommen. Das hat aber nicht nur segmentale, sondern auch zentral-nervöse Folgen, da die spinal-segmental geschaltete γ-Schleife nicht autonom ist, sondern mit zentralen Steuerungszentren in direkter Verbindung steht. Diese Zusammenhänge erklären die Auswirkung solcher segmentaler Dysfunktionen auf die sensomotorische Entwicklung des Säuglings, also auf die Aufrichteprogrammierung und die Raumorientierung. Die stützmotorische Entwicklung spielt sich unter normalen Umständen immer in der Reihenfolge ab, wie sie in Abb. 16.2 a schematisch dargestellt ist. Parallel dazu erfolgt die Differenzierung der Bewegungsformen von Rumpf und Extremitäten (Abb. 16.2 b).

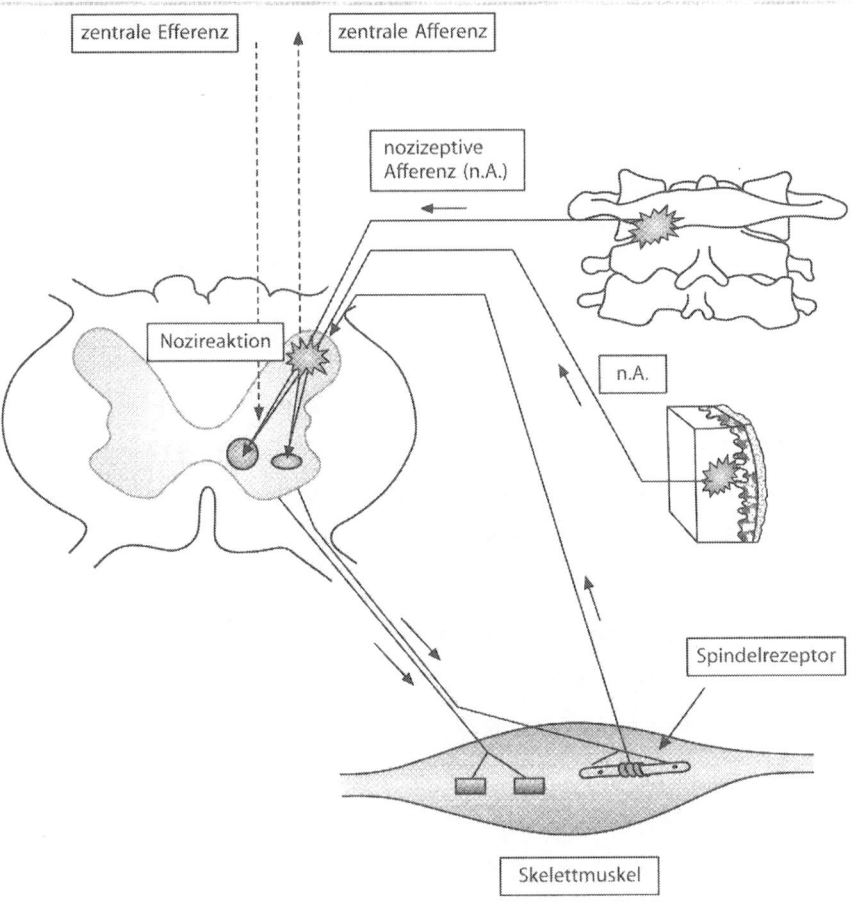

Abb. 16.1. Verknüpfung des nozizeptiven Systems mit der γ-Schleife

---

Übersicht 16.1. Segmentale Dysfunktion (nach Wolff 1983, 1996)

Neurophysiologische Komponente
- Erniedrigung der nozizeptiven Reizschwellen in den zugeordneten metameren Strukturen
- Änderung des Tonus der segmentalen Muskulatur
- Störung vegetativer Funktionen in segmental zugeordneten Organen und Hautzonen
- ggf. Störungen von zentralen Steuerungselementen
- ggf. Spontanschmerzen oder haltungs- und bewegungsabhängige Schmerzen

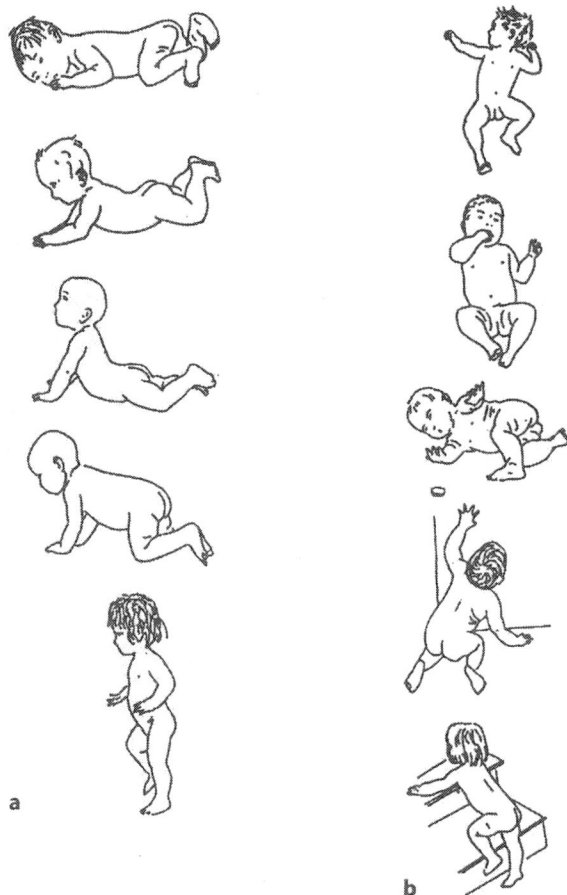

Abb. 16.2. a Typischer Verlauf der Aufrichteentwicklung vom 1.–12. Lebensmonat. b Entwicklung der Bewegungsformen von Kopf, Rumpf und Extremitäten in den ersten 12 Lebensmonaten

Sensorische Aufgaben der Nacken- und Rückenmuskulatur

Bei diesem stützmotorischen Programmierprozess spielen neben dem Labyrinthorgan die Nackenrezeptoren und das Rezeptorsystem der autochthonen Rückenmuskeln eine entscheidende Rolle.

In diesen Strukturen finden sich bis zu 10 mal mehr Spindelrezeptoren als in der übrigen Rumpfmuskulatur (Voss 1971; Zenker 1988, 1994). Den obersten Rang in der Hierarchie der sensorisch agierenden Muskeln nehmen allerdings die kurzen Nackenmuskeln ein mit bis zu 312 Muskelspindeln pro Gramm Muskelgewebe (Christ 1993). Ihre Besonderheit besteht neben der Rezeptorenbesiedlung in der netzförmigen dreidimensionalen

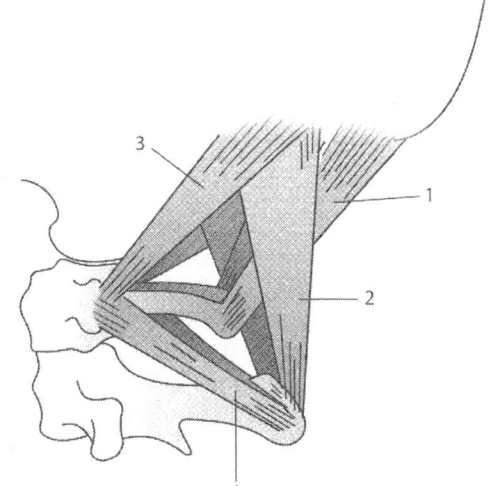

Abb. 16.3. Räumliche Anordnung
der kurzen Nackenmuskulatur.
1 M. rectus capitis posterior minor,
2 M. rectus capitis posterior major,
3 M. obliquus capitis superior,
4 M. obliquus capitis inferior

Anordnung zwischen Occiput, Atlas und Axis (Abb. 16.3). In diesen Strukturen findet ein enger Informationsaustausch mit dem Vestibularorgan statt, wobei die sensorischen Daten im Nucleus cervicalis centralis integriert und verarbeitet werden (Neuhuber 1998). Es wird hierdurch die Stellung des Kopfes im Raum und die Position zwischen Kopf und Rumpf reguliert. Dazu wiederum ist die enge Korrespondenz mit den autochthonen Rückenmuskeln erforderlich, die unter der Bezeichnung Erector spinae zusammengefasst sind. Hervorzuheben ist, dass die einzelnen Muskeln dieses Erector spinae keine trennenden Faszien aufweisen! Das bedeutet: jede Tonusänderung eines einzelnen Muskelzugs teilt sich sofort dem ganzen System mit und bewirkt über die Neueinstellung aller übrigen Muskelzüge eine Änderung des gesamten proprioceptiven Musters der tiefen Rückenmuskeln (Putz 1994). Für die manuelle Diagnostik und Therapie bei bewegungsgestörten Säuglingen ist diese Erkenntnis von großer Bedeutung.

Eine Dysfunktion der okzipitoatlantoaxialen Segmente (also der sog. Kopfgelenke) beim Säugling hat unmittelbare Auswirkung auf die posturale Programmierung, was sich in einer gestörten Kopf- und Rumpfkontrolle äußert. Die gleichen Symptome treten allerdings auch auf, wenn die Störung in einer anderen Region des Achsenorgans liegt und ein Anteil der vielgliedrigen autochthonen Rückenmuskulatur davon betroffen ist. Bevorzugte Lokalisationen sind die sog. sensorischen Schlüsselregionen:
- zervikodorsaler Übergang,
- Übergang vom oberen zum mittleren BWS-Drittel,
- dorsolumbaler Übergang,
- Iliosakralgelenke.

Segmentale Dysfunktionen treten keineswegs immer nur singulär auf: nicht selten besteht bei einem Säugling ein multisegmental dysfunktioneller Symptomenkomplex, der das klinische Bild bestimmt. Liegt keine zerebrale Läsion vor, spielt sich das pathologische Geschehen zunächst auf der spinalen Reflexebene ab (z. B. als Folge eines Geburtstraumas, eines Infekts usw.) im Sinne einer reversiblen Dysfunktion. Bekanntes Beispiel ist das Tonusasymmetriesyndrom (TAS) mit den typischen Zeichen Kopfschiefhaltung, Schädelasymmetrie, Rumpfskoliose, asymmetrische Lage- und Stellreaktionen usw.; hierbei muss im Sinne einer gezielten Therapie die manualmedizinische Differenzierung zwischen einem sog. KISS-Syndrom (kopfgelenksinduzierte Symmetriestörung) und einem KUSS-Syndrom (kopfgelenksunabhängige Symmetriestörung) erfolgen. (Woraus zu ersehen ist, dass der Begriff KISS-Syndrom seine Tücken hat.) Therapieresistente Fälle oder Rezidive lassen sich nicht selten aus einem Verstoß gegen diese Regel erklären.

Gleiches gilt natürlich auch für das dysfunktionelle Syndrom im Rahmen einer spastischen Zerebralparese, obwohl hier eine besondere Situation vorliegt: die aufgrund der Schädigung des ersten Motoneurons gestörte muskuläre Tonusmodulation führt zu abnormalen Haltungs- und Bewegungsschablonen von Kopf, Rumpf und Extremitäten, was im Sinne des geschlossenen informationstechnischen Systems mit einem abnormalen sensorischen Muster einhergeht. Dadurch wird das Auftreten segmentaler Dysfunktionen begünstigt, die ihrerseits über die nozireaktiven Einflüsse zu einer Informationsverfälschung am Spindelrezeptor führen – dem Propriozeptor des Muskels. Das bedeutet, dass das abnormale zerebral bedingte sensorische Muster aus den funktionsgestörten Segmenten zusätzlich verfälschte Wahrnehmungsinformationen erhält und sich die stütz- und zielmotorischen Leistungen weiter veschlechtern. Mit gezielter manualmedizinischer Behandlung der Nackenrezeptoren und des übrigen Achsenorgans (und auch der Extremitäten!) wird über eine Änderung der Wahrnehmungsverarbeitung eine Verbesserung der posturalen Kontrolle und der Raumorientierung erreicht, obwohl die zerebrale Läsion nicht beeinflusst werden kann.

16.3 Manualmedizinische Behandlung

Diagnostik

Die nozizeptiven Veränderungen bei segmentaler Dysfunktion spielen sich nicht nur am Spindelrezeptor ab, wie eingangs beschrieben. Vielmehr sind auch *andere metamere Strukturen* des betroffenen Segments in das pathologische Geschehen mit einbezogen:

- das Gelenkspiel des betroffenen Wirbelgelenks ist gestört,
- die segmentale Muskulatur (schmerzhaft) kontrahiert,
- die Viskoelastizität der Faszie verändert,
- das Unterhautgewebe induriert.

Die damit verbundene abnormale propriozeptive Situation erklärt das *Auftreten einseitig abnormaler Bewegungsantworten* bei der kinesiologischen Untersuchung nach Vojta, auch wenn keine zerebrale Läsion vorliegt:

- abnormaler Collis-vertikal-Versuch mit einseitiger Beinstreckung in Hüft- und Kniegelenk bei ISG-Blockierung,
- Rumpfkonvexität bei der Peiper-Isbert-Reaktion bei Kopfgelenksblockierung und Dysfunktion im dorsolumbalen Übergang,
- einseitig abnormale Vojta-Reaktion mit Streckung und Retraktion eines Arms bei Dysfunktion der unteren HWS oder
- plexusparetische Armhaltung bei Prüfen der Sprungbereitschaft.

Das Fehlen von Pyramidenzeichen oder pathologischer phasischer bzw. tonischer Streckreaktionen sowie die Besserung nach manualmedizinischer Behandlung bestätigen, dass es sich hier nicht um eine kortikospinale Symptomatik handelt, sondern um reversible Funktionsstörungen, die ein zentrales Geschehen vortäuschen. Aus diesem Grunde gehören die manualmedizinische und die entwicklungsneurologische Diagnostik untrennbar zusammen und müssen einander ergänzen. Auf diese Weise lässt sich im Säuglingsalter auch bei sehr ähnlicher Symptomatik eine reversible Störung auf spinaler Reflexebene von einer supraspinalen Ursache unterscheiden. Die manualmedizinische Diagnostik selbst besteht in Prüfung des Gelenkspiels im betroffenen Segment, was bei Säuglingen allerdings oft nicht zuverlässig durchführbar ist. Besser bewährt hat sich die Bestimmung nozireaktiver Veränderungen an der Muskulatur und dem Fasziengewebe: sie ist an allen Wirbelsäulenabschnitten durchführbar und erlaubt durch passiv geführte Positionsänderungen des betreffenden Wirbelsäulenabschnittes die Bestimmung der therapeutischen, d.h. nozifensiven Richtung. Die gestörte Viskoelastizität z.B. der Fascia thoracolumbalis ist wegen ihrer engen Verbindung zur autochthonen Muskulatur und zu viszeralen Strukturen von erheblicher klinischer und therapeutischer Bedeutung. Gleiches gilt auch für die muskuloaponeurotischen Strukturen des Schädels: Spannungsdysbalancen des fazialisinnervierten M. epicranius und der trigeminusinnervierten Kaumuskulatur sind charakteristisch für die Schädelasymmetrie beim sog. Schräglagesyndrom und auch regelmäßige Begleiter zerebraler Störungen. Auch hier erfolgt die manuelle Untersuchung nach den Kriterien Strammung/Lockerung und Bestimmung der freien und der gehemmten passiven Beweglichkeit des Gewebes.

Zielsetzung und therapeutische Prinzipien

Das Ziel der manualmedizinischen Behandlung bewegungsgestörter Säuglinge ist die Bahnung der Steuerungsprogramme für die Körperstellung im Raum durch Beeinflussung der Informationsverarbeitung am Rezeptor. Die Strategie besteht in der gezielten Stimulation der Propriozeptoren und der Beseitigung segmentaler Dysfunktionen an den sensorischen Schlüsselregionen des Achsenorgans und der Extremitäten.

Therapeutisches Vorgehen

Die manualmedizinische Behandlung beinhaltet Impulsbehandlung der Nackenrezeptoren sowie Behandlung aller dysfunktionell veränderten Gewebeschichten. Dazu werden folgende Techniken eingesetzt:

- Atraumatische Impulsbehandlung des Nackenrezeptorenfelds (Atlastherapie nach Arlen),
- gezielte segmentale Manipulation von Dysfunktionen an Wirbelsäule und ISG,
- taktile (nozifensive) Tonusführung,
- mobilisierende Weichteiltechniken,
- myofasziale Lösetechniken,
- unspezifische propriozeptive Stimulation (Extremitäten).

Atlastherapie nach Arlen

Kernstück der Therapie ist die Behandlung der Nackenrezeptoren in Form der Atlastherapie nach Arlen. Der Atlas dient bei dieser Technik in erster Linie als Hebel, um auf die dicht mit Spindelrezeptoren besetzten kurzen Nackenmuskeln Einfluss zu nehmen. Dieser Atlashebel wirkt aufgrund der gelenkmechanischen Besonderheiten nicht nur auf das Segment C0/C1, sondern auch auf das Segment C2 und C3. Den Halspropriozeptoren kommt bekanntlich eine wesentliche Rolle bei der Kontrolle der Kopf-, Körper-, Extremitäten- und Augenstellung zu; bei langsamen Kopfbewegungen sind sie nach Taylor (1992) dem Vestibularapparat bei der Detektion von Kopfbewegung und -stellung überlegen. Für die Berechnung der Kopf-zu-Rumpf-Stellung sind sie von fundamentaler Bedeutung. Dies erklärt, warum die Atlastherapie Einfluss auf die posturale Kontrolle nehmen kann, auch wenn gar keine Kopfgelenksblockierung vorliegt. Dies war auch Gutmann schon bekannt (1987). Auch für ihn (der allerdings eine etwas andere Behandlungstechnik anwandte, die er später modifizierte) war die sog. Behandlung der Kopfgelenke der unverzichtbare therapeutische Eingriff. Gutmann: „Der Erfolg dieser Behandlung stellt jeden anderen … in den Schatten."

Ein aus atlastherapeutischer Sicht wichtiges Kerngebiet ist der Nucleus cervicalis centralis im oberen Halsmark (C1–C3): Einerseits ist er Ursprung einer gekreuzten Bahn zum Vermis cerebelli und zum lateralen Vestibulariskern, andererseits empfängt er Informationen aus den Bogengängen über die Vestibulariskerne. Er stellt damit eine wichtige Integrationsstelle labyrinthärer und halspropriozeptiver Daten zur Körperstellung dar (Neuhuber 1998). Die Wirkung dieses Steuerungskreises lässt sich in der täglichen Praxis nach einer atlastherapeutisch erzielten Normalisierung einer einseitig abnormalen Labyrinthstellreaktion regelmäßig beobachten.

Segmentale Manipulation

Ausgehend von der Feststellung, dass jede Dysfunktion in der Peripherie Quelle veränderter Propriozeption ist, kann die beschriebene Wirkung der Nackenrezeptorenbehandlung (Atlastherapie) durch segmentale Blockierungen an der übrigen Wirbelsäule beeinträchtigt werden. Durch die Beseitigung solcher Dysfunktionen werden die Hindernisse ausgeräumt, die der atlastherapeutischen Wirkung auf die Stützmotorik im Wege stehen. Die segmentale Manipulation bahnt demnach den Effekt der Atlastherapie. Die Begründung für diese Schlussfolgerung wurde bei den neurophysiologischen Aspekten beschrieben (s. Kap. 16.2).

Taktile Tonusführung

Ebenfalls als Wegbereiter der Atlastherapie werden befundabhängig auch die übrigen Techniken zur Erreichung des therapeutischen Ziels eingesetzt, die sog. taktile Tonusführung an hirnnerveninnervierten Strukturen des Schädels vermag muskuloaponeurotische Spannungsdysbalancen zu beseitigen und auch autonome Funktionen wie Atmung und affektives Verhalten zu beeinflussen. Die neuroanatomisch beschriebene Konvergenz von Primärafferenzen aus zervikalen Segmenten und von Hirnnervenafferenzen lässt sich mit dieser Technik therapeutisch nutzen.

Mobilisierende Weichteiltechniken

Mobilisierende Weichteiltechniken bestehen entweder in Haltetechniken an der „Barriere" oder, sofern es toleriert wird, in repetitiver Mobilisation bewegungseingeschränkter Segmente.

Myofasziale Lösetechniken

Myofasziales Lösen („myofascial release") lässt sich überall dort einsetzen, wo eine gestörte Viskoelastizität von Muskel- und Faszienstrukturen vorliegt. Sehr wirkungsvoll ist das myofasziale Lösen der Fascia thoracolumbalis mit nachhaltigem Einfluss auf die autochthone Rückenmuskulatur und auch auf viszerale Strukturen.

Unspezifische propriozeptive Stimulation

Die propriozeptive Stimulation an den Extremitäten schließlich nutzt die dichte Besiedlung der palmaren und plantaren Interosseusmuskulatur mit Spindelrezeptoren, um über propriozeptive Informationen die Vigilanz herzustellen, die für die Verarbeitung von Wahrnehmungen Voraussetzung ist.

Das vorgestellte manualmedizinische Konzept ist über einen Zeitraum von mehr als 15 Jahren aufgrund eigener Beobachtungen und interdisziplinärer Kooperationen empirisch entwickelt worden. Die Erfahrungen, die bei der Behandlung bewegungsgestörter Säuglinge gemacht wurden, lassen sich in zunehmendem Maße durch die neurophysiologischen und neuroanatomischen Forschungsergebnisse der letzten Jahre erklären.

16.4   Zusammenfassung

Die Entwicklung zentral-nervöser Programme für die raum-zeitliche Bewegung in orthograder Körperhaltung ist Inhalt der sensomotorischen Entwicklung im Säuglingsalter. Bewegungsstörungen als Folge organischer oder funktionell-reversibler Noxen des Bewegungssystems zeigen als gemeinsames Merkmal ein abnormales Wahrnehmungsmuster für die Raumorientierung und die Schwerkraftsbewältigung. Dies kommt auch in Veränderungen der Gewebsbeschaffenheit von propriozeptiv agierenden Strukturen des Bewegungssystems zum Ausdruck, wobei die Nacken- und Rückenmuskulatur wegen ihrer Rezeptordichte eine besondere Rolle spielt. Solche Veränderungen können mit manualmedizinischen Techniken erfasst und behandelt werden. An therapeutischen Verfahren stehen die Atlastherapie nach Arlen, die segmentale Manipulation sowie sog. weiche Techniken und Stimulationstechniken zur Verfügung. Ziel der Behandlung ist die Verbesserung der motorischen Qualität durch Beeinflussung der Wahrnehmungsverarbeitung.

16.5   Literatur

Arlen A (1985) Reversible Veränderungen der Hinrnstammpotentiale nach manipulativer Atlastherapie bei cervico-encephalen Syndromen – Erste Ergebnisse. In: Hohmann D et al. (Hrsg) Neuroorthopädie III. Springer, Berlin Heidelberg New York

Biedermann H (1991) Kopfgelenk-induzierte Symmetriestörung bei Kleinkindern. Kinderarzt 22:1475–1482

Biedermann H (1993) Das KISS-Syndrom der Neugeborenen und Kleinkinder. Manuelle Medizin 31:97–107

Buchmann J (1983) Funktionelle Kopfgelenksstörungen bei Neugeborenen im Zusammenhang mit Lage-Reaktionsverhalten und Tonusasymmetrie. Manuelle Medizin 21:59–62

Buchmann J (1988) Motorische Entwicklung und Wirbelsäulenfunktionsstörungen. Manuelle Medizin, 3:37–39

Buchmann J, Bülow R (1989) Asymmetrische frühkindliche Kopfgelenksbeweglichkeit. Springer, Berlin Heidelberg New York

Christ B (1993) Anatomische Besonderheiten des Halses. Manuelle Medizin 31:67–68

Coenen W (1992) Die Behandlung der sensomotorischen Dyskybernese bei Säuglingen und Kindern durch Atlastherapie nach Arlen. Orthop Praxis 6:386–392

Coenen W (1995) Kopfgelenk- und ISG-Blockierung bei Säuglingen als Therapiehindernis bei Vojta- und Bobathbehandlung. Krankengymnastik 2:162–172

Coenen W (1996) Manualmedizinische Diagnostik bei Säuglingen und Kleinkindern. Manuelle Medizin 34:108–113

Coenen W (1998) Manuelle Medizin in der Behandlung spastischer Cerebralparesen. Krankengymnastik 8:134–138

Coenen W (1998) Manualtherapeutische Grundsätze bei der Behandlung von Kindern mit sensomotorischen Störungen. Manuelle Medizin 36:155–157

Gutmann G (1953) Die obere HWS im Krankheitsgeschehen. Neuralmedizin 1

Gutmann G (1968) Das cervical-diencephal-statische Syndrom des Kleinkindes. Manuelle Medizin 112

Gutmann G (1987) Das Atlas-Blockierungs-Syndrom des Säuglings- und Kleinkindes. Manuelle Medizin 25:5–10

Neuhuber WL (1998) Besonderheiten der Innervation des Kopf-Hals-Bereichs. Orthopäde 27:794–801

Mau H, Gabe I (1981) Die sog. Säuglingsskoliose und ihre krankengymnastische Behandlung. Thieme, Stuttgart New-York

Putz R (1994) Rückenmuskeln. In: Benninghoff A, Anatomie, Bd 1, Drenckhan D, Zenker D (Hrsg). Urban & Schwarzenberg, München, S 289

Schick P (1990) Die Atlasblockierung des Säuglings und das cervico-diencephal-kinesiologische Syndrom. Krankengymnastik 42:999–1001

Taylor JL (1992) Perception of the orientation of the head on the body in man. In: Berthoz A, Vidal PP, Graf W (eds) The head-neck sensory motor system. Oxford Universitiy Press, New York, pp 488–490

Voss H (1971) Tabelle der absoluten und relativen Muskelspindelzahlen der menschlichen Skelettmuskulatur. Anat. Anz. M. 129,5:562–572

Wolff HD (1983) Neurophysiologische Aspekte der Manuellen Medizin. Springer, Berlin Heidelberg New-York

Wolff HD (1996) Neurophysiologische Aspekte des Bewegungssystems. Springer, Berlin Heidelberg New-York, S 130–134

Zenker W (1988) Anatomische Überlegungen zum Thema Nackenschmerz. Schweiz. Rundschau Med 77:333–339

Zenker W (1994) Feinbau von Rückenmark und Spinalganglien. In: Beninghoff A, Drennkhan D, Zenker W (Hrsg) Anatomie, 15. Aufl, Bd II. Urban & Schwarzenberg, München, S 434–470

Kapitel 17

Manuelle Medizin

M. RIEDEL

17.1 Einführung

Im Jahre 1991 wurde anlässlich des nationalen Kongresses für Manuelle Medizin in Göttingen der Arbeitskreis Manuelle Medizin bei Kindern in der DGMM gegründet. Ziel der Bemühungen war es, die in den verschiedenen Schulen bis dahin in der Kinderbehandlung gesammelten Erfahrungen zu kanalisieren und zu strukturieren. In einer ersten Zwischenbilanz wurden 1994 die ersten Konsensusbeschlüsse zu folgenden Themen veröffentlicht (Lohse-Busch 1994):

- Manualmedizinische Voraussetzungen zur Behandlung zerebral bewegungsgestörter Kinder und zur Tonusasymmetrie der Säuglinge.
- Manualmedizinische Voraussetzungen zur Behandlung neuromuskulär erkrankter Patienten.
- Manualmedizinische Voraussetzungen zur Behandlung der Dysfunktionen bei struktureller Skoliose.
- Manualmedizinische Voraussetzungen zur Behandlung von Hüftreifestörungen.

Parallel zu dieser Entwicklung hat sich am 28.5.1994 die Ärztegemeinschaft für Atlastherapie und Manuelle Kinderbehandlung (ÄGAMK) e.V. konstituiert. Zwischen der ÄGAMK und der Deutschen Gesellschaft für Manuelle Medizin besteht seit dem 21.10.1995 ein Kooperationsvertrag, der die Zusammenarbeit im Hinblick auf Ausbildung und Anerkennung ärztlicher manualmedizinischer Kinderbehandlung regelt.

Seit 1996 werden von der ÄGAMK ausreichend vorgebildete Kollegen speziell in der manualmedizinischen Propädeutik, Diagnostik und Therapie ausgebildet. Auf dem Weltkongress der Fédération Internationale de Médicine Manuelle (FIMM) 1997 wurde deutlich, dass die Manuelle Kinderbehandlung in Deutschland in Ausbildung, Qualität und Quantität eine international führende Stellung einnimmt.

Nach Erhalt der Zusatzbezeichnung „Chirotherapie" müssen von den ärztlichen Kollegen zunächst ausreichend praktische Erfahrungen an Erwachsenen gemacht werden. Die anschließenden unumgänglichen speziellen Weiterbildungskurse zunächst in der Atlastherapie, dann auch für die manuelle Diagnostik und Therapie müssen mit einer anspruchsvollen Prüfung abgeschlossen werden. Zudem muss die jeweilige ärztliche Praxis vollständig umstrukturiert werden. Denn die Behandlung der Kinder benötigt viel Zeit. Zeit, welche die kassenärztlichen Verträge nicht hergeben bzw. zum Teil explizit ausschließen.

17.2 Neurophysiologische Grundlagen

Der Symptomenkomplex der Infantilen Zerebralparese (ICP) ist durch eine Primärpathologie und deren sekundärpathologische Folgen gekennzeichnet. Unter Primärpathologie verstehen wir den peripartalen, irreversiblen Verlust von Neuronenverbänden.

Die daraus entstehenden sekundärpathologischen Folgen sind Gegenstand der Rehabilitation (Übersicht 17.1). Die Sekundärpathologie hat grundsätzlich die Tendenz, in die irreversible strukturelle Schädigung überzugehen. Dabei spielen auch neuroplastische Verfestigungen eine Rolle. Die ICP-Symptomatik zeigt damit die Neigung zur Verschlechterung im Laufe der Zeit. Die Folge sind zunehmend unökonomische Bewegungs- und Haltungsmuster, da das betroffene Kind sich mit seinen durch den primären strukturellen Schaden begrenzten Möglichkeiten auch mit der Sekundärpathologie auseinandersetzen muss. In vielen Fällen sind die funktionellen peripheren Veränderungen derartig dominant, dass aufgrund der biomechanischen Behinderung eine Weiterentwicklung der Bewegungsfähigkeiten der Kinder unmöglich wird.

Übersicht 17.1. Sekundärpathologie bei ICP

- Durch zentrale Dysregulationen hervorgerufene Funktionsstörungen:
  - muskuläre Dysbalance mit dem klinischen Bild fortschreitender Verkürzungen und Pseudoparese (Janda)
  - muskulärer Hypertonus (spastisch/dyston)
  - vegetative Dysregulationen
- Rein peripher entstehende Funktionsstörungen:
  - erhöhte Viskoelastizität des Muskel- und des Fasziensystems
  - muskuläre Rigidität
  - Thixotropie der Muskulatur

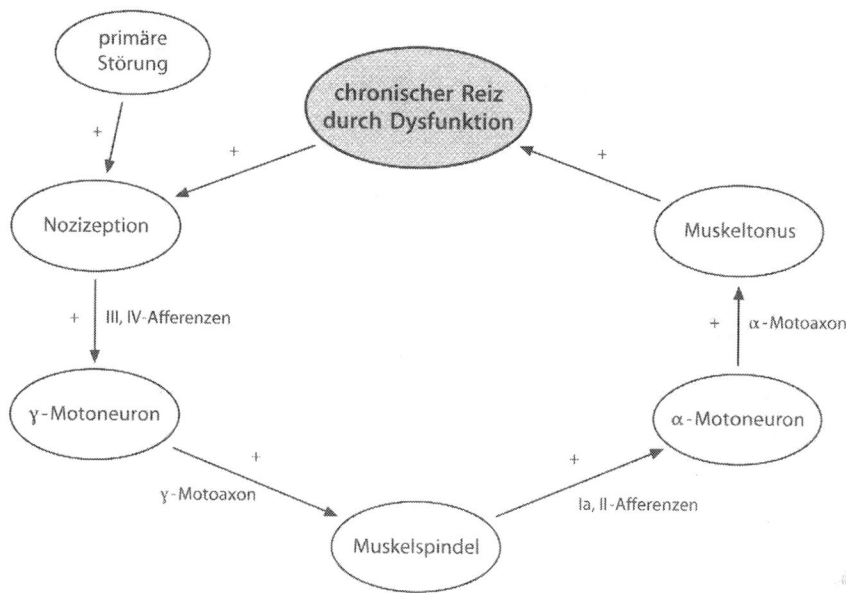

Abb. 17.1. Kreislauf der muskulären Hypertonizität. (Modifiziert nach Schmidt et al. 1981)

Neben den direkten Folgen der Muskeldysbalance nach Janda sehen wir örtlich und zeitlich wechselnde Tonusverhältnisse oder muskuläre Links-/Rechtsasymmetrien, z. B. als klinisches Bild der statischen Skoliose.

Regelmäßig besteht eine erhöhte Viskoelastizität des myofaszialen Systems oder eine Bewegungssteife der Muskulatur, die als Rigidität bezeichnet wird.

Der Begriff der Thixotropie ist der Mechanik entnommen. Er beschreibt die Eigenschaft bestimmter Gele, nach Einwirken mechanischer Energie in einen Zustand geringerer Viskoelastizität – also geringerer Zähigkeit – überzugehen. Muskulatur reagiert ähnlich. Dehnt man einen hypertonen Muskel über ein bestimmtes Maß hinaus, so lässt im typischen Fall der Dehnungswiderstand abrupt nach, ähnlich einem zuschnappenden Klappmesser.

Aber auch die muskuläre oder vegetative Hypertonie sind grundsätzlich mit den Mitteln der Manuellen Medizin behandelbar. Neben der zentralen Enthemmung (Feldkamp 1989), die zu dem bekannten Phänomen der spastischen Tonuserhöhung führt, sehen wir z. B. nach extrapyramidaler Schädigung dauerhaft oder phasisch einschießende dystone Bewegungsmuster. Vor allem die in Abb. 17.1 dargelegten chronischen Dysfunktionen der Gelenke, Muskulatur und Weichteile führen aber direkt zeitabhängig zu der so hinderlichen Spannungserhöhung der Muskulatur und im Vegetativum

(s. Abb. 17.1). Durch Minderung dieser Dysfunktionen durch geeignete manualmedizinische Ansätze gelingt es immer, den Regelkreis auf noziafferenter Ebene zu durchbrechen.

Die typischen Symptome, wie sie in Übersicht 17.1 zusammengefasst sind, zeigen grundsätzlich die Tendenz, über die Zeit aus dem Zustand der Reversibilität in einen irreversiblen strukturellen Schaden überzugehen.

Die Ausprägung, v. a. aber die Dauer einer solchen Funktionsstörung entscheidet, wann sie irreversibel bleibt, wann sie sich also neuroplastisch verfestigt. Zudem wird der therapeutisch nutzbaren Plastizität neurogener Strukturen vor allem auf kortikospinaler Ebene durch die Myelinisierung und das limitierte Wachstum des Parenchyms Grenzen gesetzt.

Je früher diese Kinder erfolgreich behandelt werden, desto günstiger ist die funktionelle Prognose. Der Faktor Zeit spielt hier die entscheidende Rolle.

17.3   Manualmedizinische Behandlung

Voraussetzung

Unreife des Neugeborenen oder perinataler Sauerstoffmangel sind die häufigsten Ursachen, die zu einem irreversiblen hirnorganischen Schaden und dann zum Symptomenkomplex der Infantilen Zerebralparese (ICP) führen. Die ICP ist außerordentlich variantenreich und zeigt jeweils ein individuelles Bild. Sie besitzt keine eigene Entität (Michaelis 1997). Gemeinsam ist aber die Trias Ausfälle, Enthemmung und Dysregulation der zentralnervösen Strukturen (Feldkamp 1989). Lokalisation und Ausmaß des Neuronenuntergangs entscheiden über die weitere Entwicklung der Kinder. Motorische, geistige und vegetative Prozesse sind meist zusammen, aber in verschiedener Intensität betroffen. Mehr oder weniger ausgeprägte Wahrnehmungsstörungen sind bei allen Kindern mit Zerebralparesen vorhanden. Defizite aus der frühen Entwicklungsphase belasten die spätere Vorstellungsphase der Intelligenzentwicklung (Kalbe 1993). Der Begriff psychomotorische Retardierung kennzeichnet enge kausale ganzheitliche Beziehungen.

Zielsetzung

Die Basis für eine korrekt und gezielt ausgeführte Bewegung ist eine gut funktionierende Tiefensensibilität, somit kinästhetische Propriozeption (Ferrari u. Cioni 1998). Andererseits setzt das Sammeln von korrekten

Sinneseindrücken eine logische und harmonische Bewegung voraus. Die ständige und lückenlose Integrität der Wechselbeziehung zwischen Wahrnehmung und Bewegung ist unabdingbare Voraussetzung für eine koordinierte motorische Leistung. Ein funktionsgestörter Muskel, der z. B. aufgrund einer zentralen Koordinationsstörung nicht korrekt bewegt wird, kann niemals die Quelle einer sauberen, in einen normalen Bewegungsablauf integrierbaren Propriozeption sein.

Die Erfahrung zeigt, dass die Prognose für die funktionelle Rehabilitation der bewegungsgestörten Kinder vom Ausmaß der bestehenden Wahrnehmungsstörungen abhängt (Ferrari u. Cioni 1998).

Rehabilitation ist als die optimale Adaptation an die angeborene oder erworbene körperliche und geistige Schädigung zu verstehen. Ihr oberstes Ziel ist die bestmögliche Kompensation bestehender irreversibler Defekte mit den trotz des Schadens vorhandenen, bis zur erfolgreichen Therapie versteckten Bewegungsressourcen.

Dass niemals die Minderung oder gar die Reparatur eines primären zerebralen Defektes das Ziel ist, muss vor allem den Eltern deutlich gemacht werden. Nur wenn diese Grenzen berücksichtigt und in die Elternaufklärung integriert werden, können realistische Therapieziele und dann auch die Zufriedenheit der Familien erreicht werden.

Das allgemeine Behandlungsziel ist immer die Verbesserung der Beweglichkeit der Patienten. Allein die Ökonomisierung der bereits zur Verfügung stehenden Bewegungen erleichtert das Leben. Ausgehend von dem jeweiligen Behinderungsgrad wechselt das individuelle Behandlungsziel. Bei schwerst mehrfach behinderten Kindern kann z. B. das selbständige Drehen im Bett oder das Kauen, bei geringer behinderten Kindern eine Initiation oder Verbesserung der Hand- oder Gangfunktion Ziel der Behandlung sein. Aber auch die Verhinderung oder das Hinauszögern von Operationen am Bewegungssystem dieser Kinder ist ein vordringliches Ziel der Behandlungen.

Therapeutisches Vorgehen

Die ärztlichen manualmedizinischen Techniken haben drei sich ergänzende Ansatzpunkte. Sie wirken komplementär auf das Bewegungssystem (Tabelle 17.1).

Tabelle 17.1. Die manualmedizinischen Behandlungstechniken

Behandlungstechnik	Hauptindikation
Atlastherapie nach Arlen	Generalisierte Wahrnehmungsstörungen, allgemeine muskuläre und vegetative Hypertonie
„Myofascial Release Technique"	Lokale vegetative Dysregulation und lokale muskuläre Hypertonie
Chirotherapeutische Manipulation am Gelenk	Segmentale hypomobile Funktionsstörungen

Atlastherapie nach Arlen

Sie besteht aus einer Serie von mehreren schmerzlosen digitalen Impulsen von 10–12 ms Dauer und einem jeweiligen an die Gewebestruktur und an das Alter des Kindes angepassten Kraftäquivalent. Die Impulse werden in röntgenologisch vorgegebener Richtung auf die Querfortsätze des ersten Halswirbels appliziert. Ziel ist die therapeutische Perkussion des Nacken-rezeptorenfelds, welches einen wichtigen Steuerungsbeitrag zur Tonusregulation der Muskulatur und des vegetativen Systems leistet (Abrahams et al. 1990; Lohse-Busch u. Kraemer 1994; Wolff 1996).

Im Gegensatz zu den chirotherapeutischen Manipulationen spielen gelenkmechanische Faktoren bei der Atlastherapie keine Rolle. Die Atlastherapie wird nicht zur Beseitigung sog. Blockierungen an der Halswirbelsäule eingesetzt.

Die Atlastherapie nach Arlen schließt somit die Schädigungsmöglichkeiten, die bei Manipulationstechniken an den Kopfgelenken gegeben sind, aus. Sie ist die risikoärmste und schonendste Technik zur Verbesserung hypotoner und hypertoner Funktionszustände des Bewegungssystems (Abb. 17.2) (Coenen u. Graf-Baumann 1997).

Als Hauptindikation für die Atlastherapie gelten generalisierte Wahrnehmungsstörungen aus der Peripherie sowie die vegetative und muskuläre Hyper- und Hypotonie.

Myofasziale Lösetechniken

Muskel und Faszie bilden eine funktionell untrennbar miteinander verbundene Einheit. Das sog. myofasziale System ist durch die von Ward (1997) angegebenen Lösetechniken („myofascial release technique") beeinflussbar.

Das myofasziale System unterliegt funktionellen Veränderungen, die sich in Verformungen der Textur besonders der Faszien zeigen. Faszien enthal-

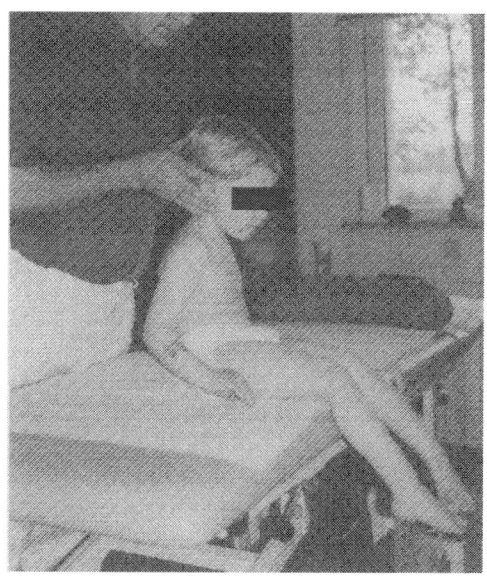

Abb. 17.2. Therapiesituation einer Atlastherapie nach Arlen

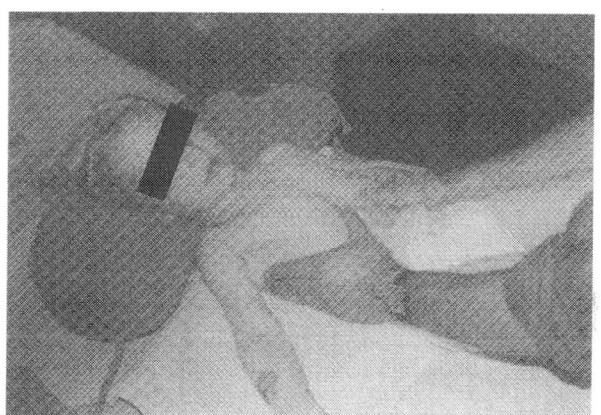

Abb. 17.3. Myofasziales Lösen am Diaphragma und am Thorax

ten eine dichte sensible Innervierung und glatte Muskelfasern (Staubesand u. Li 1996). Sie erfüllen damit ebenso wie Muskeln die Funktion eines Sinnesorgans. Bemerkenswert ist, dass die Eigenbewegung der Faszien durch vegetative (sympathische) Efferenzen gesteuert wird.

Bei der Behandlung des myofaszialen Systems werden somatosensible Afferenzen benutzt, die primär dem Vegetativum dienen. Geeignete Techniken erlauben eine therapeutische Beeinflussung sowohl der Motorik als auch vegetativer Steuerungsanteile (Abb. 17.3).

Bei dem myofaszialen Lösen handelt es sich um ein manuelles Verfahren zur Normalisierung der Viskoelastizität funktionsgestörter Gewebe. Das Verfahren ist außerordentlich schwierig, weil es ein besonders weit entwickeltes Tastvermögen des Arztes erfordert. Es ist besonders zeitaufwendig und erfordert bis zu 20 Minuten, um den erstrebten Effekt der Symmetrisierung und Normalisierung der myofasziale Strukturen zu erreichen. Nach palpatorischer Diagnostik der Viskoelastizität der Gewebe wird mit den Händen die Barriere ertastet, ab der eine Bewegung durch weiteres Dehnen des Gewebes nicht mehr möglich ist. Unter Vermeidung nozizeptiver Afferenzen wird dann an der Barriere verharrt und auf das sog. Release gewartet, das sich in einem Nachgeben der Barriere mit Entspannung des Gewebes äußert. Je nach Übung und Erfahrung des Arztes gestaltet sich bereits die Diagnostik der Gewebeasymmetrien als besonders schwierig.

Dass die solchermaßen zunächst lokal applizierte Lösung der Faszien mit dieser sanften Technik sekundär auch weit über die örtliche Einwirkung hinausgehende Folgen hat, liegt in der anatomischen Besonderheit, dass sie als größtes Organ des Menschen über den ganzen Körper miteinander verbunden sind. Die Behandlungsgriffe werden befundabhängig nahezu flächendeckend in jeder Behandlungseinheit eingesetzt, um gewissermaßen so viele therapeutische Fenster zu öffnen wie möglich.

Die auf diese Art lokal eingeleitete Tonusregulation führt zur Minderung pathologischer Zugkräfte, die sich dann im ganzen Körper ausbreitet. Hauptindikationen sind die sich primär lokal äußernden vegetativen Dysregulationen und die Hypertonie der behandelten Muskulatur.

Manipulation von Wirbelsäulen- und Extremitätengelenken

Manuelle Medizin befasst sich definitionsgemäß mit den reversiblen Funktionsstörungen des Haltungs- und Bewegungssystems. Sie benutzt dabei alle manuellen diagnostischen und therapeutischen Möglichkeiten an der Wirbelsäule und an den Extremitätengelenken. Sie verbessert damit auf biomechanischem Wege die Propriozeption, die zur Bewegungsplanung unabdingbar ist (Abb. 17.4).

Die Manipulation ist eine Gelenkbehandlungstechnik, die durch Abheben der Gelenkflächen voneinander mit geringer Kraft durch Impulse von hoher Geschwindigkeit und kleiner Amplitude auf bewegungsgestörte Gelenkpartner einwirkt. Sie ist eine ärztliche Behandlungsmethode. Erreicht wird ein vornehmlich lokales, tonusregulierendes Reflexgeschehen in den Muskeln, die das Gelenk bewegen, und die Beseitigung von mechanischen Bewegungshindernissen im Gelenk selbst.

Eine manualtherapeutische Mobilisation hingegen erfolgt durch passive, meist wiederholte Bewegung, Traktion und/oder Gleitbewegung mit gerin-

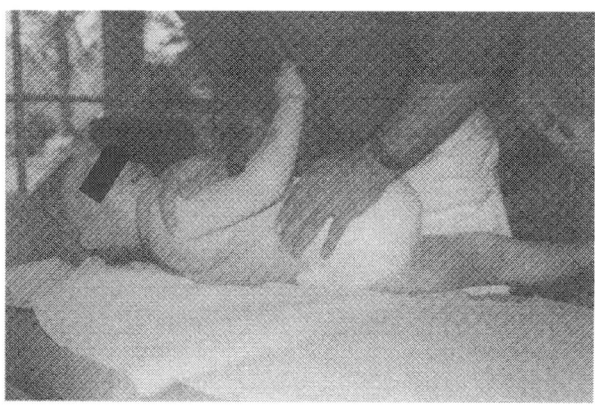

Abb. 17.4. Manipulation einer Anteflexionsdysfunktion in der oberen LWS. Der Manipulationsfinger der linken Hand liegt auf dem Querfortsatz des kaudalen Gelenkpartners

ger Geschwindigkeit und zunehmender Amplitude zur Vergrößerung des eingeschränkten Bewegungsraumes von Muskeln und Gelenken. Ein Reflexgeschehen sensu strictiori findet nicht statt.

Die verbesserte Beweglichkeit von Gelenken der Wirbelsäule hat vordringlich zwei therapeutisch wesentliche Aspekte:

* Sie vermehrt rein mechanisch die Bewegungsamplitude, sie schafft neue Bewegungs*möglichkeiten*.
* Diese neuen Möglichkeiten können dann von der Physiotherapie zur Bahnung und Konditionierung neuer Bewegungs*fähigkeiten* in höherem Maße genutzt werden. Die Physiotherapie kann effizienter arbeiten.

Es ist bekannt, dass dem sensorischen Kortex die propriozeptiven Informationen aus dem Weichteilmantel der Wirbelgelenke besonders wertvoll sind (Wolff 1996). Ca. 50% des propriozeptiven Inputs aus den Bewegungssegmenten stammen von hier. Eine Schlüsselfunktion, was die propriozeptive Wertigkeit angeht, nehmen die Iliosakralgelenke und die Segmente des kraniozervikalen Überganges ein.

Aber Vorsicht und Sorgfalt sind geboten: auch funktionsnormale Gelenke lassen gelegentlich nach einem Manipulationsmanöver ein Knackgeräusch vernehmen, ohne dass eine therapeutische Intervention im ärztlichen Sinn erfolgte. Außerdem ist die gezielte segmentale Einstellung der Wirbelsäule vor Manipulationsbehandlung absolute Voraussetzung für die Sicherheit dieser Technik. Die Techniken müssen erlernt und beherrscht werden.

Hauptindikation für die Manipulationen sind die segmentalen hypomobilen Funktionsstörungen.

Diese drei geschilderten Behandlungsschwerpunkte – die Atlastherapie, das myofasziale Lösen und die chirotherapeutische Durchbehandlung des Achsenskeletts und der Extremitätengelenke – werden im Rahmen der hier vorgestellten Komplexbehandlung täglich angewendet (Übersicht 17.2).

Übersicht 17.2. Komplexbehandlung bewegungsgestörter Kinder

- Atlastherapie nach Arlen
- myofasziale Lösetechniken
- kindgerecht modifizierte Manipulation von Wirbelsäulen- und Extremitätengelenken
- krankengymnastische Behandlung auf neurophysiologischer Basis
- Laufbandbehandlung
- propriozeptionsfördernde Massagen
- Bewegungsübungen im warmen Wasser
- Ergotherapie
- Behandlung funktionsgestörter Muskeln mit niedrigenergetischen Stosswellen
- Hilfsmittelversorgung

Weitere Schritte der Komplexbehandlung

Propriozeptionsfördernde Massagen

Geeignete Massagetechniken werden ebenfalls täglich eingesetzt zur Provokation von Afferenzen und zur Afferenzharmonisierung der sekundärpathologisch veränderten Peripherie. Im Vordergrund stehen dabei der Fuss als propriozeptives Organ und die Nacken-Schulter-Region.

Krankengymnastische Behandlung

Obwohl bisher wissenschaftlich fundierte Nachweise für die Wirksamkeit physiotherapeutischer Maßnahmen bei Kindern mit zerebralen Bewegungsstörungen fehlen, zeigt doch die Empirie klar auf, dass die Methoden auf sog. neurophysiologischer Grundlage die betroffenen Kinder in ihrer Entwicklung zu fördern vermögen. Hierzu zählen im engeren Sinne die Behandlung nach Vojta (s. Kap. 5), Bobath (s. Kap. 4) und die propriozeptive neuromuskuläre Fazilitation nach Kabath, aber auch die sog. orofaziale Regulationstherapie nach Castillo-Morales, die funktionelle Bewegungslehre nach Klein-Vogelbach und andere mehr.

Laufbandbehandlung

Bewährt hat sich in den vergangenen Jahren auch die Konditionierung des Gangmusters bewegungsgestörter Kinder auf dem angetriebenen Laufband.

Hilfsmittelversorgung

Sehr viele Kinder mit zentralen Bewegungsstörungen benötigen eine Hilfsmittelversorgung. Eine Sonderstellung nehmen Schuheinlagen und Sprunggelenkorthesen ein. Hier haben sich uns insbesondere die dynamischen Systeme nach Nancy Hylton (Kuoppamäki-Herzig u. Kalbe 1995) bewährt. Durch die Fassung des Calcaneus und Stabilisierung des Vorfußes kommt es wahrscheinlich über einen adäquaten Dehnungsreiz auf die Beugemuskulatur des Fußes bei gleichzeitiger Entspannung des M. quadratus plantae pedis zu einer verbesserten Propriozeption. Das Ergebnis ist eine verbesserte posturale Stabilisierung.

Therapiemanagement

Das Wesentliche an dieser Komplexbehandlung ist nicht nur das interdisziplinäre Zusammenarbeiten der Fachgebiete mit den regelmäßigen Teamsitzungen und somit dem Zusammenkommen verschiedener Kompetenzen. Bedeutsam scheint insbesondere die erzielte Intensität, welche durch diese serielle Behandlung gewährleistet wird. Wenn dem kindlichen Gehirn täglich immer und immer wieder eine bessere Propriozeption und eine an die Normalität angeglichene Biomechanik quasi aufgezwungen wird, wenn also der kindlichen Steuerung immer und immer wieder gezeigt wird, dass dieses und jenes Gelenk eben besser nicht in eine Dysfunktion gesteuert werden soll, so besteht nach 14 Tagen die Chance der neuroplastischen Verfestigung. Es werden sich hieraus eigene komplexere Bewegungsmuster ausbilden, die Bewegungsfähigkeit wird gesteigert. Hierauf aufbauend besteht immerhin die biomechanische Möglichkeit zu Entwicklungsfortschritten.

Die Empirie hat aufgezeigt, dass eine Wiederholung dieser seriellen Blockbehandlung zweimal jährlich ausreichend ist, die gewonnenen Entwicklungsfortschritte und die biomechanischen Verbesserungen dauerhaft zu stabilisieren.

Grenzen der Behandlung

In der Regel ist die Hoffnung der Eltern gegenüber der Rehabilitationskonzeption übersteigert, so dass eine gründliche Aufklärung mit vorsichtiger aber exakter Zielsetzung des als erreichbar erscheinenden notwendig ist.

Die eigentliche und immer vorhandene Limitierung der Behandlungsresultate liegt in der begrenzten Möglichkeit des Kindes, mit seinen geschädigten Steuerungsinstrumenten die biomechanischen Verbesserungen
sinnvoll zu nutzen:

1. Ob das Kind in der Lage ist, die Behandlungsfolgen als veränderte Biomechanik zu erkennen, ob also z. B. die Muskeln und Gewebe lockerer
werden und die Gelenke zunächst passiv eine größere Bewegungsamplitude aufweisen, kann letztlich nur in einer Probebehandlung geklärt
werden.
2. Kann auch im weiteren Verlaufe der Komplexbehandlung die gewünschte
Verbesserung der Biomechanik festgestellt werden, muss das Kind zum
Anzeichen des ausreichenden Gelingens eine verbesserte Bewegungsplanung demonstrieren können. Die Frage lautet also z. B.: wird ein verbessert dehnfähiger Muskel dann auch im gesamten Bewegungsumfang genutzt und werden daraus Bewegungsfortschritte erzielt?
3. Abschließend ist auch nach bis hierhin positivem Verlauf noch immer
nicht gesichert, dass die neuen Daten auch tatsächlich reproduzierbar
von der „Festplatte Gehirn" abgerufen werden können, also ob und wie
lange sie speicherbar sind.

Nur wenn diese Grenzen berücksichtigt und in die Elternaufklärung integriert werden, können realistische Therapieziele und dann auch die Zufriedenheit der Familien erreicht werden.

Indikationen

Grundsätzlich sind alle Erkrankungen des Bewegungssystems bzw. der für
dessen Steuerung zuständigen Organe als Indikation für die serielle manualmedizinische Behandlung anzusehen. Im Rahmen der in Übersicht 17.3 aufgelisteten Indikationen, für die bereits entsprechende Wirksamkeitsnachweise existieren (Baumann 1996; Coenen u. Graf-Baumann
1997; Döderlein u. Lohse-Busch 1991; Seifert 1996 a) sind noch einige andere z. B. genetische Defektsyndrome wie das Angelman-, das Cornelia de
Lange-Syndrom oder verschiedene metabolische Erkrankungen einzuord-
nen.

Auch bei den chronischen Schmerzsyndromen ist grundsätzlich die
oben dargestellte Konzeption sinnvoll einzusetzen. Es sei daran erinnert,
dass es keine muskuloskelettalen Schmerzen ohne Muskelfunktionsstörungen gibt. Gelingt es, diese wirksam zu behandeln, so ist der Triggerung
von Schmerzen am Bewegungssystem durch die Zunahme segmentaler
Dysfunktionen der Boden entzogen.

> **Übersicht 17.3.** Indikation zur manualmedizinischen Behandlung von Kindern
>
> ---
>
> - Zentralnervös bedingte Bewegungsstörungen
> - Muskelschwunderkrankungen
> - sensomotorische Integrationsstörungen
> - nicht primär neurologische Erkrankungen:
>   - Tonusasymmetrie der Säuglinge (sog. Schräglagedeformitäten)
>   - leichte Formen der juvenilen idiopathischen Skoliosen (<20° nach Cobb)
>   - kindliche Schmerzsyndrome
>   - muskuläre Funktionsstörungen im Rahmen orthopädischer Krankheitsbilder, z. B. bei Arthrogryposis multiplex congenita
>   - chronische Schmerzsyndrome am Bewegungssystem

Und: Schmerzen am Bewegungssystem sind nicht notwendigerweise spondylogen oder vertebragen. Schmerzen am Bewegungssystem haben oft eine dort nicht lokalisierte Ursache! Aus der für die Medizin leidvollen Erfahrung, dass gerade chronische Rückenschmerzen diagnostisch kaum beherrscht werden und hier offensichtlich multifaktorielle Prozesse eine Rolle spielen, lässt sich auch für kindliche Schmerzen am Bewegungssystem nicht immer eine Kausalität zu segmentalen biomechanischen Hindernissen herstellen. Wer heilt, hat noch lange nicht immer recht! Auch ein Trinker leidet am Morgen nach einem Gelage nicht etwa an Aspirinmangel. Aber es hilft ihm! Über die wirksame Behandlung von Muskelfunktionsstörungen wird via Minderung des nozizeptiven Inputs die Kompensationsfähigkeit im Umgang mit Schmerzen – gleich welcher Genese – erhöht.

Erste Studien über die manualmedizinische Behandlung chronifizierter muskuloskelettaler Schmerzzustände bei Kindern sind in Vorbereitung.

Kontraindikationen

Für die Behandlung nach oben genanntem Konzept gibt es keine absoluten Kontraindikationen. Für die eigens entwickelten kindgerechten Manipulationstechniken können bei sachgerechter Anwendung der diagnostischen und therapeutischen Techniken Risiken weitgehend ausgeschlossen werden.

Relative Kontraindikationen, die wir in diesem Zusammenhang als Behandlungserschwernisse bezeichnen wollen, wie beispielsweise destruierende Prozesse, narbige durale Verziehungen an der Wirbelsäule oder die gar nicht so seltene Arnold-Chiari-Malformation müssen ebenso wie andere dysraphische Missbildungen erkannt und berücksichtigt werden. Solange die Wahl der Behandlungstechniken die Art der wie auch immer gearteten strukturellen Schädigung berücksichtigt, besteht keine absolute Kontraindikation.

Als echte immerwährende Kontraindikation ist lediglich ein handwerklich schlechte/r oder ein nicht ausgebildete/r Therapeut/in selber zu nennen. Mit dem gebotenen Respekt vor den Strukturen, mit den erforderlichen Röntgenkenntnissen, der vorgeschriebenen fachspezifischen Ausbildung und dem entsprechenden Fingerspitzengefühl sind aber systemimmanente Risiken nahezu auszuschließen.

17.4   Behandlungsergebnisse

Eine erste prospektive Untersuchung zur Wirksamkeit allein der Atlastherapie bei bewegungsgestörten Kindern wurde 1991 (Döderlein u. Lohse-Busch) vorgelegt. Danach konnten wesentliche die Lebensqualität bestimmende Verbesserungen (z. B. Bewegungsfähigkeit, soziale Fähigkeiten, Schlafverhalten, Kreativität usw.) herausgearbeitet werden. Eine andere prospektive Studie (Baumann et al. 1991), ebenfalls nur mit der Atlastherapie als therapeutisches Instrument, zeigte signifikante Verbesserungen der Beweglichkeit der Kniegelenke und Verbesserungen zeichnerischer Fähigkeiten (optische Wahrnehmung, Graphomotorik). Eine weitere Untersuchung (Baumann 1996) unter Einsatz Manueller Medizin und Physiotherapie ergab ganganalytisch dokumentierte Verbesserungen der Bewegungsfähigkeiten und bei 132 Kindern eine anhaltende Verbesserung der Kopf- und Rumpfkontrolle sowie verbesserte Handfunktionen. Weiter konnte an 150 vorwiegend tetraspastisch bewegungsgestörten Kindern nach mehrwöchiger Rehabilitation mit der oben beschriebenen Rehabilitationskonzeption eine statistisch signifikante Verbesserung der Beweglichkeit der Hüft- (20,1°), Knie- (17,4°) und Sprunggelenke (10,6°) beschrieben werden (Lohse-Busch et al. 1996). Dieses vermehrte Gelenkspiel hatte entscheidenden Einfluss auf Gangbild und Mobilität, aber auch auf die Pflegefähigkeit der meist mehrfach behinderten Kinder. In vielen Fällen konnte eine bereits gestellte Operationsindikation für Weichteileingriffe revidiert werden.

Bei Kindern mit sensomotorischen Integrationsstörungen konnte bei Beschränkung auf die Atlastherapie eine Verbesserung über 50% des Punktwertes eines validierten motokybernetischen Tests in 7 Monaten erzielt werden. Die wie üblich mit Physiotherapie behandelte Gruppe erreichte im gleichen Zeitraum eine Verbesserung von 18% über dem Ausgangswert (Coenen 1996).

Sowohl erfolgreiche Behandlungen von funktionellen Hüftabspreizhemmungen bei Tonusasymmetrien der Säuglinge (Seifert 1996 b) als auch die manualmedizinische Behandlung von Hüftreifungsstörungen werden beschrieben. So wurden 190 Hüftgelenke untersucht (Seifert 1996 a), die mit Funktionsstörungen der Iliosakralgelenke vergesellschaftet waren. Bei den zusätzlich mit Manueller Medizin behandelten Säuglingen konnte die Hüftreifung (Stadium 1a oder 1b nach Graf) in 6 Wochen, bei der nur mit Tübinger Spreizschiene behandelten Kontrollgruppe in 11 Wochen erzielt werden.

Bei 28 Skoliosekindern mit 35 Wirbelsäulenverkrümmungen konnte durch alleinigen Einsatz der Atlastherapie zusätzlich zur Physiotherapie eine Verbesserung auf 42,1% der Ausgangskrümmungen erreicht werden (Meissner 1992). Bei weiteren 50 idiopathischen progressiven juvenilen Skoliosen mit 77 Krümmungen, die sich trotz Physiotherapie in 6 Monaten um mindestens 5° nach Cobb verschlechterten, konnte bereits in den ersten 6 Monaten durch zusätzlichen Einsatz von Manueller Medizin mit verschiedenen Techniken bei 68 Krümmungen nicht nur die Progredienz aufgehalten, sondern im statistischen Mittel eine Verbesserung von 4,9 nach Cobb erarbeitet werden (Meissner 1996).

Unter 73 Muskelschwundpatienten verschiedener Genese fanden sich 19 Kinder. Die Behandlung mit verschiedenen Techniken der Manuelle Medizin oder nur mit Atlastherapie erbrachte über Monate bis Jahre erhebliche Verbesserungen der verbliebenen Muskelfunktion (Lohse-Busch u. Kraemer 1996).

Evaluation der Komplexbehandlung

Die Evaluation der Manuellen Medizin ist außerordentlich schwierig. Neben dem Umstand, dass Funktion nur sehr eingeschränkt und besonders aufwendig messbar ist, existieren für bewegungsgestörte Kinder nur 2 validierte funktionelle Assessments. Es handelt sich einmal um den „Pediatric Evaluation of Disability Index" (PEDI) (Haley et al. 1991) und den „Gross Motor Function Measure" (GMFM) (Russel et al. 1989). Bei dem ersten handelt es sich um einen Elternfragebogen, der ursprünglich für Kinder nach Schädel-Hirn-Trauma entwickelt wurde. Er ist validiert für Kinder bis zum 7. Lebensjahr bzw. entsprechender geistiger und körperlicher Reife.

Methodik

Als Evaluationskriterium der 2wöchigen Behandlung dient der GMFM, da
er neben der beschriebenen Validität und Reliabilität ausreichend objektiv
ist und auf ihn die einzige brauchbare Klassifikation der ICP nach funktionellen Kriterien aufbaut.

Der GMFM umfasst insgesamt 88 grobmotorische Bewegungsaufgaben
eingeteilt in 5 Blöcke, die sog. Dimensionen (Übersicht 17.4). Je Aufgabe
werden maximal 3 Punkte vergeben. Bei der Bewertung einer Aufgabe
zählt in diesem Test nicht die Bewältigungsstrategie, also die Qualität einer
Bewegung, sondern es wird ausschließlich die Quantität und somit das
Maß des Erreichens des vorgegebenen Ziels gewertet.

Übersicht 17.4. Messdimensionen im GMFM

I   Liegen und Rollen
II Sitzen
III Knien und Krabbeln
IV Stehen
V   Gehen, Rennen und Springen

Auf diese Weise wird ein Prozentpunktwert ermittelt, der die grobmotorische Leistung des untersuchten Kindes zu derjenigen eines 5jährigen
gesunden Kindes in Beziehung setzt, der sog. „Total-Score".

Für jedes Kind wurde entsprechend den in der Originalarbeit vorgegebenen Testkriterien unter Berücksichtigung der körperlichen und geistigen
Fähigkeiten sowie der familiären und sozialen Umstände ein Therapieziel-
bereich („Total Goal Score") formuliert. Dieser Zielbereich bestand aus
einer der sog. Dimensionen *Liegen, Sitzen, Krabbeln* und *Knien, Stehen*
oder *Gehen, Rennen, Springen*. Beispielsweise würde dieser Zielbereich bei
einem Kind, das zum Kindergartenbesuch ansteht, aber noch deutliche
Defizite in der Mobilität aufweist, zur Zieldimension *Krabbeln und Knien*
führen.

Der Test wurde jeweils vor Behandlungsbeginn und nach der letzten
Therapieeinheit nach 10 Behandlungstagen durchgeführt. Sowohl das Alter
der randomisiert ausgewählten Patienten, wie auch das Geschlecht, die
funktionelle Leistungsfähigkeit und auch die Diagnosen entsprechen dem
Durchschnitt der von uns behandelten Kinder.

Ergebnisse

Es stellt sich heraus, wie wir das aus den bereits vorangegangenen Studien erwarten durften, dass sich 90% der Kinder in ihrer grobmotorischen Leistungsfähigkeit verbessern konnten (Tabelle 17.2). Aus gleicher Tabelle wird ersichtlich, dass die Kinder sich in ihrem Zielbereich um 3,41%-Punkte durchschnittlich verbesserten, während im Zielbereich eine Steigerung von 7,60%-Punkten möglich war.

Diese Änderung der Leistung bedeutet für einige Kinder beispielsweise die neu erworbene Fähigkeit, frei zu sitzen oder z.B. auf eine höhere Bank zu klettern, für andere Kinder aber auch das freie, statt des bisher einzig möglichen gestützten Stehens oder das erstmalige hilfsmittelfreie Gehen über einige Meter.

Wenn wir aber die relative Besserung berechnen, nämlich die Änderung der Grobmotorik unter der Therapie im Vergleich zur grobmotorischen Ausgangsleistung, stellen wir folgendes fest: Gruppe 1 in Tabelle 17.3 umfasst alle nicht sitzfähigen Kinder, Gruppe 2 die sitz- aber nicht gehfähigen und Gruppe 3 die der immerhin gehfähigen von uns behandelten Kinder. Folgendes wird deutlich: Je schlechter das funktionelle Ausgangsniveau vor Behandlung war, desto größer ist die relative Besserung. Die Gruppe der

Tabelle 17.2. Änderung der grobmotorischen Funktion nach 2wöchiger Komplexbehandlung (n = 51)

	Verbesserung [%]	Verschlechterung [%]	Unverändert [%]	Durchschnittliche Verbesserung [%]
Total Score	90	10	–	3,41
Total Goal Score	84	10	6	7,6

Tabelle 17.3. Änderung der grobmotorischen Funktion nach 2wöchiger Komplexbehandlung (n = 51) abhängig von der grobmotorischen Ausgangsleistung der untersuchten Kinder in %. Nähere Erläuterungen s. Text

	Relative Änderung (im Vergleich zur Ausgangsleistung) im „Total Score"	Relative Änderung (im Vergleich zur Ausgangsleistung) im „Total Goal Score"
Gruppe 1	17,51	29,04
Gruppe 2	5,14	12,11
Gruppe 3	4,34	9,16
Gesamt	7,67	17,38

nicht sitzfähigen Kinder konnte sich beispielsweise um fast ein Drittel ihrer ursprünglichen Leistungsfähigkeit (29,04%) bessern.

1989 wurden im Rahmen der Validisierung des Tests mit dem GMFM Untersuchungen zur Wirksamkeit alleinig angewandter Physiotherapie bei bewegungsgestörten Kindern durchgeführt (Russel et al. 1989). Die dort über „mehrere Monate" erreichten Entwicklungsfortschritte ergaben eine Veränderung des Total Score des GMFM von 4,4%. Da aber aus dieser kanadischen Untersuchung diejenigen Kinder ausgeschlossen wurden, die sich in ihrer grobmotorischen Funktion über den Beobachtungszeitraum verschlechterten, sind die vorgelegten Daten nur eingeschränkt verwertbar und nicht zu Kontrollzwecken geeignet. Die hier vorgestellte Konzeption erreichte ohne eine derartige Selektion während einer 2wöchigen Behandlung eine durchschnittliche Verbesserung von 3,1%.

Es darf davon ausgegangen werden, dass die hier dokumentierten Verbesserungen der grobmotorischen Funktion durch neurologische Rehabilitation unter Einschluss der Manuellen Medizin bei Kindern mit zerebralen Bewegungsstörungen die Ergebnisse der in Deutschland routinemäßig durchgeführten Therapie deutlich übertreffen.

17.5   Ethische Aspekte kontrollierter Studien

Ethisch-rechtliche Aspekte

Es ist zutreffend, dass nach deutscher Rechtsprechung eine sog. Heilbehandlung – dazu gehört auch der ärztliche Heileingriff der Atlastherapie, die chirotherapeutische Manipulation und das myofasziale Lösen – nur dann durch die gesetzliche Krankenkasse erstattungspflichtig ist, wenn sie wissenschaftlich anerkannt und wirksam ist. Eine Therapie ist dann als wirksam charakterisiert, wenn sie ihren Erfolg in einer randomisierten, kontrollierten, prospektiven und möglichst verblindeten statistischen Reihenuntersuchung bewiesen hat (Windeler 1997). Diese Norm wurde vom Bundessozialgericht im sog. Remedacen-Urteil am 05.07.1995 aufgestellt (Az. 1 RK 6/95).

Im Umfeld dieses Urteils sind aber enorme Unsicherheiten entstanden. Beispielsweise ist von allen täglich in der chirurgischen Praxis durchgeführten ärztlichen Leistungen schätzungsweise nur etwa ein Viertel statistisch abgesichert, ohne dass die gesetzlichen Kassen sich auf ihre mangelnde Erstattungspflicht zurückzögen. Auch die banale Blinddarmentfernung ist (hoffentlich) nicht in statistisch relevanter Anzahl prospektiv randomisiert und kontrolliert überprüft worden. Dies hätte strafrechtliche Konsequenzen! Das Bundessozialgericht hat daher seine Rechtsprechung in

Bezug auf dieses viel zitierte Remedacen-Urteil vom 05.07.95 weiterentwickelt. In einer Pressemitteilung (Az: 1 RK 14, 17, 28, 30, 32/95) vom 17.09.97 verzichtet derselbe Senat darauf, dass die Wirksamkeit einer Methode für einen Kostenersatz zunächst in statistischen Reihenuntersuchungen nachgewiesen werden muss. Es genüge, wenn die Methode von einer nennenswerten Zahl von Ärzten angewandt werde. Dies trifft für die von der ÄGAMK e.V. in vertraglicher Kooperation mit der DGMM anerkannten und gelehrten Techniken zu.

Auch von anderen wegweisenden Instanzen wurde inzwischen die Definition des Begriffs der „wissenschaftlichen Anerkennung" präzisiert (Verwaltungsgericht Arnsberg vom 29.12.95, Az. 49.1.21-12-37/94). Hiernach setzt das Merkmal der wissenschaftlichen Anerkennung eine weitgehende Zustimmung der in dem Fachbereich tätigen Wissenschaftler voraus. Dies treffe nach Rechtsprechung des Gerichtes für die Atlastherapie zu. Auch andere Instanzen haben die manualmedizinischen Behandlungstechniken als beihilfefähig anerkannt (Bezirksregierung Rheinhessen-Pfalz vom 30.09.98, Az. P 1820/04 A-416).

Aufgrund der mangelnden Entität der sog. ICP (Michaelis 1997) und der vielfältigen Vorbehandlung der betroffenen Kinder mit verschiedensten Techniken (die übrigens ihrerseits nie in relevanten kontrollierten Studien ihre Wirksamkeit unter Beweis stellten) sind die in statistischen Reihenuntersuchungen geforderten Gruppenbildungen wissenschaftlich unsauber und können daher nur sehr eingeschränkt zur Evaluation herangezogen werden. Die Konsequenz wäre eine Erhebung an einer sehr großen Zahl von Patienten. Da aber schon die Auswahl eines Evaluationsmediums bei diesen Kindern auf kaum überwindbare Schwierigkeiten stößt (es gibt für die Erhebung der motorischen Funktion nur ein einziges bei Kindern mit Zerebralparesen validiertes Assessment, den sehr zeit- und personalaufwendigen „Gross Motor Function Measure"), sind hier recht enge methodische und finanzielle Grenzen vorgegeben.

Die Richtlinien der „Good clinical practice" regulieren verbindlich auf der Grundlage der „Helsinki-Deklaration" die Voraussetzungen und Durchführung von Therapiestudien ausdrücklich zum Wohle des Patienten. Im Zusammenhang mit der Teilnahme an der klinischen Prüfung sei es „die wichtigste Verantwortung des Prüfers, die persönliche Integrität und das Wohlergehen der in die Studie einbezogenen Personen zu garantieren". Keine Ethikkommission würde aber eine unbehandelte Kontrollgruppe behinderter Kinder akzeptieren, wo doch aus den bisherig vorgelegten Studien (s. oben) eindeutig hervorgeht, dass die Methode Erfolg verspricht.

Daneben heißt es in der zuletzt gültigen Fassung der bereits erwähnten Helsinki-Deklaration: „In jedem medizinischen Versuch sollte sichergestellt sein, dass alle Patienten – einschließlich derer einer vorhandenen Kontrollgruppe – die beste bewährte diagnostische und therapeutische Methode zur Verfügung gestellt erhalten". Da aber bereits Studien für die Komplexbehandlung im Allgemeinen und die Atlastherapie im Speziellen vorliegen, die zwar methodenbedingt in nur geringer Fallzahl, aber unmissverständlich die Wirksamkeit anzeigen, dürfte schon aus diesem Grunde einer kontrollierten Studie nicht zugestimmt werden.

Zur Evaluation der Komplexbehandlung müsste zwecks wissenschaftlicher Entflechtung auf jegliche Therapie der „Kontrollkinder" verzichtet werden. Es ist unzweifelhaft, dass ein solches Vorgehen bei der Therapieevaluation an Kindern mit zerebralen Bewegungsstörungen strafrechtliche Konsequenzen (nach § 223 StGB: Straftatbestand der unterlassenen Hilfeleistung) haben müsste. Unbehandelte behinderte Kinder darf es nicht geben.

Professor Deutsch, Direktor der Abteilung für Arzt- und Arztneimittelrecht des Juristischen Seminars der Universität Göttingen, schreibt in einem rechtsethischen Gutachten anlässlich der Fragestellung, ob für die zu erprobende Behandlung von Pseudarthrosen an der Tibia mittels niedrig dosiertem gepulsten Ultraschall eine randomisierte Vergleichsstudie zu führen sei, in seiner abschließenden Zusammenfassung (Deutsch 1998):

1. *„Den Patienten einer klinisch kontrollierten Studie die Vorenthaltung dringend notwendiger medizinischer Maßnahmen zuzumuten, nur um die Verordnungsfähigkeit auf Kosten des Sozialversicherungsträgers festzustellen, ist unethisch."*
   Diese Bemerkung widerspricht ausdrücklich dem BSG-Urteil von 1995 (s. oben).
2. *„Der Patient hat den Anspruch auch auf eine neue Behandlung, wenn diese den erwarteten Erfolg verspricht. Dabei darf nicht von vornherein die Wirksamkeit einer neuen Methode in Frage gestellt werden, nur weil eine alte Methode eingeführt ist, und man sich an die neue nicht gewöhnt hat."*

Wir sind zuversichtlich, dass aufgrund unserer Bemühungen um die Methode in absehbarer Zeit den Verantwortlichen bei den Kostenträgern die Notwendigkeit der Kostenbeteiligung als Folge ihrer Verpflichtung im Sinne des § 27 SGB V eingängig sein wird: „Versicherte haben Anspruch auf Krankenbehandlung, wenn sie notwendig ist, um eine Krankheit zu erkennen, zu heilen, ihre Verschlimmerung zu verhüten oder Krankheitsbeschwerden zu lindern".

Ziel ist und bleibt die vertragliche Regelung für die Komplexbehandlung mit den Krankenkassen, um den betroffenen Familien den sich immer wiederholenden zermürbenden Streit im Rahmen der bisher praktizierten Einzelfallverfahren zu ersparen, und um diese Therapie nicht nur einer „finanziellen Elite" zu reservieren.

Finanzierung

Die Kosten für das Komplexpaket belaufen sich auf täglich ca. 280 bis 320 DM. Dieser werktäglich berechnete Satz muss aufgrund des relativ hohen Leistungsstandards den Vergleich mit den Tagessätzen der neurologischen Rehabilitationskliniken in Deutschland nicht scheuen.

Die entstehenden Kosten werden den Patienten streng nach den Vorgaben der jeweils gültigen Fassung der Gebührenordnung für Ärzte in Rechnung gestellt. Die privaten Krankenversicherer zahlen daher in der Regel die Kosten der Behandlung.

Bei den gesetzlichen Kostenträgern variiert das Übernahmeverhalten der einzelnen Kassen untereinander und innerhalb der Kassen erheblich. In der Mehrzahl der Fälle haben die für die Patienten zuständigen Ansprechpartner bei den gesetzlichen Krankenversicherungen ausreichend Entscheidungsfreiheit über Zusage oder Ablehnung. So kommt es, dass oftmals unter fachlich und sachlich mangelhafter Argumentation abgelehnt wird. Häufig werden beispielsweise von den Entscheidungsträgern Gesetzestexte zitiert, die angeblich die Kostenübernahme durch die Kasse unter Strafe stelle. Andererseits übernehmen auf die gleichen Anträge hin andere Kostenträger oft auch aus moralisch-ethischen Überlegungen heraus die Behandlungskosten.

Die Sachlage ist nicht offiziell geklärt. Die Kostenübernahme soll nach dem Willen des Verbandes der Angestellten-Krankenkassen e.V. (vdak) und des Arbeiter-Ersatzkassen-Verbandes (AEV) im Einzelfall entschieden werden. Dieses Vorgehen verursacht eine Flut von Verwaltungskosten und verunsichert die von den Kostenträgern unterschiedlich behandelten Patienten zunehmend.

Im Überblick ist es so, dass etwa ein Drittel der Anträge auf Kostenbeteiligung an der Komplexbehandlung abgelehnt und ein Drittel vollständig übernommen wird, während beim letzten Drittel Mischkalkulationen zwischen Kassen- und Eigenbeteiligung vorgenommen werden.

17.6   Zusammenfassung

Die zusätzliche Komplexbehandlung zerebral bewegungsgestörter Kinder mit den Mitteln der Manuellen Medizin einschließlich Atlastherapie, myofaszialen Lösetechniken und kindgerechte Manipulation ist in der Lage, die grobmotorische Leistungsfähigkeit in hochsignifikanter ($p < 0,001$) Ausprägung zu steigern. Insbesondere die schwerbehinderten Kinder profitieren von diesem Behandlungskonzept.

Die Behandlung verinnerlicht sämtliche von den Kostenträgern geforderten Eigenschaften. Sie ist kostengünstig und wirksam.

17.7   Kontaktadresse

Ambulanz für Manuelle Medizin
Rheintalklinik
Im Rheintal 5
79189 Bad Krozingen
Tel.: 07633/408836
Fax: 07633/408842
E-mail: info@rheintalklinik.de
Homepage: http://www.amm-Rheintalklinik.de

17.8   Literatur

Abrahams VC, Rose PK, Richmond FJR (1990) Properties and control of the neck musculature. In: Binder M, Mendell L (eds) The segmental motor system. Oxford Univ Press, New York, pp 58–71

Baumann JU, Brunner R, Lohse-Busch H (1991) Einfluss der Atlastherapie auf kindliche Muskelkontrakturen bei spastischen cerebralen Bewegungsstörungen. In: Köhler B, Keimer R (Hrsg) Aktuelle Neuropädiatrie. Springer, Berlin Heidelberg New York, S 358–360

Baumann JU (1996) Wirkungsnachweis manualmedizinischer Behandlung bei Zerebralparesen. Manuelle Medizin 34:127–133

Coenen W (1996) Die sensomotorische Integrationsstörung. In: Graf-Baumann T, Lohse-Busch H (Hrsg) Manuelle Medizin – Behandlungskonzepte bei Kindern. Springer, Berlin Heidelberg New York, S 37–43

Coenen W, Graf-Baumann T (1997) Zur Definition der Atlastherapie. Manuelle Medizin 35:1–2

Deutsch E (1998) Rechtsethisches Ergänzungsgutachten zu den Fragen 1. Der Zulässigkeit einer Auswaschphase bei der klinischen Prüfung von Exogen, 2. Der strafrechtlichen Beurteilung der Nichtbehandlung einer Pseudarthrose im Rahmen eines entsprechenden klinischen Versuches. Abteilung für Arzt- und Arzneimittelrecht des Juristischen Seminars der Universität Göttingen. Veröffentlicht am 31.8.1998

Döderlein L, Lohse-Busch H (1991) Rehabilitation psychomotorisch behinderter Kinder durch Atlastherapie. Poster auf dem Kongress der Deutschen Gesellschaft für Manuelle Medizin in Göttingen

Feldkamp M (ed) (1989) Krankengymnastische Behandlung der Infantilen Zerebralparese. Pflaum, München

Ferrari A, Cioni G (Hrsg) (1998) Infantile Zerebralparese. Springer, Berlin Heidelberg New York

Haley SM, Baryza MJ, Lewin JE, Cioffi MI (1991) Sensorimotor Dysfunction in Children with Brain Injury. Development of a Data Base for Evaluation Research. Physical & Occupational Therapy in Pediatrics, Vol 11/3:1–24

Kalbe U (1993) Cerebral-Parese im Kindesalter. Fischer, Stuttgart New York

Kuoppamäki-Herzig M, Kalbe U (1995) Dynamische Fussorthesen nach Nancy Hylton. Krankengymnastik (KG) 47/6:794–803

Lohse-Busch H, Kraemer M (1994) Atlastherapie nach Arlen – heutiger Stand. Manuelle Medizin 32:153–161

Lohse-Busch H (1994) Zwischenbilanz des Arbeitskreises Manuelle Medizin bei Kindern. Manuelle Medizin 32:193–196

Lohse-Busch H, Kraemer M, Reime U (1996) Möglichkeiten der Rehabilitation von zerebralparetisch bedingten Bewegungsstörungen bei Kindern mit den Mitteln der Manuellen Medizin. Manuelle Medizin 34:116–126

Lohse-Busch H, Kraemer M (1996) Die Behandlung kindlicher neuromuskulärer Erkrankungen mit den Mitteln der Manuellen Medizin. Manuelle Medizin 34:171–176

Meissner J (1992) Skoliosebehandlung und Atlastherapie. Orthop Praxis 6:397–403

Meissner J (1996) Einflussnahme auf das Verhalten progredienter Skoliosen mit manuellen Techniken. Manuelle Medizin 34:148–170

Michaelis R (1997) Die infantilen Zerebralparesen – Eine nicht existente Entität. Kinderärztliche Praxis 5:288–291

Russel DJ, Rosenbaum PL, Cadman DT, Gowland C, Hardy S, Jarvis S (1989) The Gross Motor Function Measure: A means to evaluate the effects of physical therapy. Dev Med Child Neurol 31:341–352

Schmidt RF, Kniffki ED, Schomburg ED (1981) Der Einfluss kleinkalibriger Muskelafferenzen auf den Muskeltonus. In: Bauer HJ, Koella WP, Struppler A (Hrsg) Therapie der Spastik. Verlag für angewandte Wissenschaften, München

Seifert I (1996 a) Behandlung der Hüftdysplasie. Manuelle Medizin 34:146–147

Seifert I (1996 b) Praktische Bemerkungen zur manuellen Behandlung der Schräglagedeformitäten der Säuglinge. Manuelle Medizin 34:114–115

Staubesand J, Li Y (1996) Zum Feinbau der Fascia cruris mit besonderer Berücksichtigung epi- und intrafaszialer Nerven. Manuelle Med 34:196–200

Ward R (ed.) (1997) Foundations for Osteopathic Medicine. Williams & Wilkins, Baltimore

Windeler J (1997) Wirksamkeitsnachweis für neue medizinische Behandlungsmethoden. MedR, Heft 6:265–267

Wolff HD (1996) Neurophysiologische Aspekte des Bewegungssystems, 3. Aufl. Springer, Berlin Heidelberg New York

Kapitel 18

Orthopädische Chirurgie

J. U. Baumann [†]

18.1 Einführung

Die Geschichte von Orthopädie und Orthopädischer Chirurgie füllt Bände. Der Name „Orthopädie" wurde durch Nicolas Andry in Paris 1741 (Andry 1743) mit seinem Buch „Ortopaedia oder die Kunst, Verformungen bei Kindern zu verhüten und zu behandeln" geschaffen und erklärt. Der chirurgische Zweig des Faches hat mit Sehnenoperationen begonnen. Rein mechanisches Denken hat dabei auch anfangs gegenüber Neuro- und Muskelphysiologie überwogen. Dieser Fehler wurde aber von manchen Orthopäden rasch erkannt (Keith 1919). Die biomechanische Beanspruchung der Gewebe, die Form und Funktion sowie Wachstumsvorgänge am Skelett, an Muskel- und Nervengeweben werden durch die orthopädisch-chirurgischen Eingriffe an Kindern nachhaltig beeinflusst. Ihr Zustand ändert sich, er kann sich verbessern oder schlechter werden.

Der Pionier der Orthopädie und Orthopädischen Chirurgie in England, William John Little (1810–1894) hat die Ursachen und Auswirkungen der spastischen Diplegie als erster erkannt und in immer noch gültiger Weise beschrieben (Little 1862). Die spastische Diplegie wird seither auch „Morbus Little" genannt. Er selbst litt an einem neurogenen Klumpfuß nach einer fieberhaften Erkrankung im Alter von 2 Jahren. 1836, im Alter von 26 Jahren, ließ er diesen „Klumpfuß" von Louis Stromeyer in Hannover durch subkutane Tenotomie der Achillessehne und anschließende Redressionsbehandlungen erfolgreich korrigieren. Er hat darauf selbst zahlreiche Klumpfußoperationen durchgeführt.

1838 gründete er in London zusammen mit Freunden und Verwandten „The Orthopaedic Institution", welche später zum „Royal Orthopaedic Hospital" in London-Stanmore wurde.

Im Laufe der Jahre erkannte Little jedoch die Nachteile der Tenotomie. Laut Keith (1919) sagte er 1876 aus, dass sie nicht nur ein Vorteil, sondern auch ein Fluch sei. Er erkannte, dass Sehnendurchtrennungen oft katastrophale Folgen nach sich ziehen. Er fand, dass nur koordinierte Langzeitbehandlungen, Tag für Tag wiederholt, sowohl die Form wie die Funktion

verformter Bewegungsorgane wiederherstellen können. Die dynamische
Funktion darf nicht der statischen Form geopfert werden.

18.2   Theoretische Grundlagen

Bei Kindern mit spastischen Zerebralparesen entwickeln sich als Folge der
neuromuskulären Funktionsstörung und ihrer Beeinflussung von Wachstumsvorgängen an den bei der Geburt normalen Muskeln, bindegewebigen
Faszien und Knochen regelmäßig strukturelle Veränderungen unterschiedlichen Grades. Das Grundleiden beeinträchtigt die Erfüllung funktioneller
Aufgaben der zentralen Steuerung der Bewegungsorgane. Oft sind die Ziele
der Steuerung nur unter Inanspruchnahme von Kompensationsmöglichkeiten erreichbar, welche zu abnormen Bewegungsabläufen führen. Ein Beispiel ist der Spitzfußgang, begleitet von verstärkter Hüft- und Kniebeugung
in der Standphase der Schritte. Grundsätzlich wird optimale Funktion
durch anhaltendes sensomotorisches Üben, ergänzt durch systematische
Pflege von Muskeln, Gelenken und Bändern ähnlich jener im Sport erreicht. Krankengymnastische Früh- und Langzeitbehandlung, Ergotherapie,
geeignete Lagerung und Orthesen dienen diesen Zwecken. Sie können auch
strukturelle Veränderungen verhüten oder eindämmen. Wenn einmal entstanden, lassen sich starke Muskelverkürzungen und Skelettverformungen
aber damit allein nur schwer beheben. Diese sekundären strukturellen
Folgeerscheinungen beeinträchtigen Körperform und Bewegungsfunktionen
oft stärker als die neuromuskuläre Funktionsstörung an sich. Sie lassen
sich durch orthopädisch-chirurgische Maßnahmen zur richtigen Zeit unter
günstigen Umständen teilweise ausgleichen. Im Zusammenspiel mit fortgesetzter Übungsbehandlung und den natürlichen Kompensationsfähigkei-
ten der plastischen neuromuskulären Organe der Patienten können so häufig allgemeines Erwarten übertreffende funktionelle Fähigkeiten bei Jugendlichen und im Erwachsenenalter erreicht werden.

Der *Indikationsstellung*, der Frage, welche Operation wo, wie und wann
durchgeführt werden soll, kommt dabei große Bedeutung zu (Baumann
1996).

Im Gegensatz zu vielen anderen Behandlungsmethoden bei Kindern mit
zerebralen Bewegungsstörungen steht die Wirksamkeit orthopädisch-chirurgischer Eingriffe außer Zweifel. Je wirksamer eine Behandlung, desto
kleiner ist aber auch ihre Fehlertoleranz. Unerwünschte Nebenwirkungen
sind bei besonders wirksamen therapeutischen Maßnahmen regelmäßig zu
berücksichtigen. Wahl-Operationen an den sich über viele Jahre von normaler Ausgangslage entwickelnden Veränderungen bei Kindern mit neuromuskulären Störungen sind sorgfältig zu hinterfragen. Schäden als Folge

ungünstiger oder zur Unzeit durchgeführter Eingriffe sind häufig nicht wieder gut zu machen.

18.3 Zielsetzung orthopädischer Chirurgie

Die Resultate orthopädischer Operationen können enttäuschen, wenn sie nicht in engem Zusammenwirken mit anderen Behandlungsmethoden geplant werden. Im Rahmen einer koordinierten Behandlung mit Bewegungsübungen, manualmedizinischen Methoden, physikalischer Therapie und orthopädischen Hilfsmitteln lassen sich verschiedene Operationsziele anstreben. Sie sollten bewusst voneinander unterschieden werden, obschon sie sich oft überschneiden. Dazu gehören:
- die funktionelle Verbesserung der Statik beim Sitzen und Stehen,
- die funktionelle Verbesserung der Bewegungsabläufe,
- Verbesserung des Aussehens (Kosmetik),
- das Beheben chronischer Schmerzen.

Im Folgenden wird schwerpunktmäßig nur zu den ersten beiden Operationszielen Stellung bezogen.

Funktionelle Verbesserung der Statik beim Sitzen und Stehen

Skoliosen

Skoliosenoperationen zur Korrektur von Verformungen der Wirbelsäule bei Patienten mit Zerebralparesen streben als Hauptziel die Verbesserung der Statik an. Sowohl bei Lähmungserkrankungen als auch bei schweren zerebralen Bewegungsstörungen mit spastischer Komponente entwickeln sich im Laufe der Wachstumsjahre häufig Verkrümmungen der Wirbelsäule. Sie lassen sich operativ mit Metallstäben und verankernden Schrauben korrigieren, langfristig jedoch bis heute meistens nur durch Verblockung der einzelnen Wirbel im betroffenen Abschnitt erhalten (Dubousset 1994). Bei neurogenen Skoliosen von Patienten mit Zerebralparesen, Muskeldystrophien und Myelomeningozelen liegt die Hauptkrümmung in der Regel am thorakolumbalen Übergang oder in der Lendenwirbelsäule. Oft ist auch das Kreuzbein mit dem Becken in die Krümmung eingeschlossen, sodass ein Beckenschiefstand entsteht. Dies erschwert die aufrechte Haltung beim Sitzen und Stehen weiter. Bei der Skolioseoperation werden in diesem Fall

oft Wirbelsäule und Becken fest miteinander verblockt. Die für Gleichgewichtsreaktionen und Rumpfbeweglichkeit entscheidend wichtige Lendenwirbelsäule fällt dadurch als anpassungsfähiges Körpersegment weg. Erwachsene Patienten empfinden den Verlust an Beweglichkeit oft wichtiger
als die Vorteile, welche Aufrichtung und Stabilisierung mit größerer
Körperlänge und die Befreiung vom Tragen einer Rumpforthese bringen.

Wenn die Brustwirbelsäule nur geringgradig verkrümmt ist, dann wird
auch die Herz-Lungen-Funktion durch die Skoliose nicht wesentlich beeinträchtigt.

Die unmittelbaren Gefahren von Skoliosenoperationen umfassen, wie bei
jedem chirurgischen Eingriff, Komplikationen während oder nach dem
Eingriff. Die bei spastischen Zerebralparesen auftretenden hohen Muskel-
kräfte von Jugendlichen können die Verankerung der Metallimplantate im
Knochengewebe gelegentlich gefährden. Die Verankerungen sind aber heutzutage so stabil geworden, dass auf lange Bettruhe in der Regel verzichtet
werden kann, so dass die Kinder bald nach dem Eingriff wieder im Rollstuhl sitzen können.

Die Erfahrungen mit Skoliosen bei neuromuskulären Erkrankungen, bei
direkten Schäden an einzelnen Muskeln, geben weiteren Einblick in funktionelle Folgen der stets nur teilweisen Aufrichtung und Spondylodese.
Auch bei Muskeldystrophien drohen Skoliosen mit überwiegend thorako-
lumbaler Hauptkrümmung. Selbst beim häufigen Duchenne-Typ der Muskeldystrophie bleiben jedoch viele Patienten von skoliotischen Verformungen verschont. Einer prophylaktischen routinemäßigen Skoliosenoperation
im Alter um 12 Jahre, wie sie bisweilen befürwortet wird, sind schon aus
diesem Grunde Vorbehalte entgegenzubringen. Erwachsene mit den typischen Lumbalskoliosen der Myopathie und entsprechendem Beckenschiefstand im Sitzen sind regelmäßig gehunfähig. Der Aktionsradius ihrer Arme
wird durch die Restbeweglichkeit der Lendenwirbelsäule vorteilhaft unterstützt. Sie wünschen sich selbst meist keine Korrektur mit Versteifung.

Auch bei Skoliosenoperationen im Zusammenhang mit Myelomeningozelen ist Vorsicht geboten. Die Gefahr von Druckgeschwüren über dem
konvexseitigen Sitzbeinhöcker wird durch die Teilkorrektur der lumbalen
Hauptkrümmung und die Verminderung der Möglichkeit zu Stellungsveränderungen des Gesäßes größer als bei stark seitlicher Auflage an Oberschenkel und Becken und erhaltener Restbeweglichkeit.

Hüftgelenkluxation

Eine stabile Rumpfhaltung im Sitzen wird auch durch einseitige Hüftluxation stark erschwert. Die Wiederherstellung funktionsfähiger Hüftgelenke

ist deshalb selbst für gehunfähige Patienten von hoher Bedeutung (Baumann 1986). Muskel-Sehnen-Durchtrennungen und die operative Entfernung von Femurkopf und Schenkelhals führen lediglich zu weiterer Destabilisierung und lösen weder das Problem häufig aufkommender Schmerzen noch jenes der Biomechanik.

Periphere Gelenke

Gelenkversteifungen an Hüft-, Knie- und Sprunggelenken erkaufen Stabilität mit nur ausnahmsweise verantwortbaren Einbußen an Beweglichkeit. Bei Zerebralparesen lassen sie sich fast immer vermeiden.

Funktionelle Verbesserung der Bewegungsabläufe, der Dynamik

Weil die Bewegungsorgane, das Skelett-Muskel-Sehnen-System, bei Zerebralparesen und den meisten neuromuskulären Erkrankungen z. Z. der Geburt normal angelegt und geformt sind, muss es erste Aufgabe sein, durch Bewegungsübungen und sensomotorisches Training die in ihrer Bewegungsfähigkeit behinderten Kinder zu unterstützen. Dadurch können sich die Bewegungssteuerung, die Muskelkraft sowie die Belastung, Form und Funktion von Muskeln und Skelett bestmöglich und altersgemäß entwickeln. Die Qualität und Intensität der krankengymnastischen Frühbehandlung ist von entscheidender Bedeutung für die Eindämmung operationsbedürftiger Verformungen.

Muskelverkürzungen und Gelenkinstabilität entwickeln sich unter dem Einfluss des Wachstums. Unter abnormen Belastungsverhältnissen bilden sich diese Verformungen umso rascher, je höher die *Wachstumsgeschwindigkeit* (Abb. 18.1) ist (Joss 1986). Sie ist in den ersten Lebensmonaten am höchsten, nimmt exponentiell bis zum Ende des 3. Lebensjahres ab und bleibt dann mehr oder weniger stabil bis zum Einsetzen des präpubertalen Wachstumsschubes. Dieser Wachstumsschub vor Eintreten der Geschlechtsreife bringt erneut eine mehrjährige Zeitspanne starker Gefährdung durch Verformungen und Muskelverkürzungen mit sich. Zuvor erreichte Behandlungsresultate, insbesondere auch Operationsergebnisse, verschlechtern sich regelmäßig ohne den Einsatz intensiver Bewegungsübungen, bisweilen unterstützt durch die Benützung von Orthesen zur Gewährleistung einer sicheren Basis für Gleichgewichtsreaktionen. Während des präpubertalen Wachstumsschubes bestehen aber auch Möglichkeiten für Verbesserungen der Gelenkkongruität der Hüften sowie der Skelettform und Gelenkstabilität im Fuß- und Kniebereich.

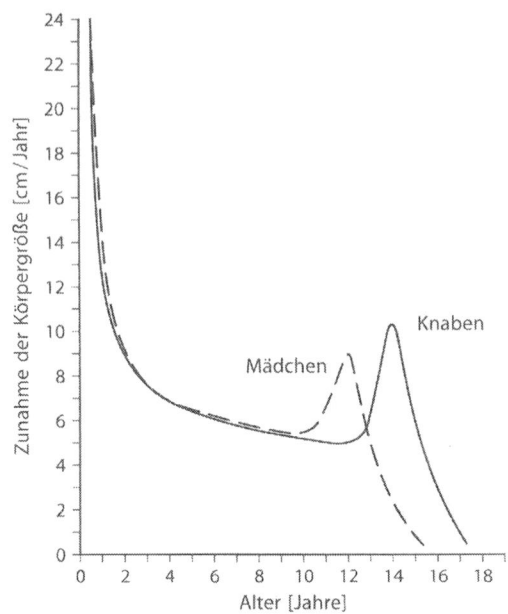

Abb. 18.1. Wachstumsgeschwindigkeit der Körperlänge. (Aus Joss 1986)

Neuromuskuläre Störungen lösen von sich aus, besonders aber im Zusammenwirken mit Wachstumsvorgängen, Veränderungen unterschiedlicher Art an Knochen-, Muskel- und Sehnengewebe aus. Ein Eingreifen in die Dynamik dieser Verformungen durch chirurgische Operationen muss deshalb sehr sorgfältig und altersabhängig erwogen und wo nötig ausgeführt werden.

Eine „Politik der verbrannten Erde" unter Zerstörung sensomotorischer Muskelaktivität durch Sehnenablösungen ist bei Schädigung der Bewegungssteuerung im Gehirn ebenso widersinnig wie die Beeinträchtigung der sensorischen Rückkopplung durch rein mechanisch geplante Sehnenverlagerungen. Es besteht ein großer Unterschied zwischen der fokalen Lähmung einzelner Muskeln, beispielsweise durch Poliomyelitis, und global beeinträchtigter aufgabengerichteter zentraler Steuerung der Bewegungen bei zerebralen Bewegungsstörungen (Damasio 1994).

Operative Eingriffe am Skelett sollen zu einer funktionellen Verbesserung des Bewegungsablaufes führen. Dadurch können die Folgen abnormaler und unausgeglichener Muskeltätigkeit auf die Knochenform und die Gelenkführung wieder ausgeglichen werden. Weil sich diese Verformungen aber von einem Normalzustand ausgehend durch Wachstumsvorgänge fortlaufend entwickeln, sollte die Wiederherstellung der Normalform – wenn möglich – erst im fortgeschrittenen Wachstumsalter erfolgen. Der Rückgewinn normaler Skelettform kann die von der Natur ursprünglich auf solche

Normalform programmierte Bewegungssteuerung erleichtern. Die Rückschulung auf die normale Skelettform verlangt aber intensive postoperative Behandlung mit physiotherapeutischen Methoden einschließlich medizinischer Trainingstherapie.

Chirurgische Eingriffe an Muskeln und Sehnen

Angesichts des Ziels einer funktionellen Verbesserung sind im Gegensatz zur Rekonstruktion des Skelettes chirurgische Eingriffe an Muskeln und Sehnen mit ihren zahlreichen Sinnesorganen und ihrer hohen plastischen Anpassungsfähigkeit grundsätzlich zu hinterfragen. Stark beanspruchte Muskeln zeigen auch unter sportlicher Belastung (Weber u. Baumann 1988; Martin 1990) bei Balletttänzern und Zirkusartisten starke Tendenz, sich zu verkürzen; sie benötigen regelmäßige Dehnübungen (Stretching). Dieses kann allerdings auch übertrieben werden und hat dann nachteilige Folgen auf die Stabilität zugehöriger Gelenke. Überbeanspruchte Muskeln, nicht aber die Sehnen, verkürzen sich auch bei zerebralen Bewegungsstörungen und Lähmungserkrankungen. Ihre Gegenspieler, die antagonistischen Muskeln, werden dabei überdehnt. Das Gleichgewicht der Kräfte zerfällt. Äußere Hilfe wird notwendig. Zusätzlich verstärkt das Skelettwachstum solche mit Überbelastung zusammenhängenden Muskelverkürzungen, und bei Kindern mit spastischen Zerebralparesen entstehen oft große Behandlungsprobleme wegen Muskelkontrakturen. Sie betreffen vorwiegend zwei- und mehrgelenkige Muskeln wie den M. gastrocnemius und die ischiokrurale Gruppe, den M. rectus femoris und M. iliopsoas. Muskeln, welche überwiegend exzentrisch arbeiten, z. B. der M. semitendinosus, sind für Verkürzungen besonders anfällig. Chirurgische Eingriffe zur Verlängerung von Muskeln, vor allem im Bereich der intramuskulären Bindegewebs-Sehnen-Strukturen, sind deshalb gelegentlich notwendig und können die Funktion in vielen Fällen erheblich verbessern.

Chirurgische Eingriffe am Skelett, an Knochen und Gelenken

Die Knochen von Kindern wachsen nicht nur in die Länge. Sie werden auch dicker und ändern ihre Form unter dem Einfluss von Haltung und Bewegung. Ausmaß und Richtung der Wirkung von Muskelkräften und ihren Gegenkräften in der Umwelt prägen neben den Gesetzen des Wachstums die Entwicklung ihrer Form. Je höher die Wachstumsgeschwindigkeit, umso rascher und stärker geschieht dies. Eine wesentliche Ursache des typischen Einwärtsgangs bei spastischer Di- und Tetraparese besteht in der gegenüber der Norm zunehmend verstärkten Femurantetorsion. Bei der Geburt besteht eine normale Verdrehung um die Längsachse des Oberschenkelknochens, welche in einer Innendrehung der Knieachse gegenüber einer durch Schenkelhals und Schenkelschaftachse gelegten Ebene um 35° beträgt. Bei frontaler Einstellung der Knieachse ist damit der Schenkelhals um 35° nach vorne gerichtet, er steht in Antetorsion zur Knieachse. Diese Antetorsion bildet sich in der Regel bis zum Wachstumsende auf 12–15° zurück (Lang u. Wachsmuth 1972). Die typische Zunahme der Femurtorsion bei spastischer Zerebralparese im Laufe des Wachstums auf 50–80° verursacht den Einwärtsgang der Knie und das zwangsläufige Überkreuzen der Beine bei Hüftbeugung. Für den unvoreingenommenen Betrachter besteht der Eindruck, die Innendrehung erfolge im Hüftgelenk. Dies trifft aber nicht zu. Der Oberschenkel ist im Femurknochen unterhalb des Hüftgelenkes mit der Knieachse nach innen verdreht. Der Schenkelhals und Hüftgelenkskopf stehen bei innengedrehtem Knie normal zu Gelenkpfanne und Becken. Wohlgemeinte, aber falsche Außendrehung von Oberschenkel und Knie drehen den Gelenkkopf nach außen, oft sogar aus der Gelenkpfanne und fördern ein Ausrenken (Luxieren) des Gelenks. Eine knöcherne operative Korrektur ist deshalb bei Patienten mit zerebraler Bewegungsstörung oft wichtig. In günstigen Fällen ist unter dem Einfluss von Übungen, z.B. Roller-Skating im präpubertalen Wachstumsschub, aber auch eine Rückbildung der Antetorsion möglich.

Die neurogene Hüftluxation bei spastischen Zerebralparesen lässt sich durch eine gleichzeitige, gut ausgeführte operative knöcherne Umstellung an Oberschenkel und Becken/Gelenkpfanne fast immer befriedigend und anhaltend korrigieren.

18.4   Praktisches Vorgehen

Was wird korrigiert?

Grundsätzlich sollen auch die wirklich operationsbedürftigen sekundären Verformungen der Bewegungsorgane bei Zerebralparesen am Ort ihres Auftretens korrigiert werden. Funktionsstörende Muskelverkürzungen werden deshalb mit Vorteilen für die Muskelfunktion durch fraktionierte intramuskuläre Einschnitte in die aponeurotischen Faszien verlängert, möglichst nicht im peripheren Sehnengewebe (Scherb 1935; Tachdjian 1990; Baumann u. Koch 1992). Die verstärkte Verdrehung des Femurschafts, erkennbar an der Femurantetorsion, lässt ihre Quelle nur schwer orten. Korrektur und Heilungsvorgänge sind bei der intertrochanteren, hüftnahen Operation aber am besten, Komplikationen von Seiten der Blutgefäße und Nerven treten selten auf. Überlastungs- und Druckschäden an der Hüftgelenkspfanne werden am besten durch geeignete Osteotomie am Becken unter Erhaltung der knorpeligen Gelenkschicht repariert.

Orthopädische Operationen sind geeignet, strukturelle Veränderungen auszugleichen. Große Zurückhaltung ist dagegen gegenüber orthopädisch-chirurgischen Versuchen zur Beeinflussung dynamischer Störungen der Bewegungssteuerung bei normaler passiver Beweglichkeit von Muskeln und Gelenken geboten.

Frühkindliche Hirnschädigungen verursachen komplexe sensorische und motorische Funktionsstörungen. Jede Operationswirkung am primär normalen, sekundär veränderten Skelett-Muskel-Sehnen-System muss deshalb nicht nur vom Standpunkt der Motorik, sondern auch der sensorischen Auswirkungen betrachtet werden (Dietz 1999). Muskeln sind sensomotorische, gegenüber grober Schädigung sensible, aber plastische Organe. Ihre Elastizität und Kontraktilität muss erhalten bleiben. Die Muskelspannung spastischer Patienten hängt stark von äußeren Umständen und dem Trainingszustand ab, sie lässt sich durch Muskelverlängerungen nur kurzzeitig, durch Sehnenverlagerungen dagegen kaum je vermindern. Sehnenverlagerungen beeinträchtigen das gestörte neuromuskuläre Rückkopplungs-("feed-back") System in starkem Maße zusätzlich und haben deshalb über die rein mechanischen Einflüsse hinaus gehende Wirkungen unerwünschter Art. Die völlige Ablösung von Muskeln und Sehnen zerstört nicht nur einen Motor, sondern auch ein sensorisches Rückmeldesystem und wirkt verstümmelnd. Wo die Verlängerung strukturell verkürzter, kontrakter Muskeln zur Erreichung befriedigender Steh- und Gehfähigkeit notwendig ist, bewährt sich die intramuskuläre, fraktionierte Verlängerung des aponeurotischen intramuskulären Sehnengewebes besser als die Verlängerung peripherer Sehnen, weil diese zu verstärkter Schrumpfung des Muskels, mit hohen Verlusten an Kontraktilität und Kraft, sowie Elastizität führt.

Wenn eine Operation zur Erhaltung oder Verbesserung der Funktion unerlässlich ist, stellt die Wiederherstellung normaler Skelettform eine besser verträgliche Maßnahme dar als Eingriffe am empfindlichen sensomotorischen Muskel-Sehnen-System.

Wann wird korrigiert?

Die anzugehenden Verformungen entwickeln sich in enger Beziehung zum Wachstum und zur Wachstumsgeschwindigkeit (Bonnel et al. 1984). Bei hoher Wachstumsgeschwindigkeit sind die Wachstumsfugen der Knochenepiphysen aufgelockert, sie reagieren besonders empfindlich auf Kraftwirkungen. Das Wachstum der Muskeln hat Tendenz, besonders stark hinter den sich rasch verlängernden Skelettanteilen zurück zu bleiben. Deshalb ist während des präpubertalen Wachstumsschubes die Neigung zu Rückfällen nach Operationen groß. Es besteht dann aber auch die Möglichkeit zur Beeinflussung der Richtung des Skelettwachstums durch Übungsbehandlung, Orthesen oder Auswirkungen von Operationen. Das optimale Alter für operative Eingriffe muss wegen der Einflüsse des Wachstums sorgfältig gewählt werden.

Eine Wiederholung derselben Operation kumuliert die unvermeidlichen ungünstigen Nebenwirkungen jeder Operation, z. B. Narbenbildung, Narbenschrumpfung und Elastizitätsverlust von Muskeln und Bindegewebe. Für eine Operation mit bestmöglichem Behandlungsergebnis besteht oft nur eine einmalige optimale Gelegenheit, das Richtige gut auszuführen. Der Zeitpunkt von orthopädisch-chirurgischen Eingriffen ist auch deshalb wichtig.

Ein gutes Operationsergebnis hängt wesentlich von der Nachbehandlung ab. Die Nachbehandlung durch Bewegungsübungen nach größeren operativen Eingriffen fällt bezüglich Zeitaufwand und sozialen Kosten meistens wesentlich stärker ins Gewicht als die Operation selbst. Ein vorläufiges technisches Ergebnis lässt sich in der Regel erst nach einem Jahr beurteilen, ein provisorisches Endergebnis im frühen Erwachsenenalter, nach Wachstumsabschluss. Ein im Leben der Familie des Patienten und seiner Familie günstiger Zeitabschnitt für Operation und Nachbehandlung muss ausgewählt werden. Das Alter des Patienten und der Zeitpunkt der Operation sind deshalb auch aus psychosozialen Gründen wichtig.

Nach Skelettoperationen sollte das Knochengewebe eine optimale Anpassungsfähigkeit an neue biomechanische Belastung aufweisen, ohne dass genügend Zeit für einen wesentlichen Rückfall in die korrigierte Fehlform verbleibt. Ein günstiges Alter für Skelettkorrekturen liegt deshalb bei *Mädchen* um *8–12 Jahre*, bei *Knaben* um *8–14 Jahre*. Je nach Umständen muss bisweilen ein anderer Zeitpunkt gewählt werden.

Eine fortgeschrittene neurogene Hüftsubluxation oder Luxation kann einen früheren Eingriff erforderlich machen. Nur selten ist dies aber vor dem 4. Altersjahr notwendig. Subluxierte Hüftgelenke lassen sich häufig mit teilbeweglichen dynamischen Rumpf-Hüft-Orthesen unter Innenrotation und Beugung in Hüft- und Kniegelenken bei günstigen Kongruenzverhältnissen erhalten, um Zeit zu gewinnen, ohne Patienten und Angehörige über Gebühr zu belasten. Bisweilen kann damit auch eine gute Erholung der Gelenkpfanne erreicht werden.

Wo wird operiert?

Fuß- und Unterschenkel

Stabile und gleichzeitig mobile Füße sind Voraussetzung für das Erlernen des Stehens und Gehens und zu deren langfristiger Gewährleistung. Sowohl zur Kraftübertragung des Körpers auf den Boden, wie als Sensor für Gleichgewichtsreaktionen und Gehbewegungen ist gute Fußfunktion sehr wichtig (Horak et al. 1997; Runge et al. 1999).

Die Fußform von Kindern mit zerebralen Bewegungsstörungen ist bei Geburt regelmäßig normal. Verformungen entwickeln sich sekundär, im Laufe von Monaten und Jahren. Ähnlich verhält es sich bei den meisten Myopathien und vielen anderen neuromuskulären Erkrankungen. Die Erhaltung der normalen Form und Funktion steht zunächst im Vordergrund.

Rechtzeitig begonnene und systematisch fortgesetzte konservative Behandlung zur Eindämmung von Muskelverkürzungen und Fußverformungen haben sich uns mit seltenen Ausnahmen erfolgreich erwiesen (Baumann 1998). Assistierte aktive Bewegungsübungen, die Muskelspannung ausgleichende Maßnahmen der Manualmedizin, Reflexstimulation, Reflexhemmung durch Kunststoffverbände mit totalem Sohlenkontakt, Vibrationsmethoden, Massagen und aufgabengerechten Fuß-Sprunggelenk-Orthesen sowie geeignete Schuhe sind in ihrem Zusammenwirken oder einzeln wirkungsvoll. Operationen an Fuß und Unterschenkel mit ihren Nachteilen für die Kraftwirkung der Muskulatur, die Gleichgewichtsreaktionen und die Blutzirkulation können damit in den meisten Fällen auch langfristig vermieden werden (Dimeglio u. Presedo 1998).

Skelettoperationen

Skelettoperationen am Fuß sollten die Beweglichkeit im oberen und unteren Sprunggelenk erhalten, um dynamische Gleichgewichtsreaktionen zu erlauben. Skelettkorrekturen werden vor allem beim neurogenen Hohl-/Klumpfuß, pes varus adductus mit Vorfußpronation, gelegentlich notwendig. Die valgisierende Osteotomie des Tuber calcanei nach Dwyer (Baumann 1970) kann sowohl die Rückfußverformung wie die Zugrichtung der Achillessehne normalisieren. Wo zudem eine erhebliche Plantarflexion des ersten Mittelfußknochens besteht, muss diese durch eine Metatarsaleosteotomie zusätzlich korrigiert werden, um ein normales Abrollen des Fußes von der Ferse zu den Zehen hin zu gestatten. Es handelt sich um zwei kleine Maßnahmen, welche die Gelenkbeweglichkeit erhalten und die Feedback-Information von der Fußsohle her verbessern. Ob sie wirklich notwendig sind, kann meist am besten gegen das Ende des Wachstumsalters unter Berücksichtigung der Wünsche des Patienten selbst entschieden werden.

Skelettkorrekturen wegen Knick-/Senkfuß mit Vorfußabduktion, wie z. B. der Eingriff zur Verlängerung des lateralen Rückfußes nach Evans, hat der Autor nur als seltene Ausnahme für notwendig erachtet. Eine rechtzeitige gute Schuh- oder Orthesenversorgung kann Knickfußoperationen bei Zerebralparesen meistens vermeiden.

Im Zusammenhang mit starkem Einwärtsgang aus den Hüftgelenken und mangelhafter Stabilisierung der Fußbelastung kann sich eine Verstärkung der Tibiatorsion nach außen von normalen 20° auf 30–40° gegen Ende des Wachstumsalters entwickeln. Durch eine supramalleoläre Torsionsosteomie lässt sie sich bei Bedarf ausgleichen. Abnormale Torsion im Unterschenkel kann auch die Belastung von Knie- und Hüftgelenken ungünstig beeinflussen, besitzt aber eine erhebliche natürliche Schwankungsbreite von Mensch zu Mensch. Oft wird die Aussentorsion unterhalb des Knies nur durch die Verformung des Fußes unter Belastung mit Abduktion des Vorfußes vorgetäuscht und lässt sich durch Schuhkorrekturen oder Orthesen leicht beheben.

Muskel-/Sehnenverlängerungen

Muskel-/Sehnenverlängerungen an Fuß und Unterschenkel, insbesondere Spitzfußoperationen sind bei guter aktiv-konservativer Behandlung nur selten erforderlich. Wenn sie nötig werden, sollten sie die Muskelkraft möglichst wenig beeinträchtigen, weil bei gefähigen Kindern die für den Antrieb der Schritte verantwortlichen Muskeln strukturellen Verkürzungen am stärksten unterworfen sind und dann verlängert werden können. Besonders bewährt hat sich die aponeurotische Verlängerung durch multiple Spaltung der intramuskulären Sehne des M. tibialis posterior, die vorwiegend beim Sichelfuß von Hemiparesepatienten angezeigt sein kann (Majestro et al. 1971).

Die Verlängerung der Wadenmuskulatur, insbesondere des M. gastrocnemius, kann zur Bildung eines Hohlfußes führen, wenn sie früh im Wachstumsalter erfolgt. Die Methode der aponeurotischen Verlängerung der dorsalen Faszie des Gastrocnemius, soweit notwendig verbunden mit entsprechendem Vorgehen am M. soleus, hat sich beim neurogenen Spitzfuß gut bewährt (Baumann u. Koch 1992), weil sich der mediale und der laterale Gastrocnemiusanteil sowie der M. soleus getrennt und individuell dosiert verlängern lassen, ohne dass die Muskelkraft stark beeinträchtigt wird.

Operationen zur Beeinflussung von Stellung, Haltung und Bewegungen der Knie

Kokontraktionen von Kniebeugern und -streckern, möglicherweise auch die Schwierigkeit der Steuerung gleichzeitig in Hüft- und Kniegelenk verursachter Bewegungen durch die zweigelenkige ischiokrurale Muskulatur, führen bei spastischer Diplegie und bei Tetraparesen oft zu Überbelastung und zu kompensatorischer struktureller Verkürzung dieser Muskelgruppe. Sie umfasst medial den M. semimembranosus und M. semitendinosus sowie M. gracilis. Lateral ist nur der lange Kopf des M. biceps femoris zweigelenkig. Er ist wie der M. semimembranosus während der Standphase aktiv, der kurze Kopf dagegen, wie der Semitendinosus, vorwiegend in der Schwungphase der Schritte.

Strukturelle Verkürzungen der ischiokruralen Muskelgruppe finden sich auch bei intensivem Sport, so bei Radrennfahrern und Fußballspielern (Weber u. Baumann 1988). Sie verbessern die Kniegelenkstabilität bei Verletzungen des vorderen Kreuzbands im Kniegelenk, einem typischen Schaden von Fußballspielern. Paradoxerweise ist aber die Kombination eines Kniestreckausfalles bei rechtwinklig gebeugter Hüfte von 60–70° mit einer normalen Kniestreckung von 5° oder sogar der Überstreckbarkeit auf 10° bei gestrecktem Knie vereinbar. Mit Muskelverlängerungen ist dann besondere Vorsicht geboten.

Verkürzte ischiokrurale Muskeln, auch „lange Kniebeuger" genannt und zu den wichtigsten Hüftstreckmuskeln gehörend, finden sich in der Regel beim spastischen Kauergang (Abb. 18.2a) mit auf 40° und mehr verstärkter Kniebeugung in der Standphase der Schritte. Dies ist charakteristisch bei spastischer Diplegie mit primär schwacher Wadenmuskulatur oder bei Zustand nach Achillessehnenverlängerung, besonders wenn sie bei Kleinkindern oder im frühen Schulalter erfolgt ist. Ein leichter spastischer Spitzfußgang dagegen wirkt verhütend auf Kauergang. Die primäre Ursache des Kauergangs ist die Bewegungsstörung an sich, oft unterstützt durch Schwäche der Wadenmuskulatur und Verkürzung der Hüftbeugemuskeln.

Muskelverlängerung

Der einladende Gedanke zur operativen Verlängerung der ischiokruralen Muskelgruppe muss deshalb sorgfältig abgewogen und zeitlich geplant werden (Baumann et al. 1970). Wenn der Eingriff großzügig an der medialen und lateralen Muskelgruppe erfolgt, dann droht verstärkte Hüftbeugung mit Hohlkreuz beim Stehen und Gehen sowie mangelhafte Beugefähigkeit der Kniegelenke in der Schwungphase der Schritte. Es ist deshalb heute zur Regel geworden, nur die medialen ischiokruralen Muskeln zu verlän-

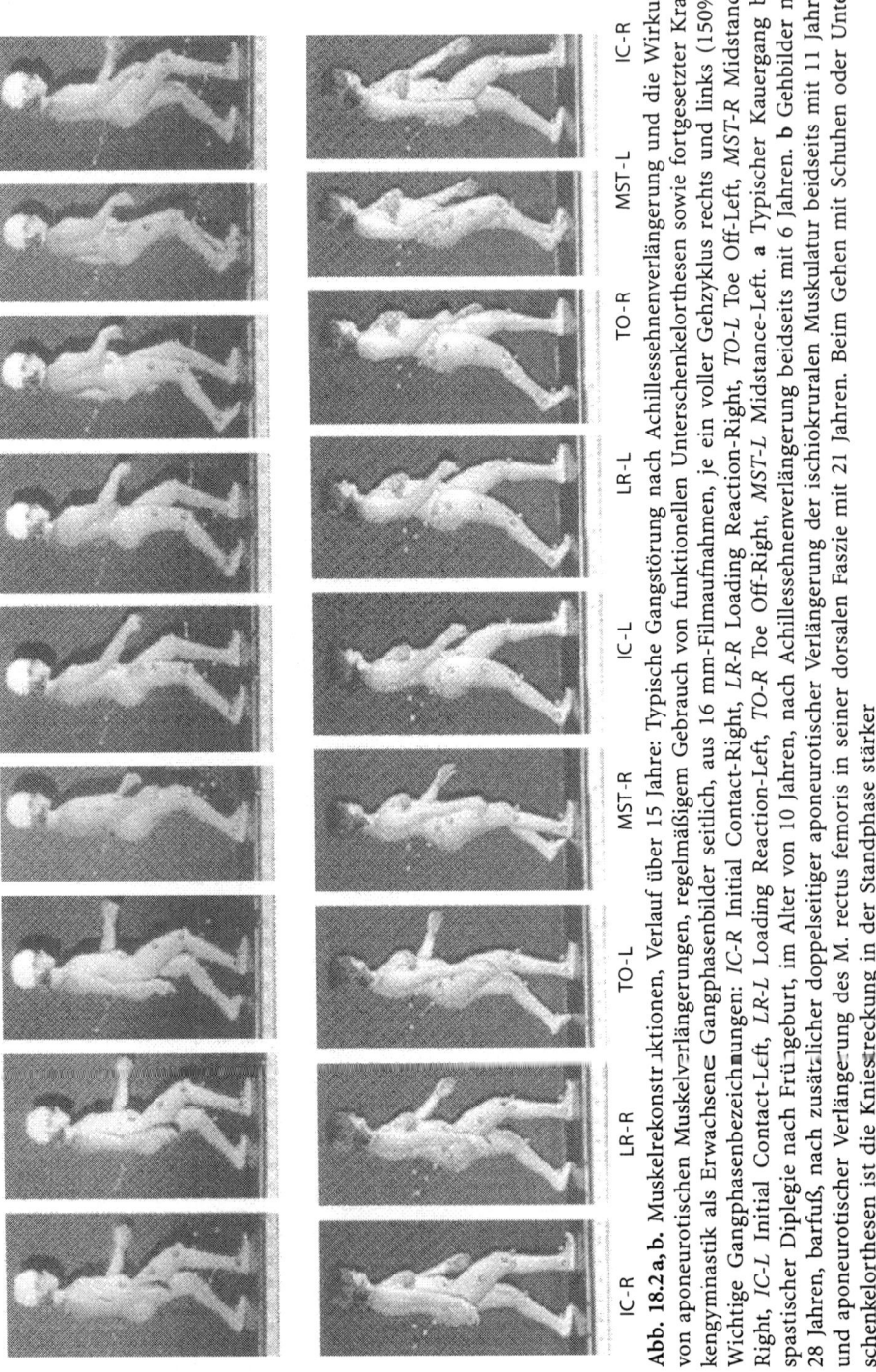

Abb. 18.2 a, b. Muskelrekonstruktionen, Verlauf über 15 Jahre: Typische Gangstörung nach Achillessehnenverlängerung und die Wirkung von aponeurotischen Muskelverlängerungen, regelmäßigem Gebrauch von funktionellen Unterschenkelorthesen sowie fortgesetzter Krankengymnastik als Erwachsene. Gangphasenbilder seitlich, aus 16 mm-Filmaufnahmen, je ein voller Gehzyklus rechts und links (150%). Wichtige Gangphasenbezeichnungen: *IC-R* Initial Contact-Right, *LR-R* Loading Reaction-Right, *TO-L* Toe Off-Left, *MST-R* Midstance-Right, *IC-L* Initial Contact-Left, *LR-L* Loading Reaction-Left, *TO-R* Toe Off-Right, *MST-L* Midstance-Left. **a** Typischer Kauergang bei spastischer Diplegie nach Frühgeburt, im Alter von 10 Jahren, nach Achillessehnenverlängerung beidseits mit 6 Jahren. **b** Gehbilder mit 28 Jahren, barfuß, nach zusätzlicher doppelseitiger aponeurotischer Verlängerung der ischiokruralen Muskulatur beidseits mit 11 Jahren und aponeurotischer Verlängerung des M. rectus femoris in seiner dorsalen Faszie mit 21 Jahren. Beim Gehen mit Schuhen oder Unterschenkelorthesen ist die Kniestreckung in der Standphase stärker

gern und den M. biceps femoris eher zu schonen. Die Nebenwirkung beeinträchtigter Kniebeugung beim Vorschwingen der Beine, welche das Stol-
pern fördert, soll die Verlagerung der distalen Sehne des M. rectus femoris
auf einen Kniebeugemuskel verringern. Ob dies wirksam ist, wird ange-
zweifelt (Riewald u. Delp 1997). Der Autor hat deshalb, wo erforderlich,
eine aponeurotische Verlängerung des M. rectus femoris durchgeführt
(s. Abb. 18.2b).

Wegen der starken Zunahme der Oberschenkellänge im präpubertalen
Wachstumsschub ist auch die Gefahr eines Rückfalls in starke Kauerstellung wegen erneuter relativer Verkürzung dieser Muskeln groß, wenn mit
der Verlängerung der ischiokruralen Muskeln nicht bis zum Alter von
12–13 Jahren bei Mädchen und 16 Jahren bei Knaben zugewartet wird. Für
den Patienten zählt sein Zustand im Erwachsenenalter, nicht ein vorüber-
gehender Wundererfolg im frühen Schulalter. Bisweilen entwickelt sich der
Kauergang mit Verkürzung der ischiokruralen Muskeln überhaupt erst
während dem präpubertalen Wachstumsschub.

In die Abwägung, ob eine Verlängerungsoperation der langen Kniebeu-
ger-Hüftstrecker durchgeführt werden soll oder nicht, kann auch die Erfahrung einbezogen werden, dass nach Abschluss des Wachstums mit aktiver
Unterstützung des Patienten und unter Einschluss von Methoden des Fit-
nesstrainings noch deutliche Verbesserungen erreicht werden können. Die
Plastizität und Lernfähigkeit von Nervensystem und Muskelsteuerung hält
in hoher Qualität im Erwachsenenalter viel länger an, als angenommen
worden ist. Weitere Angleichungen an ein normales Gangbild werden nach
Wachstumsabschluss und unter fortgesetzten Bewegungsübungen oft beobachtet.

Operationen zur Beeinflussung der Hüftgelenksfunktion

Skelett

Weitere Fortschritte in den Methoden zur Verhütung neurogener Hüftluxationen durch Optimierung von Lagerung, Bewegungsführung und Bewegungsübungen zeichnen sich ab.

Rekonstruktion hochgradig subluxierter und luxierter Hüftgelenke

Die Rekonstruktion hochgradig subluxierter oder vollständig luxierter
Hüftgelenke stellt ein wichtiges therapeutisches Angebot der orthopädischen Chirurgie für schwer betroffene Kinder mit spastischen Zerebralparesen dar. Bei sorgfältiger Ausführung des großen Eingriffes sind regelmäßig gute Ergebnisse in der geeigneten Altersgruppe zwischen 8 und ca.

16 Jahren erreichbar. Von Vorteil ist dabei eine weitgehend erhaltene Hüftmuskulatur, welche das wiederhergestellte Gelenk stabilisieren muss. Die Gefahr von Durchblutungsstörungen am Femurkopf muss bei der Operation beachtet und kann vermieden werden. Rückfälle in erneute Luxation haben wir selten, vor allem bei Frühoperationen um das 4. Altersjahr beobachtet. Mindestziel ist weitgehende Schmerzfreiheit und die Ermöglichung von Transferfunktionen mit Übernahme des Körpergewichts, sowie gute Sitzfähigkeit (Abb. 18.3 a–c).

Beim Vorgehen wird zunächst eine intertrochantere Femurosteomie zur Varisation, Derotation und Verkürzung des Femur vorgenommen. Anschließend kann eine offene Reposition des Femurkopfes in den Grund der primären Gelenkpfanne bei neurogener Luxation spannungsfrei erfolgen. Weil die Gelenkpfanne stets eine kopfbreite Gleitrinne aufweist, wird darauf bei uns zur Sicherung guter Gelenkform eine halbkugelförmige Osteotomie nach eigener Methode am Becken im Bereich des Pfannendaches durchgeführt. Nach Aufklappen dieser Osteotomie kann der zur Schaftver-

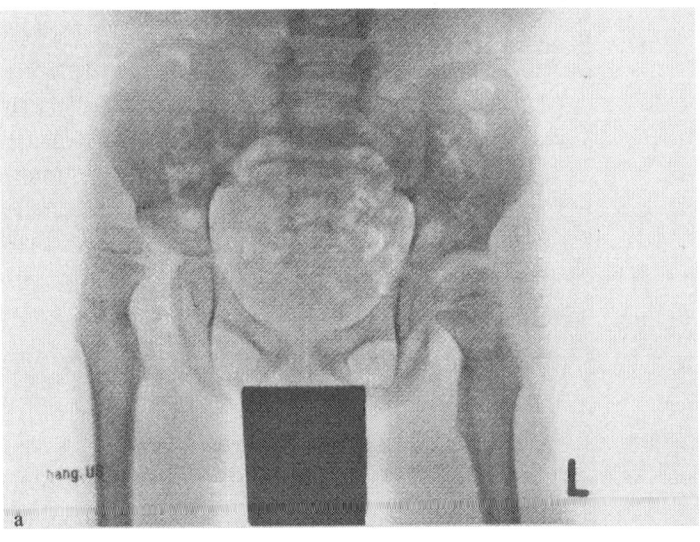

Abb. 18.3 a–c. Skelettrekonstruktion bei Hüftsubluxation wegen spastischer Zerebralparese, mit 10-Jahres-Ergebnis: **a** 7 1/2 jähriger Knabe, spastische Tetraparese, rechtsbetont, weitgehende neurogene Luxation des rechten Hüftgelenks, instabil bei Belastung, schmerzhaft. Normale Hüftgelenkszentrierung links. **b** Die Hüftgelenke mit 10 Jahren, 9 Monate nach intertrochanterer Derotations-Varisations-Osteotomie, offener Hüftgelenksreposition, sphärischer periazetabulärer Beckenosteotomie zur Gelenkpfannenrekonstruktion sowie antero-lateraler Verlagerung des Iliopsoas rechts. **c** Das Hüftröntgenbild mit 19 Jahren, 10 Jahre nach Hüftgelenkseinrenkung und Gelenkrekonstruktion, rechts, schmerzfrei, stabil belastbar. Kein chirurgisch-orthopädischer Eingriff links

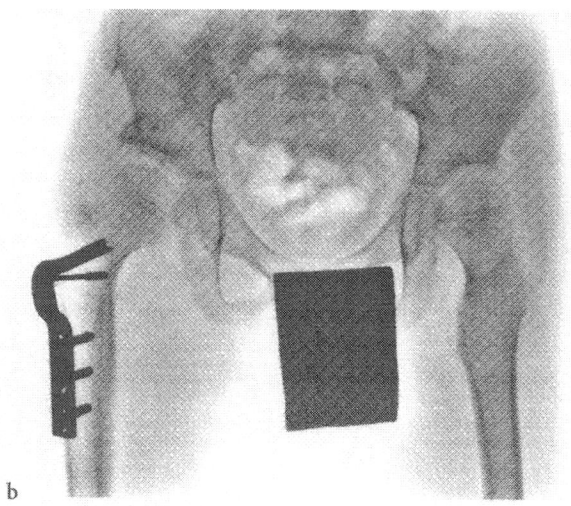

b

BILD = 01
MASK = 00

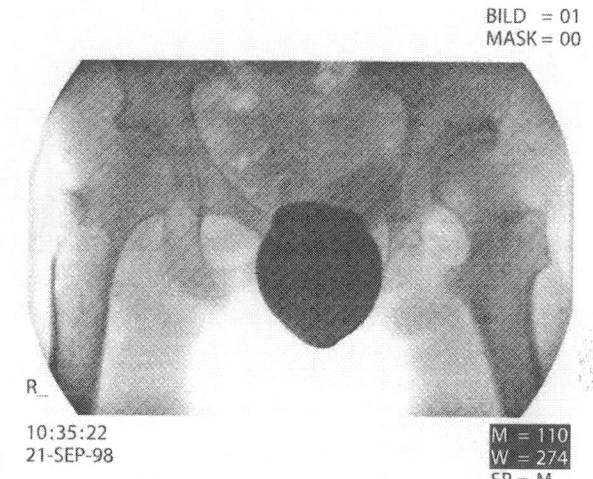

R

10:35:22
c 21-SEP-98

M = 110
W = 274
SP = M

kürzung aus dem Femur entnommene Knochenkeil eingesetzt und verankert werden, um ein gutes, knorpelbedecktes Pfannendach wiederherzustellen.

Wegen der Empfindlichkeit der Gelenkpfannenrekonstruktion wird eine Ruhigstellung im Fiberglasverband von 2–4 Wochen angeschlossen, dann mit unbelasteten Bewegungsübungen begonnen. Volle Belastung erfolgt erst nach 6–12 Wochen. Für mindestens 1 Jahr benützen wir eine unserer teilbeweglichen, dynamischen Rumpf-Hüft-Orthesen in 25° Abduktion und leichter Beugung bei neutraler transversaler Rotation im Hüftgelenk.

Intertrochantere Femurosteotomie mit Derotation und Varisation
beim Einwärtsgang

Spastische Überfunktion wichtiger Hüftgelenksstabilisatoren im Zusammenhang mit Kokontraktionen der Hüftmuskulatur verhindert die Rückbildung der normalen Femurtorsion. Die verstärkte Femurantetorsion ist
keine Hüftgelenksdeformität, sondern eine Verformung des Femur, des
Oberschenkelknochens, welche sich auf den Bewegungsablauf des ganzen
Beins auswirkt. Bei normaler transversaler Drehhaltung im Hüftgelenk
wird durch verstärkte Innentorsion im Femur die Knieachse aus der Fron-
talebene einwärts gedreht. Das Standardhüftröntgenbild in dieser Stellung
entspricht nicht der Funktionsstellung und gibt ein falsches, unnötig
schlechtes Bild der Realität. Wenn die Hüftgelenke beim Vorschwingen der
Beine gebeugt werden, dann müssen sich die Knie zwangsläufig überkreuzen. Die Korrektur dieses Einwärtsgangs lässt sich unter Erhaltung guter
Hüftgelenksstellung nur durch eine Drehosteotomie am Oberschenkel, am
besten in der Intertrochanterregion am oberen Femurende erreichen. Besondere Röntgenaufnahmen erlauben die Form des Femurs mit ausreichender Genauigkeit zu vermessen und in den drei Dimensionen des Raums zu
erfassen. Damit lassen sich die erforderlichen Korrekturwinkel am Femur
vor der Operation planen. Der Eingriff mit dem Vorgehen nach Müller ist
standardisiert (Müller et al. 1977). Es ist wichtig, eine Femurantetorsion
um 15–20° zu erhalten. Damit wird auch die Hüftmuskulatur teilweise entspannt. Intensive krankengymnastische Nachbehandlung unter Einschluss
der Förderung der Muskelkraft ist während mindestens 1 Jahr notwendig,
um zu erwartendes Pendelhinken wieder auszugleichen.

Operationen an Muskel-/Sehneneinheiten im Hüftgelenksbereich

Operationen an Muskeln und Sehnen im Hüftgelenksbereich gehören zu
den häufigsten Einsätzen der Orthopädischen Chirurgie bei Zerebralparesen. Ungünstige Ergebnisse sind leider recht häufig zu verzeichnen und
nur selten durch erneute Eingriffe wieder gut zu machen. Warum? Wohin
läuft der Trend?
Die große, für das Stehen und Gehen zentrale, Muskelgruppe, welche
die funktionelle Skeletteinheit von Hüftgelenken und Lendenwirbelsäule
bewegt und steuert, ist biomechanisch extrem komplex im anatomischen
Bau und in ihrer Aufgabenverteilung unter und sogar innerhalb der einzelnen Muskeln. Tonische Reflexe können bei spastischen zerebralen Bewegungsstörungen grobe undifferenzierte Muskelaktivität in einzelnen Teilen
dieser Muskelmasse verursachen, deren Intensität und Verteilung besonders von der Lage des Kinds im Schwerefeld, von seiner Auflagefläche und

der gegenseitigen Stellung der Körpersegmente gesteuert werden. Diese undifferenzierte Aktivität ist die zentrale Ursache der Fehlbelastung einzelner Körpersegmente mit ihren Muskeln und Skelettanteilen bei spastischer Zerebralparese. Operationen an einzelnen Muskeln sind grundsätzlich wenig geeignet, Störungen der aufgabengerichteten zentralen neuromuskulären Steuerung therapeutisch anzugehen. Ihre Auswirkungen können die sensomotorische Kontrolle des orchesterartigen Einsatzes dieser Muskeln bei den Bewegungen erschweren.

Dies steht im Gegensatz zum Skelettsystem, welches ein wenig beteiligtes Erfolgsorgan darstellt, dessen ursprünglich normale Form eine entscheidende Voraussetzung für die Wirkungsmöglichkeit der Motoren für die Bewegungen darstellt. Eine neurogene Hüftluxation verunmöglicht einen sinnvollen Einsatz von Muskelaktivität für Haltung und Bewegung von Körper und Beinen.

Soll man demnach Muskeln im Hüftbereich nie operieren? Strukturelle Muskelverkürzungen können den Bewegungsumfang der Hüftgelenke dermaßen einschränken, dass gewisse Funktionen weitgehend nicht mehr möglich sind und sehr ungünstige Gelenkbelastungen zusätzlich zu jenen durch ähnlich wirkende Fehlsteuerung der neuromuskulären Aktivität auftreten.

Wenn man diese Muskeln ablöst, ihre Sehnen durchtrennt, insbesondere wenn man, wie früher und heute noch mancherorts üblich, die Hüftadduktoren denerviert, dann wird die muskuläre Stabilisierung des Kugelgelenks weiter beeinträchtigt. Nach einer Wiederherstellung des Gelenks fehlt ihm die Stabilisierungsmöglichkeit.

Bei der Gelenkrekonstruktion wird der Oberschenkel leicht verkürzt, die Muskulatur damit entspannt. Vorgängige Muskel-Sehnen-Operationen, besonders wenn sie nicht in der Form dosierter intramuskulärer, aponeurotischer Verlängerung unter weitgehender Erhaltung der Muskelkraft erfolgten, beeinträchtigen die Erfolgsaussichten einer späteren Gelenkrekonstruktion.

Ebenso wichtig für die Hüftgelenksstabilität wie die Hüftabduktoren und -adduktoren ist der Hauptbeuger, der Iliopsoas. Über- und Unterlänge sind gleichermaßen gefährlich. Kein Muskel darf für sich allein beurteilt werden. Stets ist sein Platz im Team, im Orchester des Muskelspiels, das entscheidend Wichtige.

Auch Operationen am empfindlichsten Muskel der Gruppe, am M. glutaeus medius, werden im Sinne einer Verlagerung des Ansatzes am Oberschenkel vorgenommen. Bei leicht behinderten gehfähigen Kindern kann die Wirkung erfreulich gut sei. Nicht selten reißt der neu geschaffene Ansatz aber wegen der sehr großen hier einwirkenden Kräfte mit schlimmen Folgen für die Stabilisierungsfähigkeit von Hüftgelenk und Becken ab.

Bestmöglicher Erfolg, Aufwand und Risiko sollten in einem vernünftigen Verhältnis stehen. Weil dieses Verhältnis hier oft nicht stimmt, hüten sich viele vor diesem Eingriff.

Für den Chirurgen erscheinen Muskel-Sehnen-Operationen oft als Bagatellmaßnahmen, welche sich in der einfachsten Form in wenigen Minuten ausführen lassen. Für den Patienten sind die Folgen für die Lebensqualität nie bedeutungslos, manchmal günstig, nicht selten aber schlecht bis katastrophal, obschon viele Langzeiterfahrungen beschrieben worden sind, die heute noch gültig bleiben (Little 1862, 1876; Phelps 1967; Pollock 1955). Die Verantwortung des orthopädischen Chirurgen ist groß.

Operationen an Händen und Armen bei Zerebralparesen

Hände und Arme werden in höherem Maße als die Beine in ihren Bewegungen vom Willen gesteuert. Sie lassen sich auch durch den Willen besser beeinflussen. Tastsinn und Tiefensensibilität sind im Hand-/Armbereich – wenn möglich – noch bedeutsamer als an den unteren Extremitäten. Die Möglichkeiten von Übungsbehandlung und Training durch Physio- und Ergotherapie sowie der Schulung sind so gut, dass Operationen nur ausnahmsweise zusätzlichen funktionellen Nutzen bringen. Auch die Wirkung geeigneter und leichter Orthesen zur Unterstützung der Haltung des Handgelenks als Basis für gute Fingerfunktion sowie Lagerungsorthesen für die Nacht tragen oft zu den guten langfristigen Ergebnissen nichtoperativer Behandlung und Förderung der Handfunktion bei den verschiedenen Formen zerebraler Bewegungsstörungen bei.

18.5   Risikobewältigung in der Behandlung von Zerebralparesen

Die hohe Wirksamkeit orthopädisch-chirurgischer Maßnahmen bei Kindern mit zerebralen Bewegungsstörungen wird durch ein erhebliches Risiko dieser Behandlung erkauft.

Wie kann das Behandlungsrisiko verkleinert werden?

Behandlungsplanung

Das neurologische Grundleiden

Die Indikationsstellung muss die neurologischen Symptome des individuellen Patienten berücksichtigen. Die verschiedenen Symptome zerebraler Bewegungsstörung wie Spastizität, Dyskinesie, Dystonie mit neurogener Rigidität sind zu unterschiedlichem Anteil oft alle vorhanden. Je stärker die extrapyramidalen Faktoren von Dyskinesie, Dystonie und Rigidität, desto geringer ist in der Regel die Notwendigkeit und desto größer sind die Gefahren operativer Interventionen.

Die koordinierte Behandlungsplanung unter Einschluss von Krankengymnastik, Ergotherapie, Manualmedizin, Orthesen, anderen konservativ-orthopädischen Maßnahmen und orthopädischer Chirurgie muss das langfristige Ergebnis im Erwachsenenalter voranstellen. Die Gesetze von Muskel- und Neurophysiologie müssen auch in die Operationsplanung einbezogen werden. Die Physiologie des Knochenwachstums und dessen Störungen verlangt optimale Wahl des Operationstermins, meistens in der späteren Wachstumsperiode.

Es wird eine sensomotorische Störung behandelt. Rein mechanisches und statisches Denken schließt dies nicht ein. Erhaltung der Mobilität ist Voraussetzung für optimale Bewegungssteuerung unter Einbezug sensorischer Rückkopplung sowie guter Blutzirkulation.

Alle möglichen Operationen auf einmal ausführen?

Die tonische Hyperreflexie bei spastischer Zerebralparese beeinflusst ganze Muskelketten, nicht einzelne Muskeln. Es erscheint deshalb logisch, nicht einzelne Kettenglieder, sondern die ganze Kette gleichzeitig anzugehen. Wenn aber die Erfahrungen ungünstige Wirkungen von gewissen Operationen an einzelnen dieser Bewegungssegmente gezeigt haben, dann ist es nicht gesichert, dass viele Operationen gleichzeitig nicht nur billiger und für die Betreuer angenehmer, sondern für den Patienten auch langfristig besser sind. Die Propagierung systematischer „multi-level surgery" bei Patienten mit Zerebralparesen und Myelo-/Meningozelen anstelle eines gezielten Vorgehens dieser Art bei einzelnen Patienten hat erhebliche Gefolgschaft gefunden. Leider sind Jahrzehnte der Erfahrung mit solchem grundsätzlich mehrfachen Vorgehen in Italien mit wenig überzeugenden Ergebnissen kaum bildgebend und statistisch festgehalten worden.

Intensive Nachbehandlung

Die Auswirkungen orthopädischer Operationen werden durch weitergehendes Wachstum des Kinds beeinflusst. Was dabei geschieht, hängt von der erreichten Funktionstüchtigkeit der operierten Gelenke und Muskeln ab. Regelmäßige Bewegungen und soweit möglich auch Belastung, intensive und langfristige Nachbehandlung kann so wichtig sein wie eine gute Operation. Lange Ruhigstellung ist für die Muskulatur nachteilig. Oft kann sehr bald nach dem Eingriff mit kontinuierlichen langsamen passiven Bewegungen auf einem geeigneten Gerät (CPM) begonnen werden. Die Entwicklung behindernder Narben und Verklebungen lässt sich dadurch vermindern. Dies ergänzt die Krankengymnastik auf entwicklungsneurologischen und neurophysiologischen Grundlagen.

Wie lässt sich das Behandlungsrisiko weiter vermindern?

Das Schlagwort heißt „Evidence Based Medicine". Sicheres Wissen baut auf guter Dokumentation auf. Bei zerebralen Bewegungsstörungen wird die Beurteilung der Behandlungsergebnisse durch den Verlauf über viele Jahre erschwert und macht Langzeitdokumentation unerlässlich. Das technische und funktionelle Behandlungsresultat wie auch das sozioökonomische Ergebnis lassen sich erst nach Wachstumsabschluss, beim Erwachsenen, sinnvoll beurteilen.

Die Komplexität der neurologischen Beeinträchtigung und ihrer Folgen ist so groß, dass Wörter zur Dokumentierung nicht ausreichen. Bildgebende Aufzeichnungen der Bewegungsstörungen in ihrer Dynamik sind erforderlich, um eine sorgfältige klinische Beschreibung zu ergänzen. Film- und Videokameras ermöglichen dies seit langem. Sie sind Grundlage dieser Ausführungen. Eine standardisierte Aufnahmetechnik erlaubt Vergleiche. Messungen der Stellungsveränderungen in Zeit und Raum sowie der Kraftwirkungen beim Gehen kommen dazu. Entsprechende Geräte sind zur Ganganalyse und zur Untersuchung der funktionellen Bewegung von Armen und Händen im Einsatz. Die Bewegungsfähigkeit jedes Patienten ist vor sowie wiederholt nach jeder orthopädischen Operation in allgemein verständlicher Weise festzuhalten.

Diese Dokumente erlauben aus Erfolgen und weniger erfolgreichen Maßnahmen und deren Auswirkungen zu lernen. Weitere Überlegungen sind trotzdem notwendig, weil sich zerebrale Bewegungsstörungen unter dem Einfluss der Entwicklungen in der Behandlung neugeborener Kinder dauernd ändern. Wie die geforderte administrative Dokumentation, so gehört auch das Festhalten der funktionellen Indikationen und Behandlungsergebnisse der Patienten zum normalen therapeutischen Aufwand bei zerebralen Bewegungsstörungen.

18.6   Literatur

Andry N (1743) Orthopaedia. Facsimile reproduction of the first edition in English 1961. J.B. Lippincott Co., Philadelphia Montreal

Baumann JU (1970) Operative Behandlung der infantilen Zerebralparesen. Thieme, Stuttgart

Baumann JU, Rütsch H, Schurmann K (1980) Distal hamstring lengthening in cerebral palsy. An evaluation by gait analysis. Int Orthop 3:305–309

Baumann JU (1986) Hüftmuskellähmungen. In: Witt AN et al. (eds) Orthopädie in Praxis u. Klinik vol VII. Thieme, Stuttgart, pp 6.1–6.37

Baumann JU, Koch HG (1992) Lengthening of the anterior aponeurosis of M. gastrocnemius through multiple incisions. Orthop Traumatol 1:278–282

Baumann JU (1996) Orthopädische Operationsindikationen bei Kindern mit zerebralen Bewegungsstörungen. Manulle Med 34:134–140

Baumann JU (1998) Le pied de l'infirme moteur cérébral. In: Diméglio A, Herisson C, Simon L (eds) Le pied de l'enfant et de l'adolescent. Masson, Paris, pp 247–252

Bonnel F, Diméglio A, Baldet P, Rabischong P (1984) Biomechanical activity of the growth plate. Clinical incidences. Anat Clin 6:53–61

Damasio AR (1994) Descartes' error. Emotion, reason and the human brain. GP Putnam's Sons, New York

Dietz V (1999) Supraspinal pathways and the development of muscle-tone dysregulation. Dev Med Child Neurol 41:708–715

Dimeglio A, Presedo A (1998) Le pied dans l'infirmite motrice cerebrale: pieges et erreurs. In: Diméglio A, Herisson C, Simon L (eds) Le pied de l'enfant et de l'adolescent. Collection de pathologie locomotrice et de medecine orthopedique; vol 36. Masson, Paris, pp 239–247

Dubousset J (1994) Behandlung der Wirbelsäulendeformitäten bei der Zerebralparese. In: Niethard F, Carstens C, Döderlein L (Hrsg) Die Behandlung der infantilen Zerebralparese. Thieme, Stuttgart, S 57–59

Hefti F, Brunner R (1997) Neuromuskuläre Wirbelsäulendeformitäten. In: Hefti F (Hrsg) Kinderorthopädie in der Praxis. Springer, Heidelberg Berlin New York, S 125–134

Horak FB, Henry SM, Shumway-Cook A (1997) Postural perturbations: new insights for treatment of balance disorders. Phys Ther 77:517–533

Joss E (1986) Wachstum und Entwicklung. In: Rossi E (Hrsg) Pädiatrie. Thieme, Stuttgart, S 125–126

Lang J, Wachsmuth W (1972) Bein und Statik. In: Lange J, Wachsmuth W (eds) Bein und Statik, vol 1, part 4. Springer, Berlin

Little JW (1862) On the influence of abnormal parturition, difficult labours, premature birth and asphyxia neonatorum on the mental and physical condition of the child, especially in relation to deformities. Trans Obstet Soc London 3:253

Little JW (1876). Zitiert in: Keith A (1919) Menders if the maimed. JB Lippincott, Philadelphia, USA, pp 72

Keith A (1919) Menders of the maimed. JB Lippincott, Philadelphia, USA

Majestro TC, Ruda A, Frost HM (1971) Intramuscular lengthening of the posterior tibialis muscles. Clin Orthop 79:59–60

Martin B (1990) Untersuchung über Muskelverkürzungen bei Läufern. Der Läufer 2:46–48

Müller ME, Allgöwer M, Schneider R, Willenegger H (1977) Manual der Osteosynthese: AO-Technik. Springer, Heidelberg Berlin New York

Phelps WM (1967) Complications of orthopaedic surgery in the treatment of cerebral palsy. Clin Orthop 53:39–46

Pollock GA (1955) The place of orthopaedic surgery in the treatment of cerebral palsy. British Council for the Welfare of Spastics, London

Riewald SA, Delp SL (1997) The action of the rectus femoris muscle following distal tendon transfer: does it generate knee flexion moment? Dev med child neurol 39:99–105

Runge CF, Shupert CL, Horak FB, Zajac FE (1999) Ankle and hip postural strategies defined by joint torques. Gait & Posture 10:161–170

Scherb R (1935) Die „Fensterung" der Sehnenplatte des Gastroknemius zur Korrektur des neuro-myogenen Spitzfußes. Z orthop Chir 63:335–338

Tachdjian MO (1990) Pediatric Orthopedics. WB Saunders Company, London

Weber M, Baumann JU (1988) Muscle contractures of football players – Relationship with knee complaints and the effect of stretching exercises. Schweiz Ztsch Sportmed 36:175–178

Kapitel 19

Orthesenversorgung

U. REIME

19.1 Einführung

Bewegungsgestörte Kinder zeigen sehr verschiedenartige, individuelle Störungsmuster, die sich mit dem Wachstum und der natürlichen Entwicklung in vielen Fällen sehr schnell ändern. Das macht eine Systematik der Orthesenversorgung schwierig. In der Literatur wird der Themenkomplex deshalb meist kurz und sehr allgemein gehalten (Baumann 1994; Ferrari u. Cion 1998; Hefti 1998; Niethard 1997).

Der heute von den Krankenkassen geforderte wissenschaftliche Wirksamkeitsnachweis medizinischer Methoden ist im Bereich der orthetischen Versorgung großenteils nicht erbracht worden. Vereinzelt wurden Orthesen in vergleichenden Untersuchungen geprüft (Brunner et al. 1998; Carlson et al. 1997; Hainsworth u. Harrison 1997; Katz et al. 1997; Radtka et al. 1997). Die Fallzahl war dann stets klein (unter 15 Fällen) und statistisch nicht auswertbar. Das liegt an den hohen Kosten sowie dem sehr großen Zeit- und Personalaufwand für Untersuchungen im Ganglabor oder für Messungen des Energieverbrauchs der Patienten. Videoaufnahmen bieten zwar eine gute Verlaufskontrolle, lassen aber nur eine subjektive Beurteilung zu.

Weil wissenschaftliche Kriterien fehlen, wird heutzutage der Grad der Nützlichkeit eines Hilfsmittels aus den Aussagen der Kinder, Eltern, Krankengymnasten, Ergotherapeuten, Lehrer und der Intuition ärztlicher Erfahrung abgeleitet.

Das Bedürfnis helfen zu wollen kombiniert sich oft mit Unwissenheit, so dass nicht selten die Kosten für den immer größer werdenden Hilfsmittelpark einiger Patienten unaufhaltsam steigen. Viele bei den Patienten vorhandenen Hilfsmittel werden nur kurzzeitig oder gar nicht benutzt, weil die Notwendigkeit nicht überprüft wurde oder sie nicht passgerecht sind. Zum anderen verstreicht oft sehr viel Zeit wegen zögerlicher Bearbeitung der Kostenzusage durch die Krankenkassen oder wegen zu langer Anfertigungszeiten und Lieferfristen. Während dieses Zeitraumes wachsen die Kinder, sodass die Hilfsmittel oft nicht mehr passen, wenn sie endlich fertiggestellt sind. Durch die natürliche Entwicklung des Kinds wird manche gutgemeinte Verordnung obsolet.

Selbstverständlich muss die Verordnung und – unabdingbar auch die Schlussabnahme – durch einen Arzt erfolgen, der das Hilfsmittel auch kompetent beurteilen kann. So wie die Kinder in regelmäßigen Abständen untersucht werden, muss auch eine regelmäßige, ca. halbjährliche Kontrolle aller benutzten – und unbenutzten – Hilfsmittel erfolgen; denn das teuerste Hilfsmittel ist jenes, welches nicht benutzt wird.

19.2 Einteilung der Hilfsmittel

Hilfsmittel lassen sich einteilen in:
- *Orthesen* und *Prothesen* und
- *Mobilisierungshilfen.*

Bei den Orthesen unterscheiden wir statische Orthesen (s. S. 239) und Funktionsorthesen (s. S. 243).

Orthesen sind vorgefertigte oder nach Abdruck an ein Körperteil individuell angepasste stabilisierende, funktionserweiternde oder korrigierende Apparate, die der sich ändernden Körperanatomie laufend angeglichen werden müssen.

Prothesen dagegen ersetzen ein fehlendes Körperteil. Unter *Mobilisierungshilfen* werden u.a. Rollstühle, Fahrräder oder Bauchschräglieggebretter verstanden.

19.3 Orthesenversorgung

Was bewirkt eine Orthese?

Jede Orthese unterstreicht das Anderssein, ein körperliches Defizit, eine Unfähigkeit aus der Sicht der Umwelt, aber auch für das Kind selbst. Unter dieser Voraussetzung müssen wir uns über die Zielsetzung der Orthese im Klaren sein: Sie soll sekundäre Deformitäten vermeiden, Funktionen unterstützen und Leistungen ermöglichen, die anders nicht oder nur schwer erreichbar sind. Daraus ergeben sich im Einzelfall grundsätzliche Fragestellungen:
- Soll die Orthese als Mittel der Prävention eine Deformität verhindern, z.B. eine Hüftluxation vermeiden?

- Soll sie das Fortschreiten einer Skoliose oder die Verschlimmerung eines Spitzfußes und Knick-Senk-Fußes abwenden?
- Kann sie Stabilität in einem Gelenk geben, um mehr Bewegungsfreiheit in anderen Gelenken zu ermöglichen?
- Soll sie eine Funktionserweiterung zur Lokomotion z. B. durch Sprunggelenkorthesen oder durch einen Gehapparat bewirken?
- Soll sie Entwicklungsfortschritte einleiten, indem die Wahrnehmungsfähigkeit oder die Vertikalisierung gefördert wird.
- Soll sie vielleicht „nur" die Lebensqualität verbessern, indem durch eine optimale Sitzposition in einer individuell angefertigten Sitzschale das Essen erleichtert wird oder durch ein schmerzlinderndes Lagerungssystem der Nachtschlaf für die gesamte Familie möglich wird?

Für das Kind haben Orthesen neben dem funktionellen Gewinn aber auch wichtige psychosoziale Aspekte. Sie fördern oder ermöglichen die Eroberung des Raums, die Selbstentfaltung und die Motivation zu Bewegungen. Sie heben damit das Selbstvertrauen des Kindes in seine Fähigkeiten. Außerdem bewirken sie eine Optimierung der körperlichen Ressourcen, indem die Bewegungsfähigkeit erweitert und ökonomisiert wird. Die vorhandene Muskulatur wird benutzt und beübt. Die Ausdauer wird gesteigert. Nicht nur die körperliche, sondern auch die geistige Entwicklung wird gefördert. Ein Kind, das sitzen oder stehen kann, hat einen anderen Horizont als ein liegendes.

Statische Orthesen

Die statischen Orthesen sind starre Orthesen, die ein oder mehrere Gelenke fixieren. Sie bieten Stabilität, vermeiden Kontrakturen und korrigieren Gelenkfehlstellungen. Sie dehnen die Muskulatur im Ruhezustand, führen zur Reflexhemmung und zur Tonusnormalisierung.

Bei bewegungsgestörten Kindern werden folgende statische Orthesen verwandt:
- Lagerungssysteme,
- Sitzschalen,
- Rumpforthesen,
- Handschienen,
- Hüftabspreizschienen,
- Oberschenkel-Unterschenkel-Fuß-Orthesen.

Lagerungssysteme

Lagerungssysteme werden meistens für die Seitlagerung und die Bauchlagerung benötigt. Bei überwiegend vom asymmetrisch tonischen Nackenreflex beherrschten, tetraspastischen Kindern sind schwere Skoliosen häufig mit einer Hüftluxation kombiniert. Das macht die Lagerung in nach Maß angefertigten Schaumstoffblöcken notwendig, die lastverteilend wirken. Das therapeutische Ziel ist die Schmerzlinderung und möglichst die Schmerzbeseitigung.

Eine optimale Lagerung verhindert zudem, dass sich allfällige Gelenkfehlstellungen und Muskelverkürzungen zu fixierten Deformitäten und harten Kontrakturen entwickeln. Mit einem passgerechten Lagerungssystem in Seitlage oder auf dem Bauch verbessert sich die Lebensqualität der gesamten Familie, wenn das betroffene Kind nachts durchschlafen kann. Die geistige Entwicklung wird durch die Einnahme einer schmerzfreien Spielposition gefördert.

Sitzschalen

Sitzschalen kommen besonders für schwerst bewegungsgestörte Kinder, die Skoliosen und Hüftluxationen entwickeln, zum Einsatz. Die Optimierung des Sitzes mit lotrechter Einstellung der Wirbelsäule, die Führung des Rumpfes durch Pelotten, die Einstellung und Fixierung des Beckens in horizontaler Position wirkt schmerzlindernd und reflexhemmend (Manolikakis 1992). Eine verbesserte Kopfkontrolle macht nicht nur einen verbesserten Mundschluss, sondern auch eine zielgerichtete Arm- und Handkontrolle möglich. Kyphosen und Skoliosen können allerdings durch eine Sitzschalenversorgung nicht gebessert werden!

Sitzschalen ermöglichen eine individuelle, an die Körperform angepasste Versorgung. Sie werden in Zusammenarbeit mit der betreuenden Krankengymnastin entweder nach aufwendigem Vakuumabdruck oder durch Ausschäumen angefertigt.

Rumpforthesen

Die Versorgung mit Rumpforthesen ist bei bewegungsgestörten Kindern ausgesprochen schwierig. Die hypertonen neurogenen Skoliosen sind mit einem Korsett meist nicht befriedigend zu versorgen. Der hohe muskuläre Tonus der meist nur passiv sitzfähigen Patienten bewirkt nicht selten Druckstellen durch das Korsett. Am ehesten haben sich bei diesen Kindern zweischalige Korsettversorgungen bewährt. Der progrediente Verlauf der Skoliose ist bestenfalls zu verzögern, meistens aber nicht aufzuhalten. Mit zunehmender Skoliose des Thorax kommt es zu kardiopulmonalen Einschränkungen, so dass frühzeitig an eine operative Aufrichtung gedacht werden muss.

Mit einer Korsettversorgung kann die Sitzstabilität verbessert und der Operationszeitpunkt hinausgezögert werden. Die Operationsindikation besteht bei neuromuskulären Skoliosen, wenn die Progredienz schnell fortzuschreiten droht und die Krümmung mehr als $50°$ nach Cobb erreicht (Carstens 1999; Hopf et al. 1996). Mit zunehmender Skoliose verkleinert sich die Sitzgröße des Kindes. Andererseits verhindert eine operative Versteifung weiteres Wirbelkörperwachstum. Der Kompromiss besteht in einer Operation um das 10. Lebensjahr, weil das Längenwachstum des Rumpfes dann zum größten Teil abgeschlossen ist.

Eine andere Indikation für eine Rumpforthese ist die schlaffe Hypotonie des Rumpfes, die zu einer starken Kyphosierung der Brustwirbelsäule führt. Hier sollte – vor allen Dingen bei mangelhafter Kopfkontrolle – die Fixierung der Kyphose durch das Korsett vermieden werden, weil die meisten Kinder mit Einsetzen der Pubertät einen zunehmenden und erwünschten Tonus ihrer Rumpfmuskulatur entwickeln. Bei kleinen Kindern und Kindern mit unzureichender Armmotorik empfiehlt sich jedoch eher eine leichte Liegestellung in der Kinderkarre oder im Rollstuhl, um die Fixierung der Kyphose zu vermeiden.

80% der Kinder, die unter Formen der progressiven Muskeldystrophie leiden, zeigen eine beschleunigte Progredienz der Skoliose nach Verlust der Gehfähigkeit. Eine Korsettversorgung ist bereits bei beginnenden Skoliosen indiziert, um den Operationszeitpunkt möglichst bis zum 10. Lebensjahr hinauszuzögern. Nach dem Arbeitskreis für Wirbelsäulendeformitäten der DGOT (Deutsche Gesellschaft für Orthopädie und Traumatologie) wird ab einer Krümmung von $17°$ nach Cobb eine wirbelsäulenstabilisierende Operation empfohlen, da die rasche Zunahme der Skoliose, verbunden mit der zunehmenden, krankheitsbedingten Insuffizienz der Muskulatur zur Verstärkung der pulmonalen Insuffizienz führt (Carstens 1999; Hopf et al. 1996).

Handschienen

Handschienen haben das Ziel, das Handgelenk und die Finger in Neutralposition einzustellen.

Bei tetraspastischen Patienten wird durch zunehmende Kontrakturen der Finger- und Handgelenksbeuger die Hand oft bis in $130°$ Flexion gedrängt. Die Neutral-Null-Stellung kann dann wegen der Muskelkontrakturen nicht mehr erreicht werden. Die Lagerung in Handschienen – vorwiegend tagsüber – führt zu einer kontinuierlichen Dehnung der Muskulatur, sodass evtl. der Gebrauch der Hand zur Kommunikation erhalten werden kann. Aus Gründen des häufig eher mäßigen Funktionsgewinns sind Handschienen aber relativ selten indiziert.

Nicht zu unterschätzen ist aber der ästhetische Nutzen für die Kinder. So ist es meist doch angenehmer, eine sichtbare Schiene zu tragen, als ein maximal gebeugtes Handgelenk in angewinkelter Armstellung zu zeigen.

Eine mögliche Stimulation der Handfläche durch die Auflage auf der Schiene kann zu einer Wahrnehmungsförderung oder ggf. auch zur Schmerzlinderung führen. Auch wird die Trophik der Hände deutlich verbessert. Die Erfahrung zeigt, dass gerade Kinder im pubertären Alter eine Handschiene einfordern. Insgesamt ist die Tragezeit der Handschienen dennoch sehr kurz.

Unterschenkel-Fuß-Orthesen

Steife Unterschenkel-Fuß-Orthesen werden zur Stabilisierung des Sprunggelenkes und zur Fixierung des Fußes in Neutral-Null-Position eingesetzt. Damit soll ein plantigrader Stand und Gang erreicht werden. Deformitäten wie Spitz- oder Knicksenkfuß sollen vermieden werden.

Reflexhemmende Schienen mindern die spastische Kokontraktion und fördern damit die Bewegung. Die Muskulatur des M. triceps surae wird gedehnt. Zudem werden sie je nach Ausgangslage auch zur Stabilisierung eines überstreckten Kniegelenkes oder aber auch zur Streckung des Kniegelenkes bei zu schwacher Quadricepsmuskulatur genutzt.

Die *TR-Ringorthese* ist eine Fußorthese, die durch Stabilisierung des Chopartgelenkes und des unteren Sprunggelenkes zu einer im Röntgenbild sichtbaren Reposition des Talus führt (Baise 1994). Sie wird bei einem Knick-Senk-Fuß verordnet. Das obere Sprunggelenk bleibt frei beweglich. Der meist wahrnehmungsgestörte Vorfuß, sowie die beim Knick-Senk-Fuß vermehrte Supination des Vorfußes gegen den Mittelfuß wird nicht berücksichtigt.

Hüftabspreizschienen

Statische Hüftabspreizschienen aus Gips- oder Polyform dienen der Einstellung des Hüftgelenkes in die Hüftpfanne. Sie sollen das Fortschreiten einer Hüftdysplasie bzw. einer Hüftsubluxation vermeiden und den Hüftpfannenaufbau induzieren. Sie sind wirksam, solange das Kind noch wächst. Die Ruhigstellung des Hüftgelenkes über Stunden führt aber zu Schmerzen, sodass der Tragekomfort und damit die Akzeptanz im Vergleich zu Hüftgelenkschienen mit beweglichen Gelenken deutlich niedriger ist. Bei der kurzfristigen oder postoperativen Anwendung muss dieser Nachteil aber in Kauf genommen werden.

Funktionsorthesen

Die Technik ermöglicht uns heute eine Vielzahl von dynamischen Orthesen. Flexible Materialien und die Ausrüstung der Orthesen mit Gelenken kommen dem natürlichen Bewegungsdrang der Kinder entgegen. Neben den Vorteilen der Lagerungsorthesen bieten dynamische Orthesen zusätzlich Mobilität. Sie nutzen die Restfunktionen der Muskulatur, erhöhen die Ausdauer und vergrößern damit den Bewegungsraum und das Selbstvertrauen.

Bei den dynamischen Orthesen sind für bewegungsgestörte Kinder folgende Orthesen wichtig:
- Gehorthesen:
  - Swivelwalker,
  - Parawalker,
  - reziprokes Gehgestell.
- Hüftgelenkorthesen,
- Knie-Unterschenkel-Fuß-Orthesen (KFO),
- dynamische Sprunggelenk- und Fußorthesen (DAFO und DFO).

Gehorthesen

Je nach Höhe einer Myelomeningozele oder eines inkompletten Querschnittes werden Kinder abhängig von der verbliebenen Muskelfunktion mit einem *Swivelwalker*, später *Parawalker* oder mit Hilfe eines *reziproken Gehgestells* in die vertikale Position gebracht. Die rhythmische Verlagerung des Oberkörpers macht eine Fortbewegung möglich. Die Hände werden weder zum Stützen noch zum Halten des Gleichgewichts gebraucht und sind so für andere Aufgaben frei. Das Ziel ist, die Kinder so früh wie möglich, entsprechend der statomotorischen Entwicklung eines gleichaltrigen gesunden Kindes, mit einem Gehgestell zu versorgen.

Der physiologische Druck der Hüftköpfe fördert die Reifung der Hüftpfannen und mindert Hüftdysplasien. Die Übernahme des Körpergewichts auf die Füße wirkt der unweigerlich auftretenden Inaktivitätsosteoporose entgegen. Das Längenwachstum wird gefördert.

Zum anderen hat die Erfahrung gezeigt, dass durch die frühe Gewöhnung an die aufrechte Position – und damit an die Höhe – die Patienten zu einem größeren Prozentsatz in die Lage versetzt werden, auch nach der Pubertät mit einem Gehgestell zu laufen und sich eine größere Selbständigkeit zu erhalten (Stallard et al. 1995). Auch wird durch die aufrechte Haltung die geistige Entwicklung gefördert.

Mit einem *reziproken Gehgestell* versorgte Patienten mit thorakalen Paresen verbrauchen deutlich weniger Energie als solche, die mit einer Hüft-Knie-Unterschenkel-Orthese versorgt sind. Dies gilt nicht für Betroffene mit lumbalen Paraparesen. Dennoch ziehen auch diese Patienten regelmäßig das reziproke Gehgestell einer hohen Gehorthese vor (Katz et al. 1997).

Die Versorgung mit einem Gehgestell erfordert eine engmaschige Kontrolle der Passgenauigkeit. Die krankengymnastische Behandlung ist unabdingbar; denn mit dem Wachstum verändert sich die Muskelfunktion. Oftmals gelingt es, nervöse und muskuläre Restfunktionen zu aktivieren und zu trainieren. Dadurch wird der Wechsel zu weniger aufwendigen Orthesen, die mehr Mobilität zulassen, langfristig möglich (Hafkemeyer 1997).

Hüftgelenkorthesen

Die meisten bewegungsgestörten Kinder werden mit normalen Hüftgelenken geboren. Erst das Ungleichgewicht der Muskulatur führt neben einer Coxa valga antetorta und einem mangelnden Hüftpfannenaufbau zu einer Dezentrierung des Hüftkopfes bis zur Luxation.

Besonders gefährdet sind Kinder mit Adduktionskontrakturen der Hüftgelenke, Kinder mit vorherrschendem asymmetrisch tonischen Nackenreflex und konsekutiver Windschlagdeformität der Beine und Kinder mit starker Abduktion und Außenrotation der Hüftgelenke („Froschstellung").

Regelmäßige, einmal jährliche Röntgenkontrollen der Hüftgelenke, besonders in den Wachstumsphasen zwischen dem 4. und 8. Lebensjahr, sind notwendig, um ein rechtzeitiges Einschreiten zu ermöglichen. Während dieser Zeit besteht noch so viel Wachstumspotenz, dass der Schaden wenigstens minimiert werden kann. Im besten Fall kann eine Operation vermieden oder bis zur Pubertät hinausgezögert werden.

Ziel ist es, mit den Hüftgelenkorthesen die Einstellung des Hüftkopfes in die Hüftpfanne so zu optimieren, dass während des Wachstums der Hüftpfannenaufbau induziert und die Hüftgelenkskonguenz wiederhergestellt wird. Starke Subluxationen oder gar Hüftgelenksluxationen stellen eine Kontraindikation für eine spezifische Behandlung mit Hüftgelenkorthesen dar. Eine nicht passgerechte Schiene kann die Hüftluxation fördern. Nur die regelmäßige Sicherung der Passform kann zu einem guten Behandlungsergebnis führen.

Hüftgelenkorthesen mit einer Beweglichkeit in 2 Freiheitsgraden haben sich gegenüber solchen mit einem Scharniergelenk als sehr viel vorteilhafter erwiesen. Die erstgenannten ermöglichen ein Sitzen im Rollstuhl und erlauben ein Tragen während der Nacht, da bereits eine geringe Beweglichkeit der Hüft- und Kniegelenke Schmerzen verhindert.*

Der *Hüftstabilisator nach Mancini* ist eine in verschiedenen Größen gefertigte Orthese, die aus zwei Drittelschalen besteht, welche mit einem Scharniergelenk verbunden sind. Sie wird überwiegend zur Vermeidung der Adduktion der Hüftgelenke bei Steckspasmen während des Stehens und Laufens angewandt. Sie haben aber einen nur mäßigen Tragekomfort, weil sie trotz eines Tragegurts beim Laufen ständig in Richtung der Kniegelenke rutschen.

Für die sitzende Position hat sich dieses Gerät jedoch ausgezeichnet zur Stabilisierung der unteren Extremitäten bewährt. Auch bei primärer „Froschstellung" erlaubt die verbesserte Stabilität der unteren Extremitäten eine erweiterte Armmotorik. Weil die Arme des Kinds nicht mehr zum Stützen benötigt werden, ist eine Spielposition im Sitzen oder im Kniestand möglich. Es ergibt sich auch ein durchaus erwünschter biomechanischer Nebeneffekt; denn neben der Verhinderung der Abduktion der Hüftgelenke wird der bei diesen Patienten regelmäßig verkürzte Tractus iliotibialis gedehnt.

Sprunggelenk- und Fußorthesen

Sprunggelenk- und Fußorthesen sind die am häufigsten angewandten Orthesen bei bewegungsgestörten Kindern. Mit den dynamischen Sprunggelenk- und Fußorthesen nach Hylton haben wir die besten Erfahrungen gemacht.

Dynamische Sprunggelenkorthese nach Hylton (DAFO)

Die dynamische Sprunggelenkorthese nach Hylton ist in den 70er Jahren als Ergebnis aus den Erfahrungen mit reflexhemmenden Therapiegipsen entstanden. Mit dieser Orthese wird nicht nur eine spezifische Bewegungsebene des Kinds, sondern das Kind ganzheitlich in seiner Bewegungsfähigkeit beeinflusst.

Eine Fußplatte aus Gips wird millimetergenau durch einen Orthopädietechniker in gleichzeitiger Zusammenarbeit mit einer Physiotherapeutin, die stetig den Tonus und die Zielmotorik des Kinds kontrolliert, aufgebaut.

---

* Ich danke dem verstorbenen Herrn Prof. Dr. Jürg U. Baumann, Basel, dafür, dass er mich an seiner reichen Erfahrung zur Indikationsstellung und Anpassung der Hüftgelenkorthesen bei bewegungsgestörten Kindern teilhaben ließ.

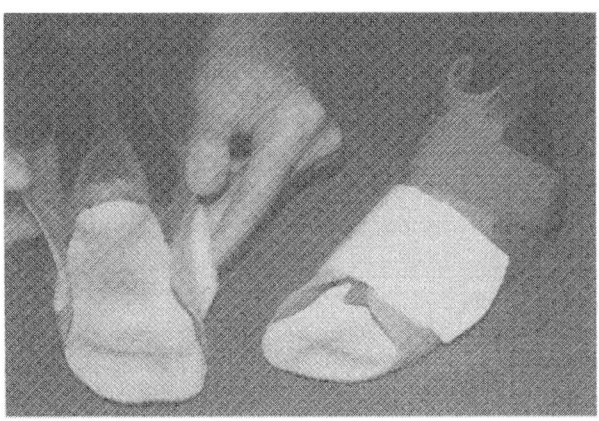

Abb. 19.1. Dynamische Sprunggelenkorthese nach Hylton. Das millimetergenau aufgebaute Fußprofil führt zu verbesserter Haltungs- und Tonuskontrolle

Nach Herstellung eines Positivmodells erfolgt die Anfertigung der Orthese aus Polypropylen, einem Material, welches über Rückstellkräfte verfügt und damit eine Eigendynamik zulässt. Dennoch umschließt die Orthese den Fuß wie ein Strumpf (Abb. 19.1).

Die biomechanische Stabilität des Calcaneus und Talus in individueller Neutralposition wird durch eine Unterstützung des Sustentaculum tali und eine Erhöhung in der peronealen „Notch" erreicht.

Der Druck in der lateralen „Notch" führt zu einer Reflexhemmung und Detonisierung der Muskulatur. Der M. quadratus plantae pedis und die Zehenflexoren werden zusätzlich im Mittelfußbereich durch eine individuelle Erhöhung gedehnt. Die Zehen werden auf einem Zehenbänkchen gelagert, sodass die Mittelfußköpfchen in einer Ebene liegen. Die gesamte Fußsohle schmiegt sich an die Fußplatte. Die für die Propriozeption verantwortlichen Rezeptoren sind so in der Lage, ein ausgewogenes feedback zum posturalen Kontrollsystem zu geben, um damit eine organisierte und kontrollierte Bewegungsbalance zu erreichen.

Je exakter der Aufbau der Fußplatte ist, um so weniger wird eine zusätzliche Stabilisierung des oberen Sprunggelenkes notwendig, um die erstrebte Haltungskontrolle zu erzielen (Kuoppamäki-Herzig u. Kalbe 1995; Protokoll des Symposiums zur Qualitätssicherung der Nancy-Hylton-Orthese 1998).

Was kann die dynamische Sprunggelenkorthese nach Hylton leisten?
Die *vielfältige Wirkungsweise* dieser Orthese führt zu einer breiten Indikation:

- Die Wahrnehmungsfazilitation durch das Fußprofil führt bei livide verfärbten, atrophischen, schweißigen, ödematösen und schmerzhaften

Füßen zu einer verbesserten Trophik und damit zu einer Schmerzlinderung. Die verbesserte Wahrnehmung ist Voraussetzung für eine verbesserte Motorik.

- Es ergibt sich auch eine bessere Becken-, Rumpf- und Kopfaufrichtung. Aus der erweiterten Kopfkontrolle resultiert ein verbesserter Mundschluss und eine Kaudalisierung der Arme sowie eine verbesserte Handfunktion, gerade auch der nicht gehfähigen Kinder.
- Das gehfähige Kind ist in der Lage, seine Ausdauer zu erhöhen, da die Muskulatur weniger Haltearbeit leisten muss und weniger Kraft benötigt, um den Körper auszubalancieren. Alltägliche Bewegungen fallen leichter und werden damit ökonomischer. Das Selbstbewusstsein wird gesteigert und die Selbständigkeit erhöht.
- Die dynamischen Sprunggelenk- und Fußorthesen nach Hylton lassen für den dynamischen Spitzfuß, Knick-Senk-Fuß, Hohlfuß und Klumpfuß biomechanische Stabilität im oberen und unteren Sprunggelenk entstehen. Durch diese Stabilität ergibt sich die Möglichkeit für das Kind, in den Knie- und Hüftgelenken mehr Bewegung zuzulassen. Das Kind ist so in der Lage, sich z. B. aus der Kauerstellung aufzurichten, wenn keine Kontrakturen vorliegen.
- Die neuroreflektorische Stimulation des Fußprofils und die Tonusminderung der Muskulatur bewirken eine Prävention von Deformitäten des Fußskeletts und vermindern oder verhindern muskuläre Kontrakturen. Die Stabilisierung des Calcaneus gegen den Talus vermeidet die Luxation im Talonavikulargelenk.

In Anbetracht dieser vielfältigen Angriffspunkte der dynamischen Sprunggelenk- und Fußorthesen nach Hylton muss die jeweilige Zielsetzung klar sein:
- Ein zerebralparetisches Kind mit tonischen Spitzfüßen darf zusätzlich keine sog. „harten" Muskelverkürzungen haben, um mit diesen Orthesen das plantigrade Gangbild zu erreichen. Ein struktureller Spitzfuß wird sich aber durch die Dehnung des M. gastrocnemius und die vermehrte muskuläre Aktivität in seiner Ausprägung verringern. Die Muskelaktivität wird sich optimieren, und die Gehstrecke wird sich verlängern.
- Bei einem Knick-Senk-Fuß soll eine zunehmende Deformität vermieden werden. Die erstrebte Wahrnehmungsverbesserung und Stabilität des Talus gegen den Kalkaneus erzwingt deshalb u. U. eine Einstellung in leichter Spitzfußstellung, um eine Luxation im Talonavikulargelenk zu vermeiden. Solange der Tonus in der Orthese neuroreflektorisch beherrscht werden kann, wird nach unserer Erfahrung die zunehmende Deformierung auch schwerster Knick-Senk-Füße aufgehalten. Die Kinder erreichen damit ein für eine Operation ausreichendes Alter. Aber we-

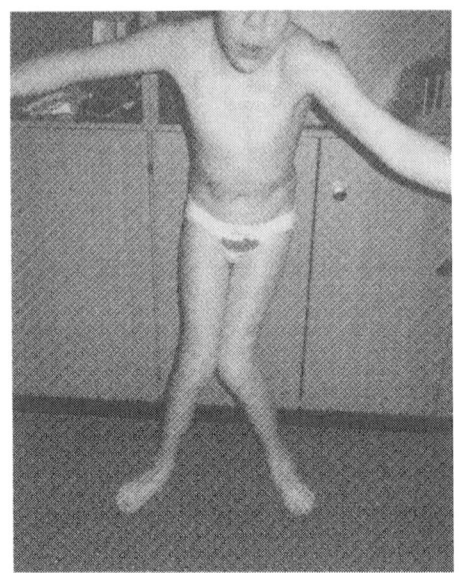

Abb. 19.2. Gehfähiger Junge mit spastischer Zerebralparese und resultierenden Knick-Senk-Füßen. Zur Sicherung des Standes werden ein schulterbreiter Fußabstand und die Arme zum Ausbalancieren benötigt

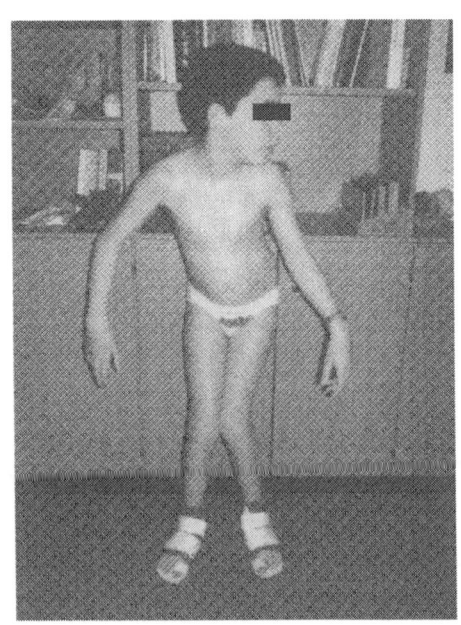

Abb. 19.3. Derselbe Patient zeigt mit dynamischen Sprunggelenkorthesen nach Hylton spontan eine engere Schrittbreite. Die Arme werden kaudalisiert

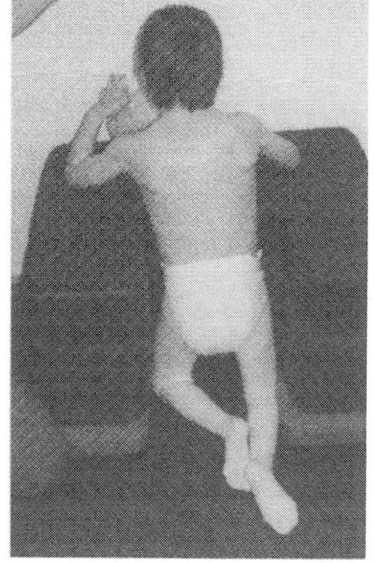

Abb. 19.4. Das nicht frei sitzfähige 6jährige Mädchen mit spastischer Zerebralparese weist keine Fußdeformität auf. Bodenreaktionskräfte verursachen im gehaltenen Stand einen dynamischen Spitzfuß. Im Kniestand ist das Anlegen der Oberschenkel und der Ellenbogen an die Schaumstofflagerungskissen notwendig

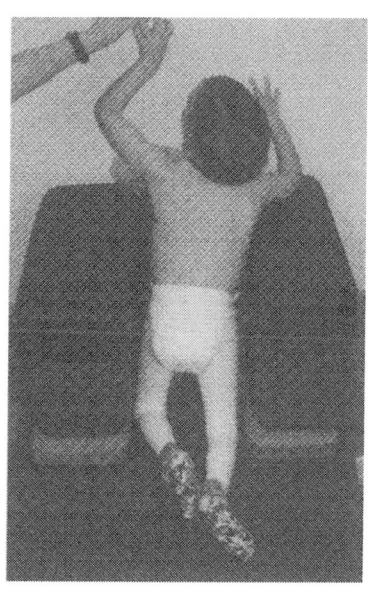

Abb. 19.5. Mit den dynamischen Sprunggelenkorthesen nach Hylton ist die Anlage der Extremitäten nicht mehr notwendig. Der Rumpf ist stabilisiert. Die Arme können über den Kopf gehalten werden

sentlich wichtiger ist, dass die Kinder bis dahin mit diesen Orthesen die sichere Gewichtsübernahme lernen, einige Schritte gehen und bei den Transferleistungen mithelfen können (Abb. 19.2 und 19.3).

- Speziell bei nicht gehfähigen Kindern mit Verkürzungen der Muskulatur der unteren Extremität sind diese Orthesen indiziert, um über eine verbesserte Propriozeption eine bessere posturale Balance zu erreichen. Die möglicherweise vorhandenen Kontrakturen werden auch hier bewusst in Kauf genommen, um den wahrnehmungsfördernden Effekt des Fußprofils der Orthesen, die Reflexhemmung und die Tonusregulation zu nutzen (Abb. 19.4 und 19.5).

- Die Stabilisierung des oberen und unteren Sprunggelenkes und die Wahrnehmungsverbesserung der Füße bewirken bei Kindern mit Dyskinesien eine motorische Beruhigung.
- Die Versorgung von Patienten mit Polypropylen- oder Multiformeinlagen mit gut aufgebautem Fußprofil nach den Prinzipien von Hylton führt zu einer Verbesserung der Koordination bei sensomotorischen Integrationsstörungen, bei Ataxien und Athetosen, bei Multipler Sklerose und anderen Polyneuropathien. Habituelle Zehenspitzengänger geben den Zehenspitzengang innerhalb von 4 Wochen auf.

Wirksamkeit der Hylton-Orthese auf die grobmotorische Funktion im „Gross Motor Function Measure"

Nachdem die Autorin Erfahrungen an mehr als 500 dynamischen Sprunggelenk- und Fußorthesen und ca. 250 Multiformeinlagen nach Hylton gesammelt hatte, hat sie deren Wirksamkeit mit dem „Gross Motor Function Measure" (GMFM) (Russel et al. 1989) überprüft. Dieser Test ist das einzige standardisierte und evaluierte Instrument zur Verifizierung grob motorischer Funktionen bei Kindern. 22 Kinder mit zerebralen Bewegungsstörungen wurden einmal ohne Orthesen und innerhalb von 24 Stunden

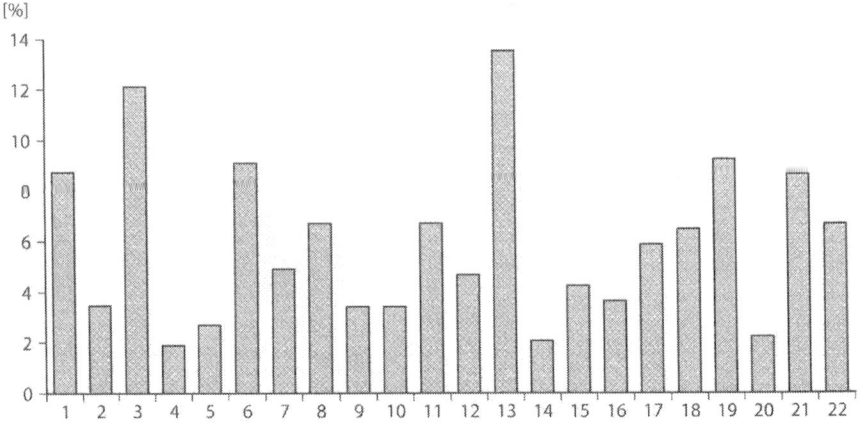

Abb. 19.6. Funktionsgewinn im Total Score im GMFM mit dynamischen Sprunggelenkorthesen (DAFO) nach Hylton (n = 22): durchschnittlicher Gewinn im Total-Score 5,85%-Punkte

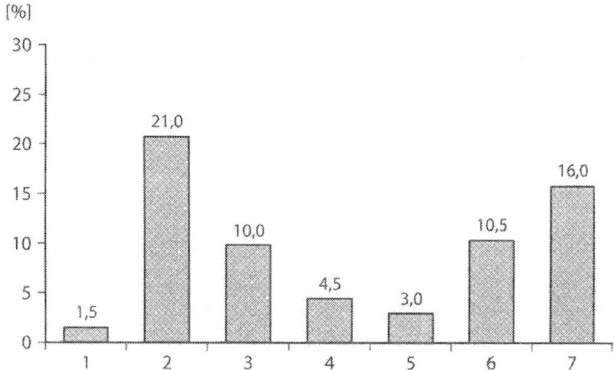

Abb. 19.7. Nicht steh- oder gehfähige Kinder: Funktionsgewinn im GMFM mit dynamischen Sprunggelenkorthesen (DAFO) nach Hylton (n=7): durchschnittlicher Gewinn im Goal-Score 9,5%-Punkte

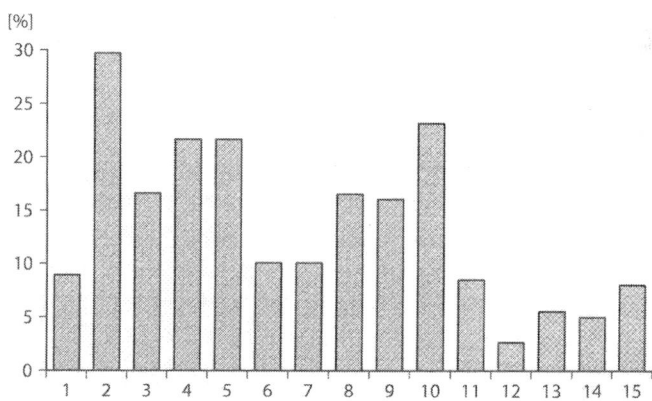

Abb. 19.8. Steh- und gehfähige Kinder: Funktionsgewinn im GMFM mit dynamischen Sprunggelenkorthesen (DAFO) nach Hylton (n=15): durchschnittlicher Gewinn im Goal-Score 13,57%-Punkte

ein zweites Mal mit passgerechten dynamischen Sprunggelenkorthesen nach Hylton mit dem GMFM untersucht (Abb. 19.6–19.8).

Dabei zeigt sich, dass die 15 steh- und gehfähigen Kinder einen Funktionsgewinn von 13,57%-Punkten im Zielbereichsscore verbuchen können. Die 7 nicht steh- und gehfähigen Kinder erzielten einen Funktionsgewinn von 9,5%-Punkten im Zielbereichsscore. Hinter den Zahlen verbirgt sich jeweils ein individueller markanter Entwicklungsfortschritt. Der Funktionsgewinn aller Kinder in allen Dimensionen (Totalscore) liegt bei immerhin

5,85%-Punkten. Interessant ist, dass sich in dem untersuchten Kollektiv kein Kind fand, das keine Verbesserungen erfahren hätte.

Mögliche Probleme bei der Hylton-Orthesenherstellung
Die bisweilen sehr schnell eintretenden positiven Veränderungen der anatomischen Verhältnisse erfordern manchmal bereits nach wenigen Monaten den Aufbau neuer Orthesen.

Diese Ergebnisse sind nur durch eine ausgefeilte Technik bei der Konstruktion der Orthesen zu erreichen. Ständige und genaueste Beobachtung des muskulären Tonus des Fußes, vor allen Dingen aber auch der gesamten Körpermuskulatur und die ständige Prüfung der Zielmotorik sind während des Aufbaus unabdingbar. Nicht selten muss die Orthese auch bei erfahrenen Orthopädietechnikern ein zweites Mal von Grund auf neu aufgebaut werden, weil der Tonus so weit abgesenkt wurde, dass ein Stehen nicht mehr möglich ist. Gerade weil der Aufbau schwierig ist und die Orthese nicht nur Technik birgt, sondern mit einer Genauigkeit von Zehntelmillimetern auf ein komplexes propriozeptives System wirkt, muss vor einer nicht fachgerechten Arbeit gewarnt werden.

Leider sehen wir zunehmend aus allen Teilen Deutschlands Konstruktionen, die zwar unter dem Namen „Hylton" angefertigt sind, den geforderten Kriterien aber nicht entsprechen. Meist sind sie nach einfachem Gipsabdruck gefertigt, weil Verordner und Hersteller das Prinzip der Orthese nicht kennen und/oder den Aufwand beim Aufbau der Orthesen scheuen. Solche vereinfachenden „Modifikationen" sind kostenträchtig und haben meist schädliche Ergebnisse für die Kinder zur Folge. Sie konterkarieren das Ergebnis von mehr als 20 Jahren Erfahrung von Hylton und können dazu führen, dass ein wertvolles Hilfsmittel sich nicht durchsetzen kann, welches bewegungsgestörten Kindern nachweislich (s. oben) zu enormen Entwicklungsfortschritten verhilft.

Der starke Einfluss des Fußprofils der Hylton-Orthese auf die Haut-, Gelenk- und Muskelrezeptoren bewirkt eine veränderte Muskeldynamik der unteren Extremitäten und des Rumpfes. Deshalb ist es unabdingbar, ein wohl dosiertes tägliches krankengymnastisches Training durch eine geschulte Physiotherapeutin über eine Woche durchzuführen. Es sollte ein Wahrnehmungstraining, Balance- und Koordinationstraining erfolgen und die neuen Bewegungsmöglichkeiten mit verändertem Tonus angebahnt werden. Schnell kann die Freude über den neuen Bewegungsradius zur Überlastung der Muskeln und Gelenke mit allen negativen Konsequenzen führen, so dass die Orthesen nach anfänglicher Begeisterung nutzlos, obwohl passgerecht, in der Ecke stehen.

Effektivität

Der Erfolg einer Orthese ist von dem schwächsten Glied einer langen Kette von Steuerungsprozessen abhängig. Deshalb müssen die Anforderungen an die Orthesen hoch gesetzt werden. Der sich ständig wandelnde Befund der wachsenden bewegungsgestörten Kinder erfordert:

- eine exakte Indikationsstellung,
- eine exakte handwerkliche Arbeit und
- eine ausgefeilte krankengymnastische Behandlung mit der Orthese.

Die regelmäßige Kontrolle des körperlichen Befundes des Kinds und die laufende Überprüfung der Orthese durch den fachkompetenten Arzt ist unabdingbar.

Eine Orthese muss einen Funktionsgewinn bewirken. Sie muss die Stabilität und Propriozeption verbessern und Fehlstellungen verhindern oder doch wenigstens bestmöglich korrigieren. Sie muss jeweils schnellstmöglich, direkt nach der Indikationsstellung angefertigt werden. Der passgerechte Sitz muss einen guten Tragekomfort und ein möglichst unkompliziertes Handling einschließen. Nur so kann eine Orthese einen langdauernden und optimalen Behandlungserfolg garantieren, und nur so genügt sie dem Gebot der Wirtschaftlichkeit.

Das therapeutische Ergebnis einer Orthese ist abhängig von:

- der Wirksamkeit,
- dem Tragekomfort,
- dem Handling der Orthese,
- der Akzeptanz des Kindes,
- der Akzeptanz der Eltern,
- der Akzeptanz der Physiotherapeuten und
- der Akzeptanz der Schule.

Die Weigerung mancher Kinder, beim morgendlichen Aufstehen aus dem Bett auch nur einen Schritt ohne Orthesen zu machen oder ohne Orthesen am Sportunterricht teilzunehmen, bestätigt unsere Bemühungen.

Finanzierung

Weder die Krankenkassen noch das Statistische Bundesamt in Berlin können Auskunft zu den Kosten der Hilfsmittelversorgung bewegungsgestörter Kinder in Deutschland geben. Es gibt keine Daten, die im Zusammenhang mit der Diagnose erhoben werden.

Die gute Orthesenversorgung bei Kindern ist ein künstlerisches Handwerk, welches Zeit, Können und Einfühlungsvermögen benötigt. Personalkosten sind teuer. Die veranschlagten Kosten sind – abhängig von der Firma – sehr unterschiedlich.

Das teuerste Hilfsmittel ist jedoch jenes, welches ungenutzt im Schrank steht.

In Deutschland werden Hilfsmittel erst nach Prüfung eines Kostenvoranschlages der Orthopädietechnischen Firma von den Krankenkassen genehmigt. Eine Budgetierung der Hilfsmittelkosten gibt es noch nicht.

19.4   Zusammenfassung

Bewegungsgestörte Kinder ändern mit dem Wachstum und ihrer natürlichen Entwicklung ihr Störungsmuster schnell. Eine notwendige orthetische Versorgung muss zeitnah, passgerecht, ärztlich kompetent und funktionsgewinnend sein, um Basis für die Akzeptanz des Hilfsmittels bei dem Kind und den betreuenden Personen zu erreichen.

Es wird ein Überblick über die orthetische Versorgung bei bewegungsgestörten Kindern gegeben. Auf die Versorgung mit dynamischen Hüftgelenkschienen und Sprunggelenk- und Füßorthesen nach Hylton wird ausführlich eingegangen, da mit diesen Maßnahmen Operationen vermieden werden können. Die Wirksamkeit der Hylton-Orthese auf die grobmotorische Funktion zerebralparetischer Kinder wird mit dem „Gross Motor Function Measure" nachgewiesen.

19.5   Literatur

Baise M (1994) Der Knickplattfuß bei Cerebralparese. Neue Behandlungskonzepte mit der TR-Ringorthese. Orthopädietechnik 9:834–837

Baumann JU (1994) Die Behandlung der infantilen Zerebralparese. In: Niethard FU (Hrsg) Kinderorthopädie. Thieme, Stuttgart New York, S 102–104

Brunner R, Meier G, Ruepp T (1998) Comparison of a stift and spring type ankle-foot orthosis to improve gait in spastic hemiplegic children. J Pediatr Orthop 18(6): 719–26

Carstens C (1999) Die neuromuskuläre Skoliose. Orthopäde 81:622–633

Carlson WE, Vaughan CL, Damiano DL, Abel MF (1997) Orthotic management of gait in spastic diplegia. Am J Phys Med Rehabil 76:219–225

Evans C, Gowland C, Rosenbaum P (1994) The effectiveness of orthoses for children with cerebral palsy. Dev Med Child Neurol 36 (suppl 70):26–27

Ferrari A, Cion G (1998) Infantile Zerebralparese. Springer, Berlin Heidelberg New York, S 391–433

Hafkemeyer RU (1997) Die orthopädietechnische Hilfsmittelversorgung und kranken-gymnastische Behandlung bei Spina bifida. Orthop Praxis 33/12:801–805

Hainsworth F, Harrison MJ (1997) A preliminary evaluation of ankle orthoses in the management of children with cerebral palsy. Dev Med Child Neurol 39:243–247

Hefti F (1998) Kinderorthopädie in der Praxis. Springer, Berlin Heidelberg New York, S 717–727

Hopf C, Eysel P, Rompe J-D, Forst R, Carstens C, Metz-Stavenhagen P (1996) Indikationsempfehlungen zur operativen Korrektur von neuromuskulären und kongenitalen Skoliosen. Arbeitskreis für Wirbelsäulendeformitäten der DGOT. Orthopädische Praxis 32/11:727–732

Katz D E, Haideri N, Song K, Wyrick P (1997) Comparative study of conventional hip-knee-ankle foot orthoses versus reciprocating-gait orthoses for children with high-level paraparesis. J Pediatr Orthop 17(3):377–86

Kuoppamäki-Herzig M, Kalbe U (1995) Dynamische Fußorthesen nach Nancy Hylton. Krankengym 47/6:794–803

Myhr U (1995) Five-year follow up of functional sitting position in children with cerebral palsy. Dev Med Child Neurol 37 (7):587–596

Manolikakis G (1992) Individuelle Versorgung mit Sitzspreiz- und Spreizliegeschalen bei Adduktionskontrakturen und drohender paralytischer Hüftluxation bei infantiler Zerebralparese. Orthop Technik 10:810–815

Niethard FU (1997) Kinderorthopädie. Thieme, Stuttgart New York, S 312, 329

Radtka SA, Skinner SR, Dixon DM, Johanson ME (1997) A comparison of gait with solid, dynamic and no ankle-foot orthoses in children with spastic cerebral palsy. Phys Ther 77 (4):395–409

Russel DJ, Rosenbaum PL, Cadman DT, Gowland C, Hardy S, Jarvis S (1989) The Gross Motor Function Measure: A means to evaluate the effects of physical therapy. Dev Med Child Neurol 31:341–352

Protokoll des Symposions zur Qualitätssicherung der Nancy-Hylton-Orthese vom 29.4.98 in Heikendorf

Stallard J, Major RE, Patrick JH (1995) The use of the Orthotic Research and Loco-motor Assessment Unit (Orlau) Para Walker by adult myelomeningocele patients: a seven year retrospective study – preliminary results. Eur J Pediatr Surg 5 (Suppl): 24–26

Kapitel 20

Extrakorporale Stoßwellen

H. Lohse-Busch

20.1 Einführung

Wie sind Bewegungsstörungen zu verstehen?

Zu Bewegungsstörungen kommt es, wenn entweder das Gehirn, die Nerven
oder die Muskeln selbst gestört oder erkrankt sind. Die eigentlichen
Grunderkrankungen, beispielsweise Hirn- oder Nervenschädigungen oder
fortschreitende Muskelerkrankungen sind derzeit in der Regel keiner hei-
lenden Therapie zugänglich.

Unabhängig von der Ursache der Bewegungsstörungen stellt sich aber
regelmäßig ein eigenartiges Phänomen ein, indem sich die Muskeln selbst
immer dann verändern, wenn ihre nervöse Steuerung nicht normal ist. Sie
werden steif, zäh, kurz – aber bei bestimmten Grundkrankheiten auch
schlaff und teigig. Diese Veränderungen gehen nicht vom Gehirn aus, sondern sind eine krankhafte Eigenleistung der Muskeln selbst. Die gerade beschriebenen Änderungen der Qualität der Muskeln werden unter dem Begriff „Muskelfunktionsstörungen" zusammengefasst. Sie gleichen in vielerlei Hinsicht Störungen, die bei orthopädischen Erkrankungen und in der
Sportmedizin gesehen werden. Durch diese Störungen, die in zweiter Linie
als Folge der neurologischen Grundkrankheit entstehen, werden die Bewegungen der Kinder mühevoll oder gar unmöglich, obwohl sie das Gehirn
im Einzelfall vielleicht theoretisch planen und ausführen könnte (Lohse-
Busch u. Graf-Baumann 1997).

Damit wir überhaupt Bewegungen ausführen können, bedürfen wir der
ständigen Eigenwahrnehmung aller unserer Körperteile. Muskeln und Sehnen sind sehr feine Sinnesorgane, die normalerweise jederzeit ihren Span-
nungszustand an das Gehirn melden. Es entsteht eine ungeheure Menge
von Informationen, aus denen die Stellung jeder einzelnen Gliedmaße im
Raum erkannt werden kann. Solange unser Gehirn nicht weiß, wie die
Glieder zueinander im Raum angeordnet sind, können wir auch keine ziel-
gerichteten Bewegungen ausführen. Lähmungen, die vom Gehirn ausgehen,
Muskelfunktionsstörungen oder Schwächen, die durch kranke Muskeln be-

dingt sind, schränken die Beweglichkeit ein. Eine verarmte Beweglichkeit bedeutet auch eine ungenügende Eigenwahrnehmung (Hummelsheim u. Mauritz 1993; Schlack 1996).

Kinder müssen naturgemäß eine Fülle von Bewegungen erlernen und als Bewegungsprogramme im Nervensystem dauerhaft abspeichern. Auch die geistige Entwicklung hängt zu erheblichen Teilen davon ab, ob die Welt mit normalen Bewegungsprogrammen erfahren werden kann (Schlack 1996). Auf die Dauer verkümmern körperliche und geistige Funktionen, wenn sie nicht genutzt werden. Es entsteht also aus der veränderten Muskelmechanik, der eingeschränkten Eigenwahrnehmung und dem Verkümmern ursprünglich vorhandener Fähigkeiten eine ernstzunehmende Behinderung in zweiter Linie (Lohse-Busch u. Graf-Baumann 1997).

Bewegungsgestörte Kinder befinden sich deshalb in einem Teufelskreis: Funktionsgestörte Muskeln versagen als Sinnesorgan. Die dadurch verfälschte Eigenwahrnehmung lässt korrekte Bewegungen nicht zu. Aus unkorrekten Bewegungen resultiert andererseits eine unkorrekte Eigenwahrnehmung. Weil die Kinder Bewegungen nur fehlerhaft oder gar nicht ausführen, können Sie die notwendigen Programme auch nicht lernen. Die geistige Entwicklung, aber auch die motorische Lernfähigkeit wird durch mangelhafte Bewegungen gehemmt. Am Ende werden die Möglichkeiten zu einer natürlichen Entwicklung der Bewegungsmuster immer mehr eingeschränkt. Die Behinderung verschlechtert sich in zweiter Linie.

Da es grundsätzlich nicht möglich ist, die Zerstörungen im zentralen Nervensystem der Kinder zu heilen, muss das Augenmerk der Behandlungen auf das Ziel gerichtet sein, zuerst einmal die durch die Muskelfunktionsstörung behinderte Bewegung zu erleichtern. Erst eine erweiterte Bewegungsmöglichkeit kann zu einer verbesserten Bewegungsfähigkeit führen. Die meisten Muskelfunktionsstörungen lassen sich durch geeignete Maßnahmen günstig beeinflussen (Hummelsheim u. Mauritz 1993). Neben der Manuellen Medizin mit ihren verschiedenen Techniken haben sich seit 1995 die extrakorporalen Stoßwellen als wirksam erwiesen (Baumann u. Baumann 1997; Lohse-Busch et al. 1997).

20.2   Theoretische Grundlagen

Was sind extrakorporale Stoßwellen und wo werden sie angewandt?

Im medizinischen Bereich verwendete Stoßwellen sind physikalisch gesehen Schall (akustische Stoßwellen). Schall ist eine Energie, die man spüren kann, z.B. wenn man seine Hand vor einen Lautsprecher hält. Man fühlt dann, dass die Schallwellen die Haut der Hand berühren.

In den 50er Jahren wurde in den USA ein Patent auf die Erzeugung von Stoßwellen erteilt, die ein Schallgenerator erzeugte. Es handelt sich dabei um wenige Millisekunden andauernde Schallwellen von hoher Energie. Weil sie außerhalb des Körpers erzeugt werden, nennt man sie *extrakorporale Stoßwellen*.

Ein Wasserkissen wird auf den Körper aufgesetzt, und über ein wasserhaltiges Gel werden meist 2 Stoßwellen pro Sekunde in den Körper geleitet, wo sie mit Schallgeschwindigkeit durch das Gewebe wandern. Die Energie wird normalerweise gebündelt (fokussiert), so dass sie wie Licht durch eine Lupe fallend, in wenigen Quadratmillimetern konzentriert, z.B. auf einen Nierenstein treffen kann. Mit dieser Technik und sehr hoher Energie wird die Kristallstruktur der Nierensteine derart erschüttert, dass sie zerspringen.

Die im medizinischen Bereich angewandten fokussierten Stoßwellen werden in 2 Kategorien eingeteilt:
- *Hochenergetische extrakorporale Stoßwellen* mit einer Energieflussdichte über $0,38$ mJ/mm^2 im Fokus werden z.B. zur Zertrümmerung von Nierensteinen oder zur Förderung der Heilung von Knochenbrüchen eingesetzt. Im internationalen Vergleich werden sie eher selten zur Behandlung von gelenknahen schmerzhaften Zuständen der Weichteilgewebe benutzt.
- *Niedrigenergetische Stoßwellen* mit einer Energieflussdichte von unter $0,24 - 0,08$ mJ/mm^2 im Fokus werden meist zur Behandlung von schmerzhaften Zuständen der Weichteile eingesetzt (Busch 1997; Chaussy et al. 1995; Gigliotto u. de Durante 1999).

So konnten mittlerweile in über 20 Millionen Fällen die sonst notwendigen Operationen zur Entfernung von Nierensteinen eingespart werden. In den 80er und 90er Jahren versuchten vor allem deutsche und italienische Orthopäden dieses Prinzip auf verkalkte Sehnen zu übertragen, wie sie beispielsweise bei der sog. Kalkschulter, dem Tennisellenbogen oder dem Fersensporn auftreten (Buch 1997; Chaussy et al. 1995). Man hatte die Vorstellung, dass die Stoßwellen die Kalkdepots mobilisieren und damit eine Schmerzfreiheit herbeiführen sollten. Aber auch bei gelenknahen Schmerzen ohne jede Verkalkung sind extrakorporale Stoßwellen sehr wirksam (Feretti 2000; Haist 1995). Es gelingt in der Mehrzahl der Fälle, durch diese Behandlungen Operationen zu vermeiden.

Nun ist ein Kalkdepot an sich in der Regel gar nicht schmerzhaft. Solche Zustände kommen bei einem Großteil der älteren Bevölkerung vor, ohne dass irgendwelche Beschwerden bestünden. In jedem Falle aber sind die beschriebenen schmerzhaften Zustände von einer Funktionsstörung der Muskulatur begleitet, die als Ursache für beispielsweise einen Tennisellenbogen anzusehen ist. Man kann also davon ausgehen, dass extrakorporale Stoßwellen bestimmte Funktionsstörungen der Muskulatur mittelbar oder unmittelbar mildern.

Wegen dieser Erkenntnis wird die neue Behandlungsmethode zunehmend in der Sportmedizin eingesetzt (Feretti 2000; Haist 1995). Hier wird einerseits die schmerzhafte Störung der Muskelfunktion wirksam behandelt und andererseits eine Durchblutungsförderung erzielt (Buch 1997; Gigliotto u. de Durante 1999; Milani et al. 1999; Russo et al. 1996).

Akustische Stoßwellen stellen eine Energieform dar, die abhängig von ihrer Stärke wie alle anderen Energien (z. B. Wärme) heilsam oder zerstörerisch wirken kann.

Was ist eine dispergierende Stoßwelle?

Bei den fokussierten extrakorporalen Stoßwellen nimmt die Energieflussdichte im Gewebe von der Kopplungsmembran der Therapiequelle bis zum Fokus ständig zu. Die Bündelung der Energie erlaubt ein punktgenaues Arbeiten. Es ist dabei erwünscht, dass möglichst viele Stoßwellen auf den selben Ort treffen (Buch 1997)

Dispergierende (auseinanderstrebende) Stoßwellen, die von uns zur Behandlung von Bewegungsstörungen bei Kindern eingesetzt werden, transportieren eine Energie mit einer Energieflussdichte von 0,012–0,03 mJ/mm^2 an der Kopplungsmembran, die also bei 10–30% dessen liegt, was allgemein als „niedrigenergetisch" bezeichnet wird.

Bei dem von uns benutzten Gerät, einem umgebauten Minilith SL der Fa. Storz Medical aus Kreuzlingen, wurde der Fokus der Energie in die Therapiequelle verlagert, so dass jenseits der Bündelung wieder auseinanderstrebende Stoßwellen für die Therapie genutzt werden können. Im Unterschied zu den fokussierten Stoßwellen nimmt die Energie jenseits des

Fokus, also auch jenseits der Kopplungsmembran, im Gewebe ständig mit dem Quadrat der Entfernung ab. Bildlich gesprochen streben die energiereichen Wellen auseinander, als ob man einen Stein in Wasser geworfen hätte. Dieses Verfahren hat den Vorteil, durch eine risikolose Behandlung möglichst viel Muskulatur zu erreichen.

Die Energie niedrigenergetischer dispergierender extrakorporaler Stoßwellen nimmt mit dem Abstand zur Therapiequelle ab und erreicht das zu behandelnde Gewebe flächenhaft.

Was bewirken Stoßwellen im menschlichen Körper?

Über die Wirkungsweise extrakorporaler Stoßwellen ist manches bekannt und manches noch Spekulation.

Stoßwellen rütteln die Gewebe, durch die sie wandern, kräftig durch. Von Knochen prallen sie ab. Sicher ist, dass diese Energien mit Scherkräften auf das Gewebe wirken und auf diese Weise ein kraftvoller aber doch sehr feiner Massageeffekt auf die Muskelfasern ausgeübt wird (Buch 1997; Feretti 2000). Im Weichteilgewebe kommt es aufgrund der schnellen Druck- und Zugkräfte (Buch 1997) neben der kurzzeitigen Erschütterung der feinsten Bestandteile der Körperzellen zum sog. Kavitationsphänomen.

Eine plötzliche Änderung des Druckes auf Flüssigkeiten bewirkt die kurzfristige Entstehung von feinsten Gasbläschen. Sie schwirren mit großer Geschwindigkeit und damit mit großer Energie in ihrer Umgebung umher und lassen während ihres Entstehens und Vergehens kurzlebige, schnelle Strömungen entstehen, die lanzenartig geformt sind. Diese Gasbläschen leben nur Tausendstel von Sekunden, schlagen aber durchaus kleinste Löcher in die Membranen der Zellorgane (Russo et al. 2000). Diese Löcher schließen sich sehr schnell wieder, gestatten aber einen lebhaften Austausch der chemischen Bestandteile in den Zellen, so dass der Stoffwechsel angeregt wird.

Die Steifigkeit der Muskulatur ist definiert durch eine Persistenz von Aktinomyosinbrücken. Es ist denkbar, dass über die Scherkräfte diese Aktinomyosinbrücken gelöst werden und damit die Steifigkeit der Muskulatur nachlässt.

Es ist bekannt, dass Stoßwellen die Aktivität von Nerven wecken. Sie fördern damit einerseits die Eigenwahrnehmung, könnten aber auch direkten Einfluss auf die (efferente) Steuerung der gestörten Muskulatur nehmen (Buch 1997; Schelling et al. 1994). Sie reizen auch Nerven, die sonst nicht benutzt werden, so dass bei Erkrankungen mit Gefühlsstörungen – beispielsweise in der Fußsohle – nach der Behandlung von einem besseren Fuß-Boden-Kontakt berichtet wird.

Die schmerzhaft gestörte Muskelfunktion der Kaumuskulatur konnte durch Stoßwellenbehandlung dauerhaft behoben werden (Kraus et al. 1999). Die Behandlung von schmerzhaften Störungen des Bewegungssystems, z. B. eines Tennisellenbogens, ist in vielen Fällen zumindest anfänglich so schmerzhaft, dass eine Lokalanästhesie notwendig wird. Erst im Verlauf der Behandlung setzt eine Schmerzlinderung ein (Gigliotto u. de Durante 1999).

Der Mechanismus der Schmerzlinderung ist noch nicht ausreichend erforscht. Diskutiert wird ein „wash out"-Phänomen (Buch 1997; Gigliotto u. de Durante 1999; Milani et al. 1999; Russo et al. 2000), bei dem durch die Durchblutungsförderung schädliche Substanzen weggeschwemmt werden sollen. Auch scheint es möglich, dass schmerzvermittelnde Nerven (Nozizeptoren) nach der bekannten Gate-Control-Theorie von Melzack überreizt werden (Gigliotto u. de Durante 1999), so dass von dort keine Meldungen mehr verarbeitet werden können.

Am Modell der vielfach erfolgreich behandelten Pseudarthrosen (Falschgelenke nicht heilender Knochenbrüche) konnte bewiesen werden, dass extrakorporale Stoßwellen nicht nur augenblicklich die Durchblutung des Gewebes verbessern, sondern auch die Neubildung von Kapillaren und damit die Durchblutung langzeitig fördern (Gigliotto et al. 2000; Russo et al. 1996). Hier könnte sich ein positiver Einfluss auf die schlecht durchbluteten Gliedmaßen bei bewegungsgestörten Patienten bemerkbar machen.

Extrakorporale Stoßwellen regen den Zellstoffwechsel und die Durchblutung an, lassen Blutkapillaren aussprossen, lindern Schmerzen in den Weichteilen, lassen Knochenbrüche schneller heilen und regen Nerven dazu an, Informationen zu produzieren. Die Steifigkeit und die Verkürzungsneigung funktionsgestörter Muskeln wird gemildert.

Was sollen extrakorporale Stoßwellen bei bewegungsgestörten Kindern bewirken?

Breitflächig angewandte (dispergierende) extrakorporale Stoßwellen vermindern nach unserer Erfahrung die Steifigkeit der Muskulatur erheblich. Auch Muskelverkürzungen (Kontrakturen) können deutlich gelindert werden, solange es sich um sog. „weiche" Kontrakturen handelt (Baumann u. Baumann 1997). Die Wirksamkeit extrakorporaler Stoßwellen auf bereits dauerhaft verkürzte Muskeln („stiff contractures") ist geringer, aber nachweisbar. Bei bestimmten Formen des Ballenhohlfußes oder Klumpfußes aber, bei denen die Beugesehnen des Fußes verkürzt sind, sind nicht selten hervorragende Ergebnisse zu erzielen. Nach einer erfolgreichen Behandlung lässt sich ein Spitzfuß oder Klumpfuß, aber auch ein Senk-Knick-Fuß wesentlich leichter redressieren.

Die Verbesserung der biomechanischen Qualitäten der Muskeln führt zu einer erweiterten Bewegungsmöglichkeit (Baumann u. Baumann 1997; Lohse-Busch et al. 1997). Da auch Nerven, die sonst nicht genutzt werden („silent afferences"), Reizungen erfahren, erweitert sich die Eigenwahrnehmung deutlich. Eine Verbesserung der Durchblutung des Muskelgewebes, wie sie von anderen Wissenschaftlern nachgewiesen worden ist (Gigliotto et al. 2000; Russo et al. 1996), dürfte zu einen unmittelbaren Nutzen bei Bewegungsstörungen führen.

Extrakorporale Stoßwellen sollen bei bewegungsgestörten Kindern die in zweiter Linie aufgetretenen Störungen der Muskulatur und der Nerven lindern, um eine erweiterten Bewegungsmöglichkeit zu schaffen, die im günstigen Fall zu einer erweiterten Bewegungsfähigkeit führen soll. Sie sollen auch durch direkte Reizung die Eigenwahrnehmung verbessern.

Sind extrakorporale Stoßwellen für Kinder schädlich?

So wie es beim elektrischen Strom höchste Energien mit größter Zerstörungskraft gibt, können Stoßwellen mit höchster Energie z. B. Nierensteine zertrümmern. Alles ist eine Frage der Stärke der Energie. Elektrische Hochspannung mit hoher Stromstärke tötet. Die Stromstärke einer einfachen Taschenlampenbatterie ist für den Menschen sicherlich ungefährlich. Genauso verhält es sich mit extrakorporalen Stoßwellen mit besonders niedriger Energie.

In einer Literaturübersicht (Buch 1997) wird auf die Dosisabhängigkeit der Schädigungen an Zellen und Zellorganellen hingewiesen. Abhängig von Impulszahl und Energiedichte der Stoßwellen, die punktuell auf ein Gewebe einwirken, kommt es nach vorübergehenden subzellulären Schädigungen schließlich zu erheblichen Zerstörungen von zellulären Strukturen bis hin zur Zertrümmerung von Knochen.

Die Schwellenwerte, ab wann Schädigungen an verschiedenen Zellen oder Zellorganellen (Zellbestandteile) auftreten, wurden u. a. am menschlichen Nabelschnurpräparat (Buch 1997; Seitz 1993; Steinbach et al. 1995) und an Zellkulturen von Prostata- und Blasenkarzinomen erarbeitet: Die punktuelle Applikation von 2000 Stoßwellen (1/s) mit einer Energiedichte von 0,21 mJ/mm^2 auf menschliche Nabelschnüre führte zu Endothelablösungen. Die Induktion von Membranveränderungen und anderer subzellulärer Strukturen (Zellkerne, Mitochondrien) an Prostatakarzinom- und Blasenkarzinomsphäroiden konnte ab 200 punktuellen Impulsen mit einer Energiedichte von 0,12 mJ/mm^2 beobachtet werden. Diese Veränderungen von Zellorganellen waren bereits 10 Minuten nach der Behandlung fast verschwunden und spätestens nach 50 Stunden nicht mehr nachweisbar (Steinbach et al. 1995). Histologische Veränderungen nach Stoßwellenapplikation am nicht durchbluteten Schweinepräparat konnten aber weder an Haut, Subcutis, Muskulatur, N. ischiadicus oder Knorpel nachgewiesen werden (Chaussy et al. 1995). Die Behandlung von Ferkeln auch mit höchsten Energien führte zu keiner Schädigung der Wachstumsfugen (Benthien et al. 1999). Allerdings können durch Stoßwellen abhängig von der Energieflussdichte und der Anzahl der punktuell verabreichten Impulse Schwellungen im Gewebe und Blutungen erzielt werden (Buch 1997).

Eigene Untersuchungen über die Behandlung von Muskelgewebe bei Versuchspersonen führten zu dem Ergebnis, dass Muskelzellen durch extrakorporale Stoßwellen in der von uns angewandten Energiestärke nicht geschädigt werden (Lohse-Busch et al. 1997).

Eine immobile, gleichmäßige, fokussierte Applikation, bei der das Risiko der Nebenwirkungen steigt, wird durch die flächige Ausbreitung und die Anwendung niedrigster Energien gänzlich vermieden. Eine weitere Energieminderung entsteht durch Reflexions- und Absorptionsphänomene im Gewebe.

In der Rheintalklinik Bad Krozingen wird bei der Behandlung die Therapiequelle ständig auf den zu behandelnden Muskeln oder aber auf den zu behandelnden Gliedmaßen bewegt. Eine unerwünschte Akkumulation von Energien wird damit sicher vermieden. Bei ca. 4000 Behandlungen an bewegungsgestörten Kindern über einen Zeitraum von 4–5 Jahren konnte der Autor keine unerwünschten Wirkungen beobachten.

Die Behandlung mit niedrigenergetischen dispergierenden extrakorporalen Stoßwellen aus einer Therapiequelle, die gegenüber dem zu behandelnden Gewebe ständig bewegt wird, ist ungefährlich. Die Behandlung schmerzhafter Muskelfunktionsstörungen ist schmerzhaft. Die Behandlung der schmerzlosen Muskelfunktionsstörungen der bewegungsgestörten Kinder ist schmerzlos.

20.3   Behandlung mit extrakorporalen Stoßwellen

Therapeutisches Vorgehen

An welchen Körperteilen werden extrakorporale Stoßwellen angewandt?

Der dispergierende Charakter von nicht fokussierten Stoßwellen lässt es zu, dass ganze Muskelgruppen gelähmter und verkürzter Muskeln sowie verkürzte Sehnen breitflächig behandelt werden können. Das besonders dicht mit Nerven versorgte Gebiet des oberen Nackens (Nackenrezeptorenfeld) und die ebenso dicht innervierten Fußsohlen werden wegen ihrer weitreichenden Funktion als Sinnesorgane in die Behandlungen einbezogen. Zur Verbesserung der Mund- und Schlundmotorik leiten wir unsere Stoßwellen auch von unten in den Mundboden. Diese Behandlung ist ebenfalls schmerzlos.

Behandlungsergebnisse

Untersuchung I: Laborchemische Parameter (Lohse-Busch et al. 1997)

Bei 20 erwachsenen, zufällig ausgewählten, beschwerdefreien Versuchspersonen wurden die Muskelbäuche der Ischiocruralgruppen und des Gastrocnemius mit je 500 Stoßwellen mit einer Energieflussdichte von 0,04 mJ/mm^2 behandelt. Direkt vor und 3 Stunden nach der Behandlung, in Einzelfällen auch nach 16 Stunden nochmals, wurden die CPK, CK-MB, HBDH, LDH, aP und GPT im Serum untersucht. Für die Untersuchung wurde eine Kontrollgruppe nicht für nötig gehalten, da Plazeboeffekte bei der Versuchsanordnung ausgeschlossen scheinen.

Ergebnisse

Die Veränderungen der laborchemischen Parameter vor und nach der Behandlung mit ESW hielt sich mit maximal 2% in den Grenzen der normalen Fehlerbreite. Eine zelluläre Schädigung der Muskeln scheint damit für die beschriebene Art der Anwendung ausgeschlossen.

Untersuchung II: ICP-Symptomatik an der unteren Extremität (Lohse-Busch et al. 1997)

33 zufällig ausgewählte Kinder und Jugendliche mit tetraspastischer Bewegungsstörung bei infantiler Zerebralparese, eine Patientin mit spastischer Tetraparese nach Schädel-Hirn-Trauma wurden untersucht. Sie erhielten in einer Sitzung 2mal 400 Stoßwellen von je 0,012–0,03 mJ/mm^2 Energieflussdichte auf die kontrakturbildende Muskulatur ihrer 66 unteren Extremitäten.

Die 33 tetraspastischen Patienten waren 19 Jungen im Durchschnittsalter von 8,9 Jahren, der jüngste 4-, der älteste 15jährig, sowie 14 Mädchen im Durchschnittsalter von 9,7 Jahren, das jüngste 4-, das älteste 18jährig.

Alle Patienten zeigten Beugekontrakturen der unteren Extremitäten und hatten seit Jahren krankengymnastische Behandlungen nach Bobath (s. Kap. 4) oder Vojta (s. Kap. 5) erhalten. Sie waren ebenfalls mit den notwendigen Hilfsmitteln und Orthesen ausgerüstet. Nach einer 2- bis 3wöchigen Behandlungsserie mit werktäglicher Manueller Medizin, intensivierter Krankengymnastik, detonisierender und propriozeptionsfördernder Massage sowie Bewegungsübungen im Thermalbad schien das derzeitige Potenzial der möglichen biomechanischen und sensomotorischen Verbesserungen erschöpft.

In der Gruppe befanden sich Kinder mit deutlicher muskulärer Hypertonie der Extremitäten und schlecht innerviertem, hypotonem Rückenaufrichtesystem, Kinder mit wechselnden Tonusverhältnissen und 3 Kinder mit stark hypotoner Muskulatur, Minimalspastik, aber mit Kontrakturen.

Nach passivem Redressement der Hüft-, Knie- und oberen Sprunggelenke bis zur „harten Kontraktur" oder bis zum physiologischen „Endgefühl des joint play" (Gigliotto et al. 2000) wurde deren Bewegungsumfänge mit dem Goniometer gemessen. Die Messungen erfolgten im Liegen nach der Neutral-Null-Methode.

Ergebnisse

Die folgenden Daten beziehen sich auf Messungen nach einer Einzelbehandlung mit extrakorporalen Stoßwellen (Tabelle 20.1).

Tabelle 20.1 zeigt den passiven Bewegungsumfang von 66 Hüft-, Knie- und oberen Sprunggelenken bei 33 Kindern und Jugendlichen mit spastischer Diparese, spastischer Hemiparese, spastischer Tetraparese meist verbunden mit extrapyramidalen Störungen (Dyskinesien, Dystonien).

Die statistische Auswertung wurde anhand einer 2-Faktorenvarianzanalyse aller gemessenen Werte in Winkelgrad erstellt. Die Zunahme der Extensionsfähigkeit der Gelenke ist jeweils statistisch signifikant. Vom typi-

Tabelle 20.1. Durchschnittliche Verbesserung der Gelenkbeweglichkeit der Hüft-, Knie- und oberen Sprunggelenke nach Behandlung mit Stoßwellen

n = 66	Hüften	p	Knie	p	OSG	p
Extension	12,2	0,001	8,3	0,001	2,2	0,005
Flexion	4,9	0,008	4,1	0,006	5,0	0,025
Gesamtbeweglichkeit	17,1		12,4°		7,2	

Tabelle 20.2. Durchschnittliche Verbesserung der Gelenkbeweglichkeit der Streckfähigkeit der Ellenbogengelenke und der Außendrehung der Hände nach Behandlung mit Stoßwellen

n = 84	Extension	Supination
Verum n = 72	4,79	16,32
Kontrollgruppe n = 12	0,42	4,16

schen spastischen Störungsmuster ausgehend zeigten sich geringere und seltenere Bewegungsbehinderungen in der Flexion. Die Verbesserungen sind deswegen relativ gering.

Ein Unterschied der Wirkung in Bezug zum muskulären Grundtonus (Hypertonie oder Hypotonie) konnte nicht gesehen werden.

Untersuchung III: ICP-Symptomatik der oberen Extremitäten

In dieser randomisierten, doppelt verblindeten, prospektiven Untersuchung wurden bei 37 Kindern (Verum-Gruppe) insgesamt 72 obere Extremitäten behandelt (Tabelle 20.2). In dieser Gruppe fanden sich 14 Mädchen und 23 Jungen im Durchschnittsalter von 11,8 Jahren (jüngster Patient 4,5 Jahre, ältester Patient 18 Jahre). Die Kontrollgruppe umfasste 6 zufällig ausgewählte Kinder, darunter 4 Jungen und 2 Mädchen im Alter von 9,8–14,9 Jahren. Es wurden 12 obere Extremitäten untersucht und zum Schein behandelt.

Die 43 Kinder litten unter den Folgen einer infantilen Zerebralparese. Es fanden sich 41 Tetraparesen und 2 Hemiparesen. Alle Patienten zeigten Beugekontrakturen der oberen Extremitäten und eine Einschränkung der Supinationsfähigkeit der Hand, die durch sog. softe Kontrakturen bedingt waren. Die Kinder hatten seit Jahren krankengymnastische Behandlungen nach Bobath (s. Kap. 4) oder Vojta (s. Kap. 5) erhalten. Nach einer 2wöchigen Behandlungsserie mit werktäglicher Manueller Medizin, intensivierter

Krankengymnastik, detonisierender und propriozeptionsfördernder Massage sowie Bewegungsübungen im Thermalbad schien das derzeitige Potential der möglichen biomechanischen Verbesserungen erschöpft.

Es wurden jeweils 500 Stoßwellen mit einer Energieflussdichte zwischen 0,012 mJ/mm^2 und 0,03 mJ/mm^2 auf die Beugemuskulatur der oberen Extremitäten appliziert. Die Verblindung wurde durch Interposition einer 5 mm dicken Neoprenscheibe zwischen die Therapiequelle und den Körper erzielt. Dem kontrollierenden Arzt war nicht bekannt, welches Kind zum Schein und welches tatsächlich behandelt worden war.

Gemessen wurden jeweils unmittelbar vor und nach der Behandlung oder scheinbaren Behandlung der Bewegungsumfang der Drehfähigkeit der Hand (Supination/Pronation) und die Streckfähigkeit im Ellenbogengelenk in Winkelgrad.

Ergebnisse

Alle Kinder konnten von der erweiterten Bewegungsfähigkeit ihrer oberen Extremitäten profitieren. Verschiedene Kinder konnten ihren Rollstuhl kraftvoller antreiben, wieder andere führten erstmals in ihrem Leben einen Löffel zum Mund.

Untersuchung IV: Ganglabor und Gross Motor Function Measure (Baumann u. Baumann 1997)

Diese randomisierte, doppelt verblindete Untersuchung umfasst nur 11 Kinder mit spastischer Tetra- und Diparese, mit und ohne Dyskinesien im Alter von durchschnittlich 8,9 Jahren, die alle ohne Hilfsmittel gehfähig waren. Die Verblindung wurde durch unbemerkte Interposition einer Neoprenscheibe zwischen Therapiequelle und Körper der Kinder erreicht.

Es wurde der Bewegungsumfang der Gelenke der unteren Extremitäten gemessen, eine Untersuchung im Ganglabor unternommen und der Gross Motor Function Measure Test (zu diesem Test s. auch Kap. 17) durchgeführt.

Ergebnisse

Für eine statistische Auswertung war die Gruppe zu klein und vor allen Dingen zu inhomogen. Eine solche Auswertung wurde aber dennoch unternommen. Eine Verbesserung des Bewegungsumfangs der Gelenke der unteren Extremität ließ sich unter statistischen Gesichtspunkten nicht nachweisen. Wie die hier dargestellten Untersuchungen III und IV zeigen, bedarf es dazu einer größeren Anzahl von Patienten. Allerdings ließen sich für die dynamischen Bewegungsqualitäten im Ganglabor und über den Gross Motor Function Measure Verbesserungen feststellen. Es zeigte sich die deutliche Tendenz, dass für diese Verbesserungen eine einzige Behandlung mit extrakorporalen Stoßwellen nicht ausreichend ist. Die Verbesserungen stellten sich erst nach 3–4 Behandlungen ein.

Als Hinweis für die Reduktion spastisch-hypertoner Muskelspannung wurde besonders bei den älteren und schwereren Kindern eine Verschlechterung in der Dimension Stehen des Gross Motor Function Measure gesehen. Diese Kinder waren fettleibig und konnten offensichtlich nach der Behandlung mit extrakorporalen Stoßwellen wegen der Reduktion der Muskelspannung ihr eigenes Körpergewicht schlechter tragen. Nach persönlicher Mitteilung von Baumann war dieses Phänomen bei Kontrollen mit mehrtägigem Abstand nach Stoßwellenbehandlung nicht mehr nachweisbar.

Nach den Ergebnissen dieser Untersuchung bedürfen die Kinder einer individuell verschiedenen Zeit, um verbesserte Bewegungsmöglichkeiten in Bewegungsfähigkeiten umzusetzen.

Untersuchung V: Neuropsychologische Pilotuntersuchung (Lohse-Busch et al. 1997)

Es ist bekannt, dass eine Erweiterung motorischer Fähigkeiten bei ICP-Kindern zur Verbesserung kognitiver Fähigkeiten führt (Schlack 1996). Deswegen führten wir eine fremd kontrollierte, prospektive Untersuchung neuropsychologischer Parameter durch.

3 Kinder mit Diparese und 2 Kinder mit Tetraparese zwischen 4,6 und 12,4 Jahren, im Durchschnittsalter von 8,6 Jahren wurden zufällig ausgewählt. Sie wurden vor und nach einer 2wöchigen Behandlung mit 5 Sitzungen von je 400 Stoßwellen auf die Fußsohlen und Wadenmuskulatur beider Seiten mit einer Energieflussdichte von 0,02 mJ/mm^2 überprüft. Zur Anwendung kam der ABC Kaufmann Assessment Battery for Children und der TÜKI-Test (Tübinger Luria-Christensen Neuropsychologische Untersuchungsreihe für Kinder).

Die kleine Anzahl der Kinder, ihr verschiedenes Alter und der unterschiedliche Behinderungsgrad lassen eine statistische Auswertung oder gar eine repräsentative Aussage nicht zu. Kostengründe hinderten uns an einer Erweiterung der Untersuchungen. Immerhin lassen sich aber Tendenzen aufzeigen.

Ergebnisse

Die kontrollierende Psychologin fand allgemein eine erhöhte Vigilanz bei allen Kindern nach der Behandlungsserie. Bemerkenswert war die Zunahme der oralen Praxie der Kinder. Die intellektuellen Fertigkeiten verbesserten sich um durchschnittlich 15,1 T-Werte, die kulturellen Fertigkeiten um 3,0 T-Werte, die Intelligenzäquivalente um 5,5 T-Werte und die sensomotorischen Fähigkeiten um 18,5 T-Werte. Ein Kind kooperierte während der Nachuntersuchung nicht mehr und verschlechterte damit das Gesamtergebnis der ganzen Gruppe erheblich.

Für verschiedene Testergebnisse ist ein Übungseffekt nicht auszuschließen; dieses gilt aber weniger für die Verbesserung der oralen Praxie und der sensomotorischen Fähigkeiten.

Die Interpretation der Ergebnisse darf keineswegs in dem Trugschluss münden, dass extrakorporale Stoßwellen die kognitiven Fähigkeiten bewegungsgestörter Kinder verbessern könnten. Allerdings muss eingeräumt werden, dass die Milderung von Bewegungsstörungen bei Kindern in aller Regel zu einer Verbesserung kognitiver Fähigkeiten führt. Es kommt zu einem allgemeinen Entwicklungsfortschritt – auch im kognitiven Bereich. Die Kinder der Untersuchung V haben ebenfalls an der Untersuchung II teilgenommen und eine Verbesserung der Beweglichkeit der Gelenke der unteren Extremitäten gezeigt.

Kasuistiken: Kinder mit verschiedenen Krankheitsbildern

Athetose und Ataxie

Kinder mit dyskinetischen und ataktischen Symptomen zeigen eine im Durchschnitt 3–4 Wochen andauernde Beruhigung ihrer Bewegungen und nach Aussage der Physiotherapeutinnen ein deutlich verbessertes Körperschema.

Arthrogryposis multiplex congenita

Ein 13jähriges Mädchen mit Befall der unteren Extremitäten zeigte ein über 2 Monate erleichtertes Redressement seiner Klumpfüße und ein subjektiv flüssigeres Gangbild. Der Bewegungsumfang der Kniegelenke in Extension/Flexion konnte über den gleichen Zeitraum von 0/0/25 auf 0/0/5 verbessert werden. In den Folgejahren war eine 2monatliche Behandlung ausreichend, um das Ergebnis zu halten.

Myopathien

Bei den kindlichen Myopathien ist die Verzögerung der Spitzfußentwicklung essentiell zur Erhaltung der Stand- und Gehfähigkeit. Die Behandlung erfolgte jeweils in der beschriebenen Form auf die Beugemuskeln der unteren Extremitäten.

Bei 2 Jungen mit Duchenne-Myopathie im Alter von 5 und 6 Jahren konnte der Bewegungsumfang der oberen Sprunggelenke in Dorsalextension/Plantarflexion von 0/10/60 bzw. von 0/15/50 auf 5/0/60 bzw. 0/0/60 durch die Stoßwellen erweitert werden. Durch konsequente häusliche Dehnungsübungen und monatliche Wiederholungen der Behandlungen mit Stoßwellen ließen sich die Ergebnisse über mehr als 2 Jahre halten, bevor es zu einer schleichenden Verschlechterung kam. Augenfällig für die Eltern war eine verminderte Sturzneigung und eine verbesserte Ausdauer beim Gehen.

Bei 3 Patienten mit Becker-Kiener Myopathie im Alter von 9, 11 und 13 Jahren ließ sich die Dorsalextensionsfähigkeit der oberen Sprunggelenke durch monatliche Behandlungen mit Stoßwellen in der beschriebenen Form über 18 Monate jeweils um rund 10° verbessern. Die 3 Jungen zeigten ebenfalls eine verminderte Sturzneigung und verbesserte Ausdauer beim Gehen.

Ein 2jähriger Junge mit kongenitaler Myopathie unbekannter Klassifikation zeigte Beugekontrakturen der Hüften von 40°. Jeweils nach der monatlichen Behandlung betrugen die Beugekontrakturen noch 10°. Das Ergebnis hielt jeweils nur ca. 10 Tage. Über 24 Monate ist keine Verschlechterung eingetreten.

Komplikationen und unerwünschte Wirkungen

Ein Teil der Kinder empfand das Gerät und das von ihm erzeugte Geräusch als bedrohlich. Wir geben unseren Kindern einen Walkman und lassen sie Märchen oder Kinderlieder hören, damit das Geräusch übertönt wird. Oft wurden die Stoßwellen als solche kaum oder gar nicht gespürt, allenfalls wurde ein leichtes Schlagen angegeben, das von den Kindern aber nach kurzer Gewöhnung mit Gleichmut hingenommen wird.

Effektivität

Die geschilderten biomechanischen Verbesserungen treten bereits während der ersten Behandlung ein. Da aber das Grundleiden, welches für die Kontrakturen und die gestörte Propriozeption verantwortlich ist, nicht beeinflusst werden kann, versucht die Steuerung des Bewegungssystems den gewohnten (schlechten) Zustand wiederherzustellen. Das Ergebnis einer einmaligen Behandlung wird also von den nervösen Steuerungsmechanismen nicht selten wieder zunichte gemacht. Deswegen hat es sich uns bewährt, während einer 2wöchigen Komplexbehandlung 4–5mal die Stoßwellen anzuwenden. Die Erfahrung zeigt, dass die Ergebnisse durch die 2.–5. Behandlung nicht nur gesteigert sondern auch verfestigt werden können.

Die unmittelbaren biomechanischen Verbesserungen halten in der Regel 4–8 Wochen. Danach stellen sich die sekundären Störungen in der peripheren Muskulatur wegen des weiter bestehenden Grundleidens langsam wieder ein. Eine Einzelsitzung mit Stoßwellen bringt das Kind dann wieder in den verbesserten Zustand. Es handelt sich also bei der Anwendung der extrakorporalen Stoßwellen um eine ununterbrochene Behandlung, solange biomechanische Verbesserungen und Entwicklungsfortschritte noch erzielt werden können.

Allerdings ist zu bemerken, dass Bewegungen, die ein Kind täglich ausführt, nicht mehr verlernt werden. Sie werden unter dem Einfluss einer verschlechterten Biomechanik lediglich mühevoller.

Ein erlerntes und benutztes Programm geht unter diesen Umständen nicht wieder verloren. Insofern kann davon ausgegangen werden, dass einmal erzielte Verbesserungen lebenslang andauern werden.

Wie passen sich extrakorporale Stoßwellen in die verschiedenen Behandlungskonzepte bei bewegungsgestörten Kindern ein?

Niedrigenergetische dispergierende extrakorporale Stoßwellen passen sich in die hierzulande durchgeführten verschiedenen Behandlungsmethoden und Konzepte mühelos ein. Sie benutzen einen bisher unbekannten therapeutischen Zugang zu den Störungen der Biomechanik und Propriozeption und können damit physiotherapeutische, ergotherapeutische und logopädische Bemühungen, die aus anderer Richtung kommen, nur unterstützen.

Finanzierung

Die Behandlung mit extrakorporalen Stoßwellen hat noch keinen Eingang in die Gebührenordnungen gefunden. Die gesetzlichen Krankenkassen werden in der Regel diese Leistung nicht bezahlen wollen. Von ärztlicher Seite sind erhebliche Bemühungen unternommen worden, um in absehbarer Zukunft doch noch zu einer gebührenrechtlichen Regelung mit den gesetzlichen Krankenkassen zu kommen.

Privatversicherte Patienten sollen laut Werbung ihrer jeweiligen Krankenkassen schneller in den Genuss des medizinischen Fortschritts kommen. Die international zusammengetragenen Nachweise der Wirkungen von Stoßwellen auf verschiedene orthopädische Krankheitsbilder und auf Krankheitsbilder aus der Sportmedizin sollten in Verbindung mit den hier veröffentlichten Wirksamkeitsnachweisen zu den positiven Effekten auf bewegungsgestörte Kinder ausreichen, die jeweiligen privaten Krankenversicherungen zur Zahlung zu verpflichten.

20.4 Zusammenfassung

- Dispergierende, besonders niedrigenergetische extrakorporale Stoßwellen sind eine neue nebenwirkungsfreie Möglichkeit, bei muskulär-dysfunktionellen Symptomenkomplexen biomechanische und damit sensomotorische Verbesserungen des Bewegungssystems zu erzielen. Die Anwendung ist schmerzfrei und damit kindgerecht.
- Ein besonders positiver Effekt lässt sich auf die lästige Steifigkeit der Muskulatur, funktionell verkürztes Bindegewebe und den muskulären Hypertonus erzielen. Bei Kindern mit hypotoner Grundspannung besteht die Muskeldysbalance lediglich auf erniedrigtem Tonusniveau. Die Behandlung dieser Kinder ist etwas mühsamer, aber dennoch erfolgversprechend.
- „Weiche" Kontrakturen im Sinne der reinen Fehlsteuerung können in erheblichem Maße aufgelöst, „harte", teilweise als strukturell bedingt angesehene Kontrakturen begrenzt gemildert werden. Verkürzte Muskelfaszien werden dehnbarer, spastische Kokontraktionen gemildert.
- Die Behandlung der oberen Extremitäten führt zu einem verbesserten Handgebrauch.
- Bei verschiedenen Fußdeformitäten (Spitzfuß, Ballenhohlfuß, Klumpfuß) werden die sehnigen aponeurotischen Strukturen durch die Behandlung weicher, sodass nicht nur das Redressieren der Füße, sondern auch die Hilfsmittelversorgung erleichtert ist. Es kommt zu einem verbesserten Fuß-Boden-Kontakt und infolgedessen zu einer verbesserten Aufrichtung des Beckens, des Rumpfes und des Kopfes.
- Die positive systemische Wirkung auf die gesamte Motorik ist bei der Behandlung des besonders dicht mit Nerven versorgten Nackenrezeptorenfelds besonders ausgeprägt.
- Die verbesserte Propriozeption führt bei Kindern mit Dyskinesien zu einer begrenzten Beruhigung der unwillkürlichen Bewegungen.
- Die Behandlung funktionsgestörter Mund- und Schlundmuskulatur führt bei vielen Patienten zu einer Verbesserung der Sprache, der Kaufunktion und des Schluckakts.
- Bei vielen Kindern werden neue Bewegungen und Haltungen möglich. Bereits vorhandene Bewegungsmuster werden mit höherer Ausdauer und geringerer Mühe ausgeführt.

- Motorik, Propriozeption und kognitive Fähigkeiten sind unmittelbar miteinander verbunden, sodass es oft zu einem deutlichen Anstoß der allgemeinen Entwicklung kommt.
- Der unmittelbare Effekt hält mehrere Wochen bis einige Monate an. Die Zeit kann zur Erarbeitung neuer Haltungs- und Bewegungsmuster genutzt werden. Ein erlerntes und benutztes Programm geht unter diesen Umständen nicht wieder verloren.
- Die an Kindern erarbeiteten funktionellen Verbesserungen lassen sich ebenso an Erwachsenen erzielen.

20.5   Literatur

Baumann JU, Baumann J (1997) Treatment of neuromuscular dysfunction in children with spastic cerebral palsy by extracorporeal unfocused shock waves. In: Siebert W, Buch M (eds) Extracorporeal shock waves in orthopaedics. Springer, Berlin Heidelberg New York, pp 231–240

Benthien JP, Notni A, Furmann R, Venbrocks R, Schulze E (1999) Die Wirkungen von extrakorporalen Stoßwellen auf die Epiphysenfugen beim Schwein. Orthopäd Praxis 35/2:69–73

Buch M (1997) Review. In: Siebert W, Buch M (eds) Extracorporeal shock waves in orthopaedics. Springer, Berlin Heidelberg New York, pp 3–58

Chaussy C, Eisenberger F, Jocham D, Wilbert D (Hrsg) (1995) Stoßwellenlithotripsie, Aspekte und Prognosen. Standortbestimmung der Arbeitsgruppe „Experimentelle ESWL" – Übersicht und Perspektiven. Attempto, Tübingen, S 93–103

Feretti A (2000) La patologia muscolare nello sportivo. 1. Congresso Nazionale Societá Italiana di Terapia con le onde d'urto. S.I.T.O.D. Salsomaggiore Terme, (Pr) 31. Marzo-1. Aprile 2000. Abstract book 7–10

Gigliotto S, de Durante C, Russo S, Corrado B, Galasso O (2000) Le onde d'urto nel trattamiento delle pseudartrosi. 1. Congresso Nazionale Societá Italiana di Terapia con le onde d'urto. S.I.T.O.D. Salsomaggiore Terme, (Pr) 31. Marzo-1. Aprile 2000. Abstract book 37

Gigliotto S, de Durante C (1999) Il trattamento dell'epicondlite con onde d'urto a bassa energia. G.I.T.O.D. 2/1:33–35

Haist J (1995) Stoßwellentherapie knochennaher Weichteilschmerzen. Ein neues Behandlungskonzept. In: Chaussy C, Eisenberger F, Jocham D, Wilbert D (Hrsg) (1995) Stoßwellenlithotripsie, Aspekte und Prognosen. Standortbestimmung der Arbeitsgruppe „Experimentelle ESWL" – Übersicht und Perspektiven. Attempto, Tübingen

Hummelsheim H, Mauritz K (1993) Neurophysiological mechanisms of spasticity – modification by physiotherapy. In: Thilman AF, Burke DJ, Rymer WZ (eds) Spasticity: Mechanisms and Management. Springer, Berlin Heidelberg New York, S 426–438

KrausM, Reinhart E, Krause H, Reuther J (1999) Niedrigenergetische extracorporale Stoßwellentherapie (ESWT) zur Behandlung des M. masseter. Mund Kiefer Gesichtschir 3:20–23

Lohse-Busch H, Kraemer M, Reime U (1997) The use of extracorporeally induced scattered shock waves in the treatment of muscular malfunctions of different etiologies. An overview of first results. In: Siebert W, Buch M (eds) Extracorporeal shock waves in orthopaedics. Springer, Berlin Heidelberg New York, pp 215–230

Lohse-Busch H, Graf-Baumann T (Hrsg) (1997) Manuelle Medizin bei Kindern, Behandlungskonzepte. Springer, Berlin Heidelberg New York, S 9-19, S 69-74

Milani C, Ammendiola A, Perticone L (1999) Il trattamento delle tendniti inserzionali dell'anca. G.I.T.O.D. 2, 1:41-43

Russo S, Gigliotti S, De Durante C, Corrado B (1996) Diagnosis and early treatment of aseptic bone necrosis with high energy shock waves: preliminary notes. Vortrag auf dem VIII. International Meeting of the Society for Minimally Invasive Therapy & Allied Technologies, 18.-20.9.96, Cernobbio, Italien, MITAT 5 (Suppl 1):87, abstr

Russo S, Marlinghaus E, Hagelauer U, Galasso O (2000) Registrazione „in vivo" della cavitazione e sue caratteristiche bio-fisiche. G.I.T.O.D. 2/1:51-54

Schelling G, Delius M, Gschwender M, Grafe P, Gambihler S (1994) Extracorporeal shock waves stimulate frog sciatic nerves indirectly via a cavitation-mediated mechanism. Biophysical Journal 66:133-140

Schlack HG (1996) Stimulation der Körperwahrnehmung – ein wichtiges Konzept in der Behandlung zerebralparetischer Kinder. Sozialpäd und KiPra 18/5:274-276

Seitz R (1993) Analyse von stoßwelleninduzierten Zell- und Gewebeschäden. Diplomarbeit, Regensburg

Steinbach P, Wörle K, Seidl M, Seitz R, Hofstädter F (1995) Effekte hochenergetischer Ultraschallstoßwellen auf Tumorzellen in vitro und humane Endothelzellen. In: Chaussy C, Eisenberger F, Jocham D, Wilbert D (Hrsg) Stoßwellenlithotripsie, Aspekte und Prognosen. Attempto, Tübingen, S 104-109

Unterstützte Kommunikation für nichtsprechende Menschen – Verständigung ist auch ohne intakte Lautsprache möglich!

U. BRAUN

21.1 Einführung

Eine beträchtliche Anzahl von Menschen mit Bewegungsstörungen verfügt nicht oder nicht ausreichend über die Möglichkeit, sich mit Hilfe der Lautsprache zu verständigen. Die Bedeutung einer intakten Lautsprache für die Lebensqualität lässt sich von denjenigen, die selbstverständlich über dieses Kommunikationsmedium verfügen, nur erahnen. Eindrucksvoll und bedrückend machen Autobiografien von betroffenen Menschen deutlich, wie stark soziale Beziehungen, Selbstwertgefühl, Selbständigkeit und gesellschaftliche Akzeptanz von der Fähigkeit, lautsprachlich kommunizieren zu können, abhängig sind. So schildert u.a. Ruth Sienkiewicz-Mercer (1991) ihre Situation in einer Einrichtung für Schwerstbehinderte wie folgt:

„Ich wollte endlich wissen, warum sie so grob zu mir waren und weshalb sie mit mir redeten, als wäre ich schwachsinnig. In der Hoffnung, eine Reaktion – irgendeine Reaktion – zu ernten, gab ich verschiedene Laute von mir und zeigte ebenso viele mimische Äußerungen, aber sie ignorierten mich weiterhin. Sie hielten meine Ja- und Nein-Zeichen für sinnlose Gebärden, und ich hatte keine Möglichkeit, mich auf andere Weise verständlich zu machen. Solange diese Leute mich für schwachsinnig hielten und meine mimischen und lautlichen Äußerungen nicht wahrnahmen, war ich dazu verurteilt, ohne Stimme zu bleiben."

21.2 Theoretische Grundlagen

Der Terminus „Unterstützte Kommunikation"

Die Situation von Menschen, deren lautsprachliche Fähigkeiten nicht für eine befriedigende Kommunikation ausreichen, steht im Mittelpunkt eines sonderpädagogisch-therapeutischen Ansatzes, der sich im deutschsprachigen Raum unter der Bezeichnung „Unterstützte Kommunikation" inzwischen fest etabliert hat. Der Begriff ist der mehr oder weniger geglückte Eindeutschungsversuch des angloamerikanischen Fachterminus „AAC". AAC steht für „Augmentative and Alternative Communication" und bezeichnet Maßnahmen, die ergänzend (augmentative) bzw. ersetzend (alternative) zur Lautsprache Kommunikation möglich machen sollen. Während AAC im angloamerikanischen Ausland schon seit den späten 70er Jahren immer größere Bedeutung gewann, konnte sich das Fachgebiet im deutschsprachigen Raum erst mit etwa 10jähriger Verspätung etablieren. Zwar gab es auch in den 80er Jahren schon Bemühungen einzelner Praktikerinnen, doch von Seiten der sonderpädagogisch-therapeutischen Theorie wurden außer den traditionellen logopädischen Bemühungen um verbesserte Artikulationsmöglichkeiten der Betroffenen kaum weitere Alternativen aufgezeigt.

Unglücklich an dem Terminus „Unterstützte Kommunikation" wirkt heute, dass fast zeitgleich die Übersetzung „Gestützte Kommunikation" für „Facilitated Communication" in Deutschland eingeführt wurde und es durch die Ähnlichkeit der Begriffe verständlicherweise zu Verwirrung kommt. Daher an dieser Stelle eine kurze Erklärung: Bei der „Facilitated Communication" (FC) handelt es sich um eine spezielle Form der Unterstützten Kommunikation, bei der Menschen physisch – und dadurch auch psychisch – gestützt werden, während sie auf eine Kommunikationshilfe zeigen. Die Befürworter der Methode berichten von verblüffenden Erfolgen, Kritiker dagegen vermuten, dass die Äußerungen der behinderten Partner unbewusst von den stützenden Partnern gesteuert werden. Beide Parteien führen wissenschaftliche Ergebnisse für ihre Positionen an (vgl. u.a. Biermann 1999; Hilfe für das autistische Kind 1999). In diesem Artikel wird nicht versucht, das Phänomen der „Facilitated Communication" zu untersuchen, sondern das Gesamtgebiet der Unterstützten Kommunikation darzustellen. Festzuhalten ist, dass „Unterstützte Kommunikation" als Oberbegriff zu verstehen ist, während die „Facilitated Communication" eine mögliche Form der „Unterstützten Kommunikation" darstellt.

Zielgruppen der Unterstützten Kommunikation

Die Gruppe von Menschen, die von Unterstützter Kommunikation profitieren können, ist heterogen, denn es gibt verschiedene Gründe dafür, dass ein Mensch sich nicht oder nicht ausreichend mit Hilfe der Lautsprache verständigen kann. Nach von Tetzchner u. Martinsen (1992) lassen sich drei Zielgruppen unterscheiden:

- Menschen, die Lautsprache gut verstehen, aber nur unzureichende Möglichkeiten besitzen, sich selbst auszudrücken. Gemeint sind z.B. Menschen mit schweren Dysarthrien (Dysarthrophonien) oder Menschen mit fortschreitenden Muskelerkrankungen. Für diese Zielgruppe stellt Unterstützte Kommunikation ein expressives Hilfsmittel dar.

- Menschen, die Unterstützung für den Lautspracherwerb benötigen bzw. deren lautsprachliche Fähigkeiten nur dann verständlich sind, wenn sie bei Bedarf über ein zusätzliches Hilfsmittel verfügen. Hier sind z. B. Kinder mit Spracherwerbsstörungen zu nennen. Unterstützte Kommunikation fungiert hier als Unterstützung für die Lautsprache.
- Menschen, für die Lautsprache als Kommunikationsmedium zu komplex ist oder die Lautsprache ablehnen. In dieser Gruppe lassen sich Menschen mit schweren geistigen Behinderungen nennen, aber auch mutistische Menschen. Unterstützte Kommunikation hat dann die Funktion einer Ersatzsprache.

Deutlich wird, dass Unterstützte Kommunikation nicht nur dafür eingesetzt werden kann, um sich verständlicher auszudrücken, sondern auch, um kommunizierte Inhalte überhaupt zu verstehen. Bei Menschen mit schweren kognitiven Behinderungen kann Unterstützte Kommunikation somit in manchen Fällen die Brücke zum gegenseitigen Verständnis bilden. Wer das komplexe Lautgebilde „Auto", das mit dem eigentlichen Gegenstand bzw. der Tätigkeit in keinerlei Zusammenhang steht, kognitiv nicht erfassen kann, ist möglicherweise durchaus in der Lage, die Gebärde für „Auto" oder ein entsprechendes Piktogramm zu verstehen und kommunikativ zu nutzen.

Grundlegende Positionen von Unterstützter Kommunikation

Im Zusammenhang mit der Theorie der Unterstützten Kommunikation wiederholt sich einer der ältesten Streitpunkte der Sonderpädagogik, nämlich die heftige Diskussion zwischen dem oralistischen und dem kommunikativen Ansatz, die bereits im 19. Jh. die Gemüter erregte. Damals ging es um die Fragestellung, ob gehörlose Menschen Gebärdensprache erlernen sollten oder nicht. Die Oralisten vertraten die Ansicht, dass der Einsatz von Gebärdensprache die soziale Integration von gehörlosen Menschen verhindern würde, da sie, sobald sie über dieses Kommunikationsmedium verfügten, nicht mehr bereit wären, sich der Mühen der lautsprachlichen Therapie und der Kunst des Lippenlesens zu unterziehen. Und – so die nachvollziehbare Argumentation – nur gute Fähigkeiten im Bereich der Lautsprache ermöglichten eine wirkliche soziale Integration. Die Verfechter des kommunikativen Ansatzes dagegen vertraten die Meinung, dass die kommunikative, kognitive und soziale Entwicklung dieser Menschen künstlich gebremst würde, wenn sie nicht so früh wie möglich die Fähigkeit besäßen, sich kommunikativ mit ihrer Umwelt auseinander zu setzen. Somit würde das Ziel einer sozialen Integration erschwert, da das pädagogisch gutgemeinte Vorenthalten eines wirksamen Kommunikationssystems zu Sekundärbehinderungen führte. So kommt Sachs (1990) u. a. zu dem ernüchternden Ergebnis: „Die oralistische Methode und die Unterdrückung der Gebärdensprache haben zu einer dramatischen Reduzierung der Lernleistung gehörloser Kinder und der Bildung Gehörloser im allgemeinen geführt."

Während in der Förderung gehörloser Menschen sich inzwischen – mit langjähriger Verspätung übrigens auch in Deutschland – der kommunikative Ansatz durchgesetzt hat und die Gebärdensprache als Muttersprache Gehörloser anerkannt ist, finden sich in der Diskussion um die Unterstützte Kommunikation die genannten Positionen wieder. So wird immer noch argumentiert, Unterstützte Kommunikation sei erst dann angebracht, wenn die traditionelle Sprachtherapie jahrelang erfolglos verlaufe. Die Befürchtung, die diese Haltung nährt, entbehrt jedoch einer wissenschaftlichen Grundlage, denn es gibt keine empirischen Nachweise dafür, dass der frühe Einsatz unterstützender Kommunikationsmethoden für die Entwicklung der Lautsprache hinderlich ist.

Der kommunikative Ansatz fordert daher, Unterstützte Kommunikation parallel zur oralen Therapie so früh wie möglich einzusetzen und sämtliche Möglichkeiten zu nutzen, ein wirksames Kommunikationssystem bereitzustellen. Die Kommunikationsmethoden können je nach Erfordernissen der Situation und der Partner wechseln, das maßgebliche Kriterium ist ihre Effektivität für den jeweiligen Benutzer, denn das primäre Ziel stellt dar, nichtsprechende Menschen aus ihrer kommunikativen Not zu befreien. Kommunikation soll für diese Menschen nicht zu einem fortlaufenden Frustrationserlebnis werden, da sonst die Gefahr besteht, dass die für eine erfolgreiche Kommunikation notwendigen Fähigkeiten nicht erworben werden können bzw. vorhandene Fähigkeiten verschütten. Die Lautsprache als besonders vielseitiges und flexibles Kommunikationsmedium bleibt zwar immer im Blickfeld von Interventionen im Bereich der Unterstutzten Kommunikation, gleichzeitig jedoch erkennt die Disziplin an, dass zahlreiche Menschen ihre kommunikativen Bedürfnisse nicht oder noch nicht mit Hilfe der Lautsprache verwirklichen können.

Voraussetzungslosigkeit als Prinzip

Innerhalb der Theoriebildung der Unterstützten Kommunikation war es zunächst umstritten, ob bestimmte kognitive Vorbedingungen erreicht sein müssen, bevor eine Förderung einsetzen kann. Einige Autoren vertraten die Ansicht, dass Unterstützte Kommunikation erst dann sinnvoll wird, wenn das fünfte sensomotorische Stadium nach Piaget erreicht wird (z. B. Shane u. Bashir 1980; Owens u. House 1984). Abgesehen von der Tatsache, dass es schwierig erscheint, bei einem nichtsprechenden Menschen das Erreichen dieser Mindestvoraussetzung sicher zu diagnostizieren, wird dieser Ansatz der Tatsache nicht gerecht, dass Unterstützte Kommunikation eine Möglichkeit zum Erwerb des Symbolverständnisses darstellen kann. Gangkofer (1995) bezieht sich in diesem Zusammenhang auf Wygotski und führt aus, dass nichtbehinderte Kinder schon lange vor Beginn des symbolischen Denkens in ihrer Umwelt Sprache zur Verfügung steht. So haben sie die Möglichkeit, in die Symbolfunktion der Sprache hineinzuwachsen, sie nach und nach selbst zu entdecken und für sich einzusetzen. Das selbstverständliche Vorhandensein des zu erlernenden Symbolsystems erscheint somit notwendig für dessen spätere Nutzung.

Inzwischen folgt die Theorie der u.a. auch von Kangas u. Lloyd (1988) und Mirenda (1993) vertretenen Argumentation, dass jegliches menschliche Individuum von Beginn seines Lebens an in der Lage ist zu kommunizieren und dass bei Störungen des Kommunikationsprozesses eine frühestmögliche Intervention notwendig und möglich erscheint. Unterstützte Kommunikation stellt demnach nicht nur eine Ergänzung oder einen Ersatz für symbolische Kommunikation dar, sondern richtet sich ebenfalls auf vorsymbolische Kommunikationsformen.

21.3   Unterstützende Kommunikationsformen

Bei der Unterstützten Kommunikation steht das Gelingen des Kommunikationsprozesses im Vordergrund. Als Ergänzungen oder Ersatz zur Lautsprache werden körpereigene Kommunikationsmöglichkeiten ebenso genutzt wie elektronische oder nichtelektronische Kommunikationshilfen. Allerdings geht es bei der Unterstützten Kommunikation nicht nur um die Bereitstellung von Hilfsmitteln, sondern das Konzept sieht auch eine umfassende sonderpädagogisch-therapeutische Begleitung der kommunikativen Entwicklung nichtsprechender Menschen vor. Der Notwendigkeit, Kommunikationsstrategien zu vermitteln und bestimmte Techniken der Gesprächsführung anzuwenden, wird ebenso starke Beachtung geschenkt wie der Vermittlung der spezifischen Besonderheiten einer Kommunikationshilfe.

Körpereigene Kommunikationsformen

Unter körpereigenen Kommunikationsformen versteht man alle Kommunikationsmöglichkeiten, die mit Hilfe des eigenen Körpers vollzogen werden können. Körpereigene Kommunikationsformen sind in vielen Fällen identisch oder ähnlich zur nonverbalen Kommunikation natürlichsprechender Menschen. Allerdings besteht für nichtsprechende Menschen die Notwendigkeit, diese Form der Kommunikation so systematisch und zum Teil in so ungewöhnlicher Art und Weise zu benutzen, dass es nicht sinnvoll erscheint, diese beiden Begriffe gleichzusetzen (Braun 1994b). So wird es kaum vorkommen, dass ein natürlichsprechendes Kind von 8 Jahren wiederholte Blickbewegungen von seinem Teller zum Kühlschrank einsetzt und dazu lautiert, um seiner Mutter mitzuteilen, dass es etwas zum Essen haben möchte.

Die Tatsache, dass körpereigene Kommunikationswege nichtsprechender Menschen teilweise der nonverbalen Kommunikation natürlichsprechender Menschen entsprechen, teilweise jedoch ungewöhnliche Formen annehmen oder bei gleichen Formen andere Bedeutung transportieren, ist eine der Ursachen dafür, dass so häufig Missverständnisse auftreten. So ist es auch zu verstehen, wie es kommen kann, dass ein nichtsprechender Mensch durch Lautierungen und heftige Augenbewegungen „Ja" signalisieren möchte, ein unvertrauter Partner dieses Verhalten jedoch als Anzeichen für eine aufkommende Übelkeit interpretiert.

Im Bereich der körpereigenen Kommunikationsformen lassen sich folgende Möglichkeiten nennen:

- Atmung, Muskelspannung, Körperhaltung (vgl. Mall 1995),
- sensomotorische Aktivitäten (Fröhlich 1996),
- Zeigebewegungen oder Blickbewegungen (z.B. als Anzeichen für Aufmerksamkeitszuwendung),
- Vokalisationen, mimische, gestische oder grobmotorische Zeichen, die körperliche Befindlichkeiten ausdrücken (z.B. Unwohlsein, Freude),
- Vokalisationen, mimische, gestische oder grobmotorische Zeichen mit konventionalisierter Bedeutung (z.B. Zeichen für „noch einmal", „ja" oder „nein"),
- Gebärden,
- Fingeralphabet,
- individuelle Systeme (z.B. kodierte Buchstaben klopfen).

Während Atmung, Muskelspannung, Körperhaltung und andere sensomotorische Aktivitäten zunächst für die Kontaktanbahnung genutzt werden können, zielen die anderen genannten Kommunikationsformen darauf, einen gemeinsamen Kode zu etablieren. Gelingt es z.B., eine bestimmte grobmotorische Verhaltensweise eines schwerstbehinderten Menschen in lustvoll erlebten gemeinsamen Aktivitäten immer wieder als Zeichen für „noch einmal!" zu interpretieren und entsprechend zu handeln, sodass diese Verhaltensweise im Laufe der gemeinsamen Interaktionsgeschichte dann tatsächlich als beiderseitig verstandenes Zeichen etabliert werden kann, so ist ein entscheidender Schritt für Unterstützte Kommunikation geleistet. Das Konzept geht dabei davon aus, dass die Erfahrung, die Umwelt bzw. den Interaktionspartner beeinflussen zu können, eine grundlegende Voraussetzung für die Motivation zur Kommunikation darstellt. Auf dieser Basis wird dann der Versuch unternommen, weitere gemeinsame Zeichen z. B. für Zustimmung und Ablehnung bzw. für „ja" und „nein" zu entwickeln. Diese Zeichen müssen nicht dem üblichen Kopfnicken oder -schütteln entsprechen, sondern können bei schweren Körperbehinderungen auch ungewöhnliche Formen (z. B. Blick nach oben für „ja" und Blick nach unten für „nein") annehmen.

Durch „ja" und „nein" lässt sich dann die einfachste, aber häufig auch frustrierendste Methode Unterstützter Kommunikation verwirklichen: Der natürlichsprechende Partner stellt so lange immer weiter einengende Fragen, bis der vom nichtsprechenden Partner gemeinte Inhalt entschlüsselt ist. Mit vertrauten Partnern kann diese Methode sehr effektiv sein, die Wahrscheinlichkeit von Missverständnissen bei schwierigen Inhalten und unvertrauten Partnern ist jedoch sehr hoch.

Ein körpereigener Kommunikationsweg, der insbesondere mit geistig behinderten Menschen sehr erfolgreich eingesetzt wurde, stellt die Nutzung von Gebärden aus der Gebärdensprache der Gehörlosen dar (Ihssen 1985; Mühl 1990; Adam 1993).

Vor- und Nachteile

Die Vorteile von körpereigenen Kommunikationsmöglichkeiten liegen darin, dass sie schnell, spontan und ortsunabhängig benutzt werden können, ohne dass ein Hilfsmittel herangezogen werden müsste. Im Umgang mit vertrauten Partnern sind körpereigene Kommunikationsformen häufig die effektivste Art der Verständigung. Im Umgang mit unvertrauten Menschen und bei der Vermittlung von komplexen Inhalten scheitert diese Form der Kommunikation jedoch sehr häufig.

Externe Kommunikationshilfen

Aufgrund der genannten Nachteile körpereigener Kommunikationsformen empfiehlt es sich bei den meisten nichtsprechenden Menschen, zusätzlich

externe Kommunikationshilfen zur Verfügung zu stellen. Hier lassen sich folgende Hilfsmittel unterscheiden:
- nichtelektronische und
- elektronische.

Nichtelektronische Kommunikationshilfen

Im Bereich der nichtelektronischen Kommunikationshilfen sind beispielsweise zu nennen:
- Kommunikationskästen mit konkreten Objekten (z. B. Kartons, in denen jeweils ein Gegenstand liegt, der eine bestimmte Aktivität repräsentiert),
- Kommunikationstafeln (z. B. große Pappkarten, mit einer Anzahl von Fotos, Bildsymbolen oder Buchstaben/Wörtern),
- Kommunikationsbücher (z. B. Fotoalben oder Ringbücher, in denen das für den Benutzer wichtige Vokabular thematisch geordnet mit Hilfe von Fotos oder Bildsymbolen dargestellt wird),
- Kommunikationsschürzen (Schürzen, an denen z. B. mit Hilfe von Klettband Bildsymbole angebracht sind),
- Schwimmbretter, die zu Kommunikationstafeln umfunktioniert wurden,
- Kommunikationsposter an den Wänden (z. B. beim Essplatz, neben der Toilette oder dem Wickeltisch),
- Gürtelringe, an die Bild- oder Wortkarten befestigt wurden.

In der amerikanischen Literatur findet sich die Forderung „make environment a communication-board", was soviel bedeutet wie „Gestalte die Umgebung des nichtsprechenden Menschen zu einer Kommunikationstafel". Diese Forderung, so überspitzt sie auf den ersten Blick erscheint, bietet ein hervorragendes Motto für die Arbeit mit nichtsprechenden Menschen. Es gilt, in möglichst vielen Kommunikationsräumen Hilfsmittel bereitzuhalten, die herangezogen werden können, falls die Kommunikation mit körpereigenen Möglichkeiten nicht funktioniert.

Vorteile

Nichtelektronische Kommunikationshilfen haben viele Vorteile. Sie sind:
- robust,
- leicht transportierbar,
- relativ leicht herzustellen,
- schnell modifizierbar,
- preiswert,
- erfordern zudem keine Computerkenntnisse
- und haben keine technischen Störungen.

Nachteile

Der größte Nachteil nichtelektronischer Hilfsmittel liegt jedoch darin, dass sie den Benutzer abhängig machen von der körperlichen Nähe und der totalen Aufmerksamkeit des Partners. Zudem wird der Erfolg der Kommunikation zu einem großen Teil davon bestimmt, ob der Partner „kokonstruieren" kann. Damit ist die Fähigkeit gemeint, die angezeigten Symbole richtig zu interpretieren und ggf. auch zu verstehen, dass das Symbol für „Schere" nicht nur „Schere/schneiden" bedeuten kann, sondern evtl. auch für „kaputt", „scharf", „spitz" oder sogar für „Friseur" oder „Dauerwelle" eingesetzt wird.

Elektronische Kommunikationshilfen

Im Bereich der elektronischen Kommunikationshilfe (Weid-Goldschmidt 1994) sind zunächst die stationären Computer mit geeigneter Software und entsprechenden Ansteuermethoden für schwerer Körperbehinderte zu nennen. Allerdings sind stationäre Computer nur bedingt als Kommunikationshilfen geeignet, da sich Kommunikation nicht auf den Ort begrenzen lässt, an dem ein Computer angeschlossen ist. Eine Möglichkeit, das Dilemma zu umgehen, ist die Nutzung von Laptop-Computern oder Notebooks, die allerdings wenig robust sind und gute motorische Fähigkeiten oder visuelle Fähigkeiten notwendig machen. Eine andere Möglichkeit sind die speziell für die Zielgruppe nichtsprechender Menschen hergestellten Kompaktgeräte mit Sprachausgabe, von denen inzwischen eine ganze Anzahl auf dem Markt sind. Hier lässt sich eine grobe Unterscheidung in zwei Gerätegruppen treffen:

- *Kommunikationshilfen mit digitalisierter Sprachausgabe und begrenzter Speicherkapazität* (z. B. Digivox, Alphatalker, Macaw, Tinytalker).
  Die Sprachausgabe dieser Geräte funktioniert nach dem Tonbandprinzip, d. h. alle Mitteilungen werden von einer Bezugsperson aufgesprochen und können dann durch Tastenaktivierungen abgerufen werden. Die Sprachausgabe klingt „natürlich"; auch Geräusche und Tierstimmen können aufgenommen werden, was die Nutzung für Spielaktivitäten erhöht. Allerdings bleibt der Benutzer auf das beschränkt, was von anderen aufgenommen wurde. Für den Einsatz dieser Geräte sind keine Schriftsprachkenntnisse erforderlich.
- *Komplexe Kommunikationshilfen mit synthetischer Sprachausgabe und hoher Speicherkapazität* (z. B. Hector, Deltatalker, Polycom, Lightwriter).
  Eine synthetische Sprachausgabe ermöglicht es, alles, was über Buchstaben in ein Gerät eingegeben wird, aussprechen oder ausdrucken zu lassen. Gleichzeitig können Wörter, Phrasen oder Sätze eingespeichert und

dann über einen vorher festgelegten Kode mit wenigen Tastenaktivierungen abgerufen werden. Durch die Nutzung von Minspeak, einer auf Bildern basierenden Kodierungsstrategie (Baker 1982), lässt sich das Gerät „Deltatalker" auch von nichtsprechenden Menschen einsetzen, die nicht über Schriftsprachkenntnisse verfügen.

Vorteile

Die Vorteile von tragbaren elektronischen Kommunikationshilfen sind hoch:
- Sie erlauben eine selbständige, weitgehend ortsunabhängige Kommunikation und eröffnen neue Kommunikationsfelder, z. B. den selbständigen Einkauf oder Telefongespräche.
- Sie erleichtern den Kontakt zu unvertrauten Partnern, tragen zu einem höheren Ausmaß an Gesprächssteuerung bei und führen zu einer geringeren Anzahl von Verstehenskrisen (Braun 1994 a).

Nachteile

Als Nachteile lassen sich nennen:
- Die Einarbeitungszeit in solche Geräte ist für den Nutzer und die Betreuer hoch.
- Bei einem umfangreichen Vokabular muss der Nutzer eine Gedächtnisleistung vollbringen, um sich zu merken, unter welchen Tastenkombinationen Wörter, Phrasen oder Sätze gespeichert sind.
- Die synthetische Sprachausgabe ist nicht immer sofort verständlich.
- Der Zugriff auf die Geräte ist nicht überall möglich (Schwimmbad, Sandkiste usw.).
- Die Geräte sind technisch anfällig und müssen gewartet werden.
- Die Kommunikation wird u. U. langsamer.

Finanzierung

Der hohe Preis elektronischer Kommunikationshilfen sollte nicht abschrecken, denn schließlich handelt es sich hier um eine im individuellen Fall notwendige „Sprechprothese", die ebenso wie „Gehprothesen" bzw. Rollstühle von den Krankenkassen übernommen werden müssen. Die Geräte finden sich in den Hilfsmittelkatalogen, die Verpflichtung der Krankenkassen zur Kostenübernahme ist durch Gesetzesurteile bestätigt (Jurjus 1997).

Kommunikationsstrategien

Die vielfältigen pädagogisch-therapeutischen Überlegungen, die für die erfolgreiche Nutzung unterstützender Kommunikationsformen angestellt werden müssen, können hier nur angerissen werden. Im einzelnen müssen folgende Bereiche bedacht werden:

- die günstige Positionierung eines Menschen für die Nutzung einer Kommunikationshilfe,
- die Wahl der Ansteuertechniken,
- die Auswahl des Vokabulars,
- die Frage nach der geeigneten Repräsentation und Organisation des Vokabulars.

Darüber hinaus bleibt auch bei der sorgfältigen Beachtung der genannten Gesichtspunkte die Notwendigkeit, dem potentiellen Nutzer eines unterstützenden Kommunikationssystems geeignete Kommunikationsstrategien nahezubringen, da nur in den seltensten Fällen natürliche Modelle verfügbar sind. Während natürlichsprechende Kinder in eine sprechende Umwelt hineinwachsen, hat kaum ein nichtsprechendes Kind in seiner näheren Umgebung einen Menschen, der sich z. B. mit Hilfe einer Kommunikationstafel mitteilt. Die Art und Weise, wie ein derartiges ungewöhnliches Kommunikationsmittel genutzt werden kann, muss daher systematisch vermittelt werden.

Auch von den Gesprächspartnern werden Fähigkeiten gefordert, die bei den üblichen Kommunikationserfahrungen nur zum Teil erlernt werden. Das Training potentieller Partner gehört daher ebenfalls zu den Maßnahmen, die eine erfolgreiche Kommunikation erleichtern. Kristen (1992) macht darüber hinaus darauf aufmerksam, dass die innere Haltung, die Partner einem nichtsprechenden Menschen entgegenbringen, einen entscheidenderen Faktor für das Gelingen der Kommunikation bilden als die Art der eingesetzten Kommunikationshilfe.

21.4 Zusammenfassung

Elektronische Kommunikationshilfen mit Sprachausgabe können einen wichtigen Bestandteil des Kommunikationssystems eines nichtsprechenden Menschen bilden. Die Faszination der Technik sollte jedoch nicht dazu führen, die Bedeutung nichtelektronischer Hilfsmittel und körpereigener Kommunikationsmöglichkeiten zu unterschätzen. Im Idealfall verfügt ein nichtsprechender Mensch über alle drei Kommunikationsformen.

21.5   Kontaktadresse

ISAAC-Gesellschaft für Unterstützte Kommunikation
Geschäftsstelle
Pfarrer-Dr.-Hoffmann-Str. 5 a
53343 Wachtberg
E-mail: geschaeftsstelle@isaac-online.de
Homepage: www.isaac-online.de

21.6   Literatur

Adam H (1993) Mit Gebärden und Bildsymbolen kommunizieren. Edition Bentheim, Würzburg

Baker B (1982) Minspeak: A semantic compaction system that makes self-expression easier for communicatively disabled individuals. Byte 7:186–202

Biermann A (1999) Gestützte Kommunikation im Widerstreit. Edition Marhold, Berlin

Braun U (1994 a) Kleine Einführung in Unterstützte Kommunikation. In: Braun U (Hrsg) Unterstützte Kommunikation. Selbstbestimmtes Leben, Düsseldorf, S 3–9

Braun U (1994 b) Unterstützte Kommunikation bei körperbehinderten Menschen mit einer schweren Dysarthrie. Lang, Frankfurt, S 29

Braun U (1995) Unterstützte Kommunikation – ein Weg aus der Isolation nichtsprechender Menschen. Forum Logopädie 4:7–15

Braun U, Kristen U (1997) Basale Stimulation, Basale Kommunikation, Unterstützte Kommunikation – Was ist eigentlich was? Unterstützte Kommunikation 4:6–12

Braun U (1998) Wie fühlen sich Wolken an? Das Band 4:3–6

Fröhlich A (1996) Basale Stimulation, 8. Aufl. Selbstbestimmtes Leben, Düsseldorf

Gangkofer M (1995) Über eine Diagnose, die unseren Geist behindert und unsere Kommunikation stört. In: Babst J (Hrsg) 2. Deutsche Minspeak-Konferenz, Tagungsband. Selbstverlag, Dortmund, S 59

Hilfe für das autistische Kind (Hrsg) (1999) Tagungsbericht zur 6. Überregionalen Tagung FC: FC in Forschung, Ausbildung und Praxis. Selbstverlag, München

Ihssen WB (1985) Mit den Händen reden. Geistige Behinderung 85/1:49–53

Jurjus Ch (1997) Die Kostenübernahme elektronischer Hilfsmittel. Unterstützte Kommunikation 1/97, 14–18

Kangas KA, Lloyd LL (1988) Early cognitive prerequisites to augmentative and alternative communication: What are we waiting for? AAC 4:211–221

Kristen U (1992) Warum haben Hunde Haare? – Grundlagen einer personenzentrierten Kommunikationsförderung bei nicht- oder kaumsprechenden Kindern, Jugendlichen und Erwachsenen. Das Band 23,5:12–14 und 23,6:32–40

Mall W (1995) Kommunikation mit schwer geistig behinderten Menschen, 3. Aufl. Edition Schindele, Heidelberg

Miranda P (1993) AAC. Bonding the uncertain mosaic. AAC 9:3–10

Mühl H (1990) Der Erwerb von Handzeichen bei nichtsprechenden Kindern, Jugendlichen und Erwachsenen mit geistigen Behinderungen. Lernen konkret 9:1–9

Owens RE, House LJ (1984) Decision-making processes in augmentative communication. J of Speech and Hearing Disorders 49:18–25

Shane HC, Bashir AS (1980) Election criteria for the adoption of an augmentative communication system. Preliminary considerations. J of Speech and Hearing Disorders 5:408–414

Sienkiewicz-Mercer R, Kaplan St (1991) Ruth – Ich sage ja zum Leben. Knaur, München, S 81

Tetzchner von St, Martinsen H (1992) Sign teaching and the use of communication aids. Whurr Publisher, London

Weid-Goldschmidt B (1994) Ich habe auch eine Stimme. In: Braun U (Hrsg) Unterstützte Kommunikation. Selbstbestimmtes Leben, Düsseldorf

Sachverzeichnis

17418754R00186

Printed in Poland
by Amazon Fulfillment
Poland Sp. z o.o., Wrocław